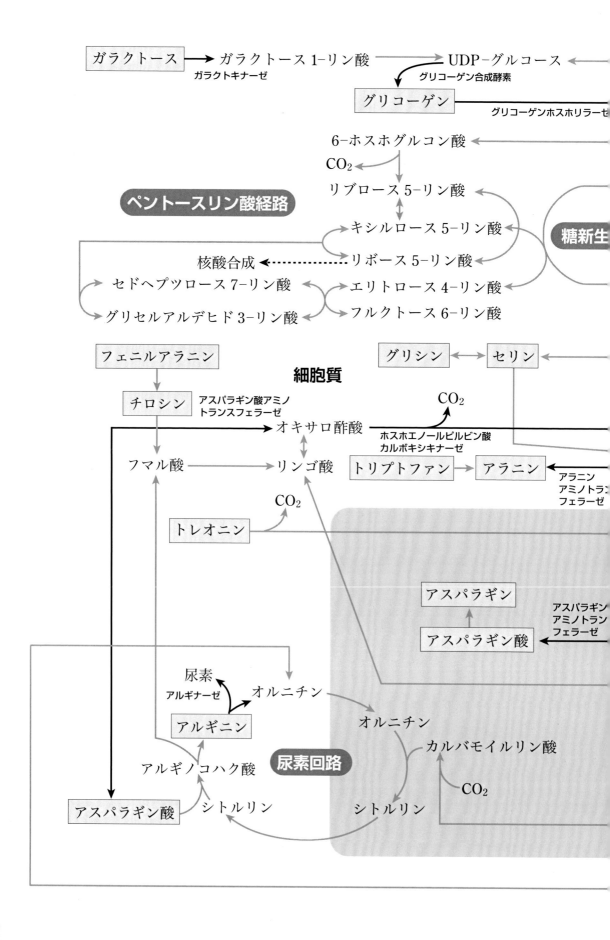

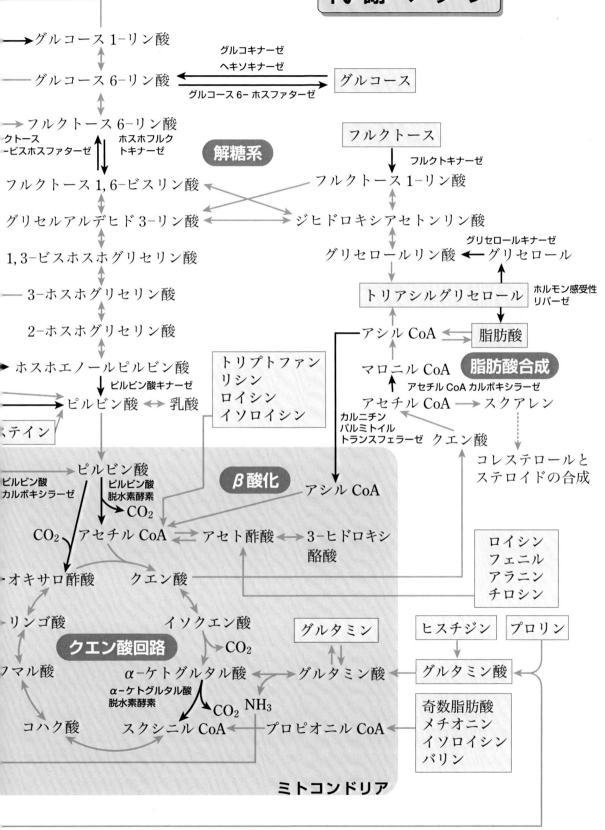

代謝マップ

グルコース 1-リン酸

グルコース 6-リン酸 —— グルコキナーゼ / ヘキソキナーゼ —— グルコース
グルコース 6- ホスファターゼ

フルクトース 6-リン酸

クトース / ビスホスファターゼ　ホスホフルクトキナーゼ

解糖系

フルクトース

フルクトース 1,6-ビスリン酸 ← フルクトース 1-リン酸　フルクトキナーゼ

グリセルアルデヒド 3-リン酸 ⟷ ジヒドロキシアセトンリン酸

1,3-ビスホスホグリセリン酸　　グリセロールリン酸 ← グリセロール　グリセロールキナーゼ

3-ホスホグリセリン酸　　トリアシルグリセロール　ホルモン感受性リパーゼ

2-ホスホグリセリン酸

アシル CoA ← 脂肪酸

ホスホエノールピルビン酸　　マロニル CoA　**脂肪酸合成**
ピルビン酸キナーゼ　　アセチル CoA カルボキシラーゼ

| トリプトファン |
| リシン |
| ロイシン |
| イソロイシン |

ピルビン酸 ⟷ 乳酸　　アセチル CoA → スクアレン
ステイン　　カルニチンパルミトイルトランスフェラーゼ　クエン酸
コレステロールとステロイドの合成

ピルビン酸　**β酸化**　アシル CoA
ビルビン酸カルボキシラーゼ　ピルビン酸脱水素酵素
CO_2

CO_2　アセチル CoA ⇢ アセト酢酸 ⟷ 3-ヒドロキシ酪酸

| ロイシン |
| フェニルアラニン |
| チロシン |

オキサロ酢酸　クエン酸

リンゴ酸　イソクエン酸
クエン酸回路　CO_2

| ヒスチジン | プロリン |

フマル酸　α-ケトグルタル酸 ⟷ グルタミン酸 ← グルタミン酸
α-ケトグルタル酸脱水素酵素　CO_2　NH_3

| グルタミン |

グルタミン酸

コハク酸　スクシニル CoA ← プロピオニル CoA

| 奇数脂肪酸 |
| メチオニン |
| イソロイシン |
| バリン |

ミトコンドリア

4 | 栄養科学ファウンデーション シリーズ

生化学・基礎栄養学

第3版

池田彩子
石原健吾
小田裕昭
［編著］

小林美里
田邊宏基
松尾道憲
本山　昇
山田貴史
山中なつみ
［著］

朝倉書店

編著者

池田　彩子	名古屋学芸大学管理栄養学部・教授
石原　健吾	龍谷大学農学部・教授
小田　裕昭	名古屋大学大学院生命農学研究科・准教授

著者(五十音順)

小林　美里	名古屋学芸大学管理栄養学部・准教授
田邊　宏基	名寄市立大学保健福祉学部・講師
松尾　道憲	京都女子大学家政学部・教授
本山　昇	椙山女学園大学生活科学部・教授
山田　貴史	名古屋経済大学人間生活科学部・教授
山中なつみ	名古屋女子大学健康科学部・教授

は じ め に

　管理栄養士や栄養士に対する社会の多様なニーズに対応するために，2000 年 4 月に栄養士法の一部が改正され，管理栄養士は従来の「複雑困難な栄養の指導等」といった曖昧な業務から，「傷病者に対する療養のために必要な栄養の指導」や「個人の身体状況，栄養状態等に応じた高度な専門的知識及び技術を要する健康の保持増進のための栄養の指導」などを行う専門家として位置づけられた．このため，高度な専門知識と技術を持った資質の高い管理栄養士が求められるようになり，多様な専門領域に対応できる基礎知識の習得がよりいっそう重視されるようになった．しかし，専門基礎分野の「人体の構造と機能及び疾病の成り立ち」に含まれる「生化学」や，専門分野の基礎系科目である「基礎栄養学」は，カリキュラム上低学年で学習することもあって，管理栄養士養成課程におけるそれらの位置づけや基礎科目としての重要性が学習者に十分理解されているとは言い難い．将来，栄養の専門家として社会で活躍する際に，栄養に関わる諸問題をそのメカニズムから説明するためには，生化学や基礎栄養学などの基礎科目の習得が不可欠である．

　「生化学」では，細胞内における個々の栄養素の代謝過程を詳細に学ぶ．一方，「基礎栄養学」では栄養素の代謝を人体レベルで捉え，各臓器の役割や，さまざまな生理状態における代謝変動などを学ぶ．このように，「生化学」と「基礎栄養学」の内容は密接に関連しているため，両科目を 1 冊にまとめることにより，それぞれの学問分野の有機的なつながりが明確になり，より深い基礎知識の習得が期待できると考えた．すなわち，人体における栄養素の働きの全体像を俯瞰的に捉えながら，各栄養素の代謝の詳細を学習できるような構成の教科書を作るという，初めての試みに挑戦したのが本書である．

　本書の初版を 2013 年に上梓してから 9 年が過ぎた．第 3 版を出版するにあたり，基本的には初版の編集方針を踏襲した．すなわち，「生化学」と「基礎栄養学」の学習範囲を網羅しながら，特に三大栄養素については両者の学習範囲の融合を図った．また「解剖生理学」は，「生化学」とともに，「基礎栄養学」を理解するための重要科目であるため，付録 A として「解剖生理学」のうちから生化学・基礎栄養学の学習と関連する部分を掲載した．文章中心の分厚い教科書ではなく，各項目の学問的背景や詳細なメカニズム，最新情報などは他書に譲り，学習者にエッセンスがすぐに理解できるように内容を基礎項目に絞った．基礎項目の判断基準は管理栄養士国家試験の出題頻度とし，本文中に国家試験の出題箇所を［試験回数－問題番号］の形で示した．第 3 版では，第 15 回から第 36 回の管理栄養士国家試験の出題内容を中心に本文を構成した．また，学習者の興味喚起のために章ごとにウェブコラムを作成し，QRコードからアクセスできるようにした．

　本書の図表のほとんどは，執筆者自らがこだわりをもって作図した．本書を利用される教員の皆さまにはこれらの図表を授業で利用していただけるように，図表一式の電子ファイル

（PDF 形式）も別途用意している．たとえば，教員が PC やタブレット端末を用いて本書の図表を教室内のスクリーンに映写しながら説明し，学習者はその内容を教科書の同じ図表に書き込むといったことも可能であろう．是非ご活用いただきたい（電子ファイル希望の方は朝倉書店編集部（edit@asakura.co.jp）までご連絡ください）．

　執筆者の皆さまには，以上のような編者の意図を理解していただき，全面的にご協力いただいた．おかげで，第 3 版も初版と同様に，学習者にとっても教員にとっても使いやすい教科書になったと自負している．本書をお使いの皆さまからの忌憚のないご意見，ご要望をお聞かせいただきたい．

　最後に，編者の図表へのこだわりやレイアウトへの注文の多さにもめげることなく，多大なるご尽力をいただいた朝倉書店編集部に御礼申し上げる．

2022 年 8 月　　　　　　　　　　　　　　　　　　編著者　池 田 彩 子
　　　　　　　　　　　　　　　　　　　　　　　　　　　　　石 原 健 吾
　　　　　　　　　　　　　　　　　　　　　　　　　　　　　小 田 裕 昭

● **ウェブコラムについて**

　本書の内容に対する理解と興味が深まるコラムをウェブ上で公開しています．章見出し右端の QR コードより，章ごとのウェブコラムにアクセスできます．

1　人体の構造

章見出しから
直接アクセス

学習のねらい
①人体を構成する単位は小さい順に細胞，組織，器官，系である．
②細胞は細胞膜に囲まれており，細胞内にはさまざまな細胞内小器官がある．
③組織には上皮組織，支持組織，筋組織，神経組織がある．
④上皮細胞は，体の中と外を区切る細胞であり，内臓の一部も上皮細胞から構成されている．

また，以下の URL もしくは QR コードより全ウェブコラムをまとめて閲覧できます．

https://www.asakura.co.jp/websupport/978-4-254-61671-2/

目　　次

付　　録

● **目次マークについて**
　[生] は主に「生化学」分野，**[基]** は主に「基礎栄養学」分野の内容であることを示しています．

● **過去問表記について**
　本書では，第15〜36回管理栄養士国家試験で出題された内容を赤い破線のアンダーラインで示し，試験回数と問題番号をその末尾に表記しています．

　(例)　神経組織は，神経細胞とグリア細胞から成る[15-88]．神経細胞は…

　[15-88] は，第15回管理栄養士国家試験の問題88にアンダーライン部分が出題されたことを示します．**[25追]** は第25回追試での出題です．

1 人体の構造

学習のねらい

①人体を構成する単位は小さい順に細胞，組織，器官，系である．

②細胞は細胞膜に囲まれており，細胞内にはさまざまな細胞小器官がある．

③組織には上皮組織，支持組織，筋組織，神経組織がある．

④上皮細胞は，体の中と外を区切る細胞であり，内臓の一部も上皮細胞から構成されている．

⑤細胞増殖は細胞周期によって調節されている．

⑥細胞分化は，細胞がその組織特有の構造や機能を持つように変化することをいう．

1.1　細胞・組織

　人体は細胞から成るが，細胞は集まって組織となり，組織は器官を作り，器官は器官系を形成している．一般に器官は，上皮組織，支持組織，筋組織，神経組織などから構成されている．

　ヒトの細胞は受精卵から増殖分化したものである．成長には，細胞が増殖し，適切な細胞に分化し，状況に応じてアポトーシス（細胞死）が起こることが必要である．**アポトーシス**は遺伝子に情報が書かれた，すなわちプログラムされた細胞死である[29-30]．一方，アポトーシスと異なりネクローシス（壊死）はプログラムされたものではなく，受動的な細胞死である[20-31][23-32]．受精卵は多能性を有する細胞である[33-18]．受精卵の内部細胞塊から作出された ES 細胞（胚性幹細胞）は未分化な細胞であり[33-18]，体のすべての細胞に分化することができる．一方，iPS 細胞（人工多能性幹細胞）は受精卵を使わず体細胞から作出され[28-21]，神経細胞などすべての細胞に分化させることができる[29-21]．

1.1.1　上皮組織

　上皮組織は，体の内外や，血管，腹腔などを区切る組織である．そのうち，血管は内皮と呼ばれ，腹腔などを区切る組織は中皮と呼ばれる．したがって，皮膚を構成する表皮細胞だけでなく，消化管の内面も上皮細胞で覆われている[20-21]ことになる．**上皮細胞**は，基底膜を介して結合組織と接しており，血管は上皮組織には分布しておらず結合組織に分布している[20-21]．結合組織は線維芽細胞やコラーゲンなどの細胞外マトリクスから構成されている[31-18]．基底膜は細胞外マトリクスの膜であり，細胞膜などの脂質二重膜とは異なる[31-18]．

　上皮細胞は（図 1.1），その形態から，単層扁平上皮（血管内皮，胸膜，腹膜上皮）[21-21]，単層立方上皮（腺の導管や尿細管），単層円柱上皮（胃腸），多列円柱上皮（精巣，気管内表面），

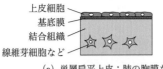
(a) 単層扁平上皮：肺の胸膜など

上皮細胞
基底膜
結合組織
線維芽細胞など

(b) 単層立方上皮：腎臓の尿細管など

(c) 単層円柱上皮：消化管の粘膜上皮など

(d) 多列円柱上皮：気道の粘膜上皮
　　（線毛上管），精巣など

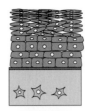
(e) 重層扁平上皮：口腔・食道など

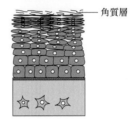
角質層
(f) 角質化した重層扁平上皮：
　　皮膚の上皮

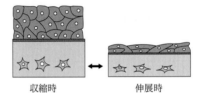
収縮時　　　　　　伸展時
(g) 移行上皮：膀胱などの上皮

図 1.1　上皮細胞の種類とその構造

重層扁平上皮（食道，皮膚），形態を変える移行上皮に分けられる．円柱上皮は，吸収や分泌を行う[20-21]組織に多く，消化器系をみると，口唇・口腔・食道粘膜は皮膚と同様に重層扁平上皮で覆われているが[15-8], 23-21, 30-18, 34-17]，胃・小腸粘膜・大腸粘膜は単層円柱上皮で覆われている[15-8], 34-17] 23-21．卵管・肝管・膵管も円柱上皮である[15-8], 23-21]．膀胱や尿管内表面は内容量によって形態を変える移行上皮である[15-8], 23-21]．血管内皮や肺胞は単層扁平上皮であり[34-17]，物質交換をしている[15-8], 23-21]．気管内表面・卵管・精巣輸出管は線毛がはたらくため，線毛上皮とも呼ばれる[23-21]．皮膚の重層扁平上皮は，一番外側が角質化している．

1.1.2　支 持 組 織

支持組織には，骨組織，軟骨組織，結合組織がある．骨組織は，破骨細胞により壊され，骨芽細胞により作り直されている[19-81]．軟骨組織は，軟骨細胞と繊維性結合組織の特殊化した軟骨基質（ゲル状のプロテオグリカン）から成る．線維軟骨（椎間円板など）と線維成分が少ない硝子軟骨がある[18-81]．結合組織は，そこに含まれる繊維の種類により 3 つに分けられる．膠原線維は，コラーゲンから構成され[31-18]，コラーゲンが密に集まり張力に強い．細網線維は，コラーゲンの隙間が大きい．弾性線維は，エラスチンを主成分として，血管，肺，皮膚，靭帯，子宮[18-81]などにおいて弾性を与えている．

1.1.3　筋 組 織

筋組織は，細長い筋細胞が収縮して運動を行う．筋フィラメントが規則正しく配列した筋原線維がさらに集まった横紋がある横紋筋と，筋原線維はあるが横紋が認められない平滑筋があ

る[19-82]．横紋筋には，随意筋である骨格筋と不随意筋の心筋がある[19-82][27-44]．平滑筋は，不随意筋であり[36-17]，消化管，膀胱，気管支，肺や血管の壁を作る[19-82]（付録 A.1 節参照）．

■ 1.1.4　神経組織

　　神経組織は，神経細胞とグリア細胞から成る[15-88]．神経細胞の構造を図 1.2 に示す．軸索に髄鞘が取り巻いている有髄神経と，髄鞘を持たない無髄神経がある[15-88][18-81]．神経活動電位の伝導速度は有髄神経が無髄神経より速い[27-41][29-42]．神経線維における興奮は，両方向に伝導する[17-88]（付録 A.6 節参照）．

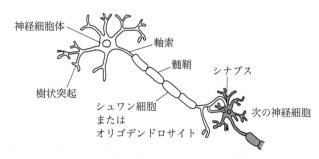

図 1.2　神経細胞（ニューロン）の形態

1.2　細胞膜と細胞小器官

■ 1.2.1　細胞膜

　　細胞は**細胞膜**によって外と中が区別されている．細胞膜は，リン脂質二重膜にコレステロールやたんぱく質が入り込んだ構造[16-106][18-106][19-106][22-21][28-21][35-17] をしている（図 1.3）．細胞膜と細胞小器官の膜は共通の構造を持っている[16-106]．リン脂質には，不飽和脂肪酸が含まれ[18-106][19-106]，膜の流動性を変えている．リン脂質は，1 分子内に水溶性（親水性）と脂溶性（疎水性）を示す部分が共存し，リン脂質二重膜は脂溶性を示す部分が向かい合い，親水性の部分を外側に出した構造をしている[26-21]．細胞膜にあるたんぱく質として，ペプチドホルモンの受容体やアミノ酸，ペプチド，糖などの輸送体がある[17-106]．一般に高分子化合物はそのまま細胞膜を通過することはできず（受動輸送されない）[17-106]，エンドサイトーシスと呼ばれる方法で細胞内に取り込まれる．したがって，ペプチドホルモン[16-106]や，アドレナリン[19-106]がその受容体に結合した後に細胞内に入ることはない．細胞内で合成されたたんぱく質が分泌されるときは，エキソサイトーシスという方法により細胞外に放出される[17-106][19-106]．一方，アミノ酸，ペプチド，糖などの輸送体はエネルギーを消費して輸送を行っている[17-106]（能動輸送）．小腸上皮細胞では，Na^+イオンの濃度勾配を利用してアミノ酸や糖を輸送している[16-106]．

　　細胞膜の内外では，ナトリウムやカリウムなどのミネラルの濃度が大きく異なる（9.2.1 項

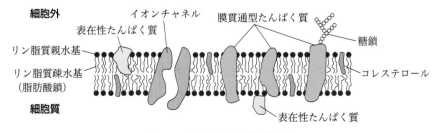

図 1.3　リン脂質二重膜の概略図

参照).細胞外ではナトリウム濃度が高く,細胞内ではカリウム濃度が高い[26-21].これは,細胞内ナトリウムを排出し,細胞外のカリウムを取り込むからである.これは細胞膜に存在するNa⁺/K⁺-ATPアーゼがアデノシン三リン酸（ATP）のエネルギーを使って行っている[18-106][19-106].

■ 1.2.2 　細胞小器官

（1）　核

核（図1.4）には,遺伝情報を担う遺伝子が染色体として存在し,遺伝子の転写が行われる[25濃-27][35-17].**デオキシリボ核酸**（DNA）はヒストンたんぱく質と結びつきクロマチンを形成する[26-22].クロマチンが何重にも折りたたまれた構造体が染色体である.核小体では,リボソームリボ核酸（rRNA）が合成されている[22-21].たんぱく質合成に重要なリボソームRNAはもっとも多いRNAである[26-22].核内で合成された**伝令RNA**（mRNA）は,核膜の小さい穴である核膜孔を通って細胞質に運ばれる[22-21].mRNAはたんぱく質に翻訳されるコドンを持つ[36-19].

核は通常1つの細胞に1つであるが,一部の肝細胞や筋細胞のように多核の細胞も存在する[22-21].さらに,赤血球は核を持たず,ミトコンドリアも持たない[24-21]特別な細胞である.

（2）　ミトコンドリア

ミトコンドリアはATPを合成してエネルギー生産をする細胞小器官である[20-22].ATPの合成は水素イオンの濃度勾配を利用している[18-106].しかし,ATPを合成する代わりに熱産生を行う場合もあり,それを担う脱共役たんぱく質（UCP）はミトコンドリアに存在する[31-20].ミトコンドリアは,他の細胞小器官と異なり,独自のDNAを持ち,自己複製することができる[24-21].内膜と外膜を有しており,内膜は折れ曲がったクリステという構造になっている[24-21].内膜の内側をマトリクスと呼び,糖代謝におけるクエン酸回路や電子伝達系[32-18],脂質代謝のβ酸化酵素系が存在している[32-18].受精のときに,精子のミトコンドリアが排除されるため,ミトコンドリアはすべて母親に由来する[24-21].

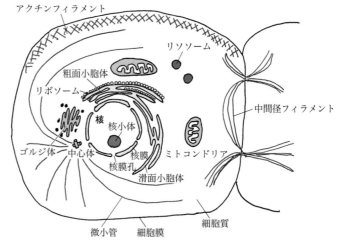

図1.4　動物細胞の一般的な構造

（3）　小胞体

細胞質に存在し網目構造を作る膜系を**小胞体**と呼んでいる.小胞体に限らず,すべての細胞小器官の膜系は細胞膜と同じ脂質二重膜を基本構造としている[16-106].小胞体では,多くの生体分子が合成される.リボソームが結合した**粗面小胞体**では,盛んにたんぱく質が合成される[20-22][27-21][36-19].リボソームが付いていない**滑面小胞体**では,脂質代謝が行われている[26-21].

（4）　ゴルジ体

ゴルジ体は袋状の膜構造が何層にも集まった構造をした小器官で,小胞体で合成された分泌たんぱく質がここで修飾を受け,その後分泌される.

(5) リソソーム

リソソームはさまざまな加水分解酵素を含む細胞小器官であり，細胞内で使用済みとなった高分子の細胞内異物の分解処理をする[25-21].

(6) 細胞質ゾル

グリコーゲンは細胞質ゾルで合成されて貯蔵される[35-17]. プロテアソームは，細胞質ゾルだけでなく核にも存在して，たんぱく質の分解を行う[32-18, 35-17].

▌1.2.3 細胞骨格たんぱく質

細胞骨格たんぱく質は繊維状のたんぱく質複合体で，もっとも細い**アクチンフィラメント**，**中間径フィラメント**，もっとも太い**微小管**の3種類がある（図1.4）. アクチンフィラメントは細胞の運動に重要である. 微小管は，細胞内の物質の輸送や細胞分裂における染色体の分配に重要であり，核の近傍にある中心体から放射状にのびている. 中間径フィラメントは強度があり，これが特殊化したものが爪や毛髪になる.

▌**1.3 細胞の増殖と分化**

▌1.3.1 細胞増殖

身体の大きさは細胞の数によって決められている. 細胞は分裂することによって新しい細胞を増やしている. これを**細胞増殖**という. 機能を果たしている静止期の細胞が分裂して再び静止期に戻る周回を**細胞周期**と呼ぶ（図1.5）. まったくの静止期をG_0期と呼び，G_1期と呼ばれる細胞分裂の最初の準備期（間期）をすぎると，DNAを複製するS期に達する.

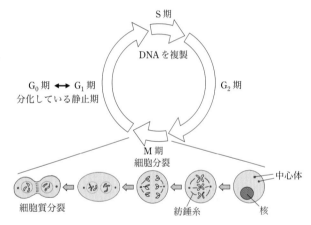

図1.5 細胞周期と細胞分裂

DNAが2倍になった後，細胞質分裂が起きる前の準備期（間期）をG_2期と呼び，M期に染色体が分かれる有糸分裂と細胞質分裂が起きる[33-18]. M期において，2つになった中心体からのびた紡錘糸が染色体を引っ張り，2つの細胞に染色体が分配される. 染色体の端はテロメアと呼ばれ，細胞分裂に伴って短くなる[34-17].

体細胞は，分裂前後の細胞が同じ量のDNAを持つ体細胞分裂を行うが，生殖細胞では，精子や卵子を作るときには体細胞の半分のDNAを持つ減数分裂を行い[22-21]，23本の染色体を持つようになる[33-18].

▌1.3.2 分　　化

私たちの身体は受精卵に始まり，増殖とともに特殊化していき，組織や臓器を形成していく. この特殊化していく過程を分化と呼ぶ. 分化の過程は，さまざまな転写因子を介した遺伝子発現の制御や遺伝子のメチル化などのエピゲノムの制御によっている.

2 酵　　素

学習のねらい

①酵素は，化学反応の活性化エネルギーを下げて反応を進みやすくする触媒であり，たんぱく質でできている．
②酵素反応は，基質特異性，至適温度（最適温度），至適 pH（最適 pH）を示す．
③酵素反応の最大速度（V_{max}）とミカエリス定数（K_m）は，その酵素反応の特徴を表す．
④代謝経路の律速酵素は，その代謝経路でもっとも遅い反応を触媒する．
⑤代謝経路の律速酵素は，アロステリック調節，フィードバック調節，競争阻害などによって調節されることが多い．
⑥酵素に結合して酵素反応を進める低分子有機化合物を補酵素といい，その多くは B群ビタミン由来である．

2.1　化 学 反 応

2.1.1　化 学 結 合

　　生体内物質の多くは，炭素（C），窒素（N），酸素（O），水素（H）で構成されている．一般に，炭素を含む化合物を**有機化合物**といい，それ以外の化学物質を**無機化合物**という．食品を燃焼（酸化分解）すると，食品中の有機化合物は二酸化炭素，水，二酸化窒素などになって気化する．燃焼後に残った無機化合物をミネラル（無機質）という．

　　物質を構成する原子間の結合を**化学結合**という．化学結合には共有結合，配位結合，イオン結合，水素結合，金属結合などがある．この中で，共有結合は生体成分に多い．共有結合は電子の相互作用である．炭素，窒素，酸素，水素の共有結合の数は，それぞれ 4，3，2，1 の場合が多い．

2.1.2　化学反応と触媒

　　化学反応とは，原子間の化学結合を変えて異なる物質を生成することである．物質間での電子の授受（酸化還元反応）や，物質の電気的性質の変化（イオン化）なども化学反応である．

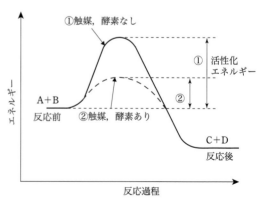

図 2.1　化学反応の活性化エネルギーと触媒

　化学反応は，(1)式で表せる．AとBを**基質**（反応物），CとDを**生成物**（**反応生成物**）と呼ぶ．

$$A + B \rightleftharpoons C + D \tag{1}$$

　化学反応はAとBが出会う頻度に影響を受けるため，反応を進めるためには一般に高い温度が必要である．化学反応に必要なエネルギー（活性化エネルギー）を減少させて反応速度を増加させる物質を**触媒**と呼ぶ（図2.1）．一般的な化学反応では金属触媒が用いられる．

2.2 酵　素

2.2.1 酵素とは

　生体ではさまざまな化学反応が起きている．この化学反応の連続を**代謝**と呼ぶ．代謝には，高分子を合成する**同化**と，分解する**異化**がある（3.1.2項参照）．

　生体内で化学反応を促進させている触媒はおもにたんぱく質であり，これを**酵素**と呼ぶ．酵素には，基質が結合して触媒する**活性部位**（**基質結合部位**）がある[19-100]．

　生体内では，酵素の量は基質の量に比べて少なく，反応式は一般に(2)式のように表すことができる．また，酵素反応は図2.2のように書くことができる．**酵素活性**は，反応速度を指す．

$$E + S \rightleftharpoons ES \longrightarrow E + P \tag{2}$$

（E：酵素　S：基質　ES：酵素-基質複合体　P：生成物）

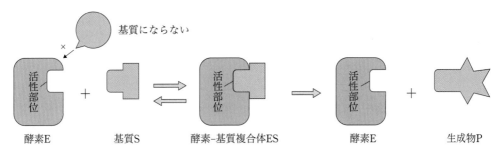

図2.2 酵素反応と基質特異性
酵素の活性部位（基質結合部位と触媒部位）に基質が結合して酵素-基質複合体を形成してから反応が進み生成物が作られる．触媒である酵素は再利用される．基質特異性は，活性部位に基質だけがうまくはまり込むため，それ以外の化合物は基質にならないことを指す．

2.2.2 活性化エネルギー

　活性化エネルギーは，化学反応を進めるのに必要なエネルギーである．酵素には，化学反応の活性化エネルギーを減少させる作用がある[16-98, 19-100, 24-22, 26-24, 30-21, 32-20]．活性化エネルギーが減少すると，反応速度は増加する．たとえば，炭酸脱水素酵素は10^7倍に，ホスホグルコムターゼは10^{12}倍に，それぞれの反応速度を増加させる．また，スクラーゼ（酵素）によるスクロース（ショ糖）の加水分解反応では，無機触媒として硫酸を用いた場合よりも活性化エネルギーが低い[18-98]ため，反応速度は大きい．したがって，生体は酵素活性の変化によって化学反応速度を制御している．

2.3   酵素の分類

　酵素は，それが触媒する反応様式によって6種類に分類されている[17-100]（表2.1）.

　酵素の命名は，先頭に基質名があり，続いて酵素反応の種類を表す名称の語尾に「アーゼ」が付く場合が多い．たとえば，フェニルアラニン水酸化酵素（フェニルアラニンヒドロキシラーゼ）は，フェニルアラニン（基質）を水酸化してチロシンを生成する酵素である[27-23].

表2.1 酵素の分類

分類番号	分　　類	は　た　ら　き	代　表　例
1	酸化還元酵素（オキシドレダクターゼ）	生体物質の酸化還元反応を触媒する．	乳酸脱水素酵素，ピルビン酸脱水素酵素
2	転移酵素（トランスフェラーゼ）	基質から，ある官能基をとり，他の化合物に移す反応を触媒する．	アミノ基転移酵素，ヘキソキナーゼ
3	加水分解酵素（ヒドロラーゼ）	基質A-Bを水とともに，A-HとB-OHに分解する反応を触媒する．	アミラーゼ，プロテアーゼ，リパーゼ
4	脱離酵素（リアーゼ）	加水分解や酸化によらないで，基質からある基を脱離させ，二重結合を残す反応を触媒する．	アデニル酸シクラーゼ，ピルビン酸脱炭酸酵素
5	異性化酵素（イソメラーゼ）	異性体間の転換を触媒する．	トリオースリン酸イソメラーゼ，ラセマーゼ
6	連結酵素（リガーゼ）	ATPのエネルギーを利用して，2つの分子を結合させる反応を触媒する．	ピルビン酸カルボキシラーゼ，アシルCoA合成酵素

2.3.1   酸化還元酵素（オキシドレダクターゼ）

　酸化反応としては，①基質に酸素が付加する反応，②基質から水素が除かれる反応（脱水素反応），③基質の電子が離れる反応があり，還元反応はその逆である．地球上では化学反応が酸化的に進むことが多いため，還元反応を抗酸化反応ともいう．**酸化還元酵素**は，酸化反応や還元反応，抗酸化反応を触媒する．生体内には，大気中と比べて酸素濃度が低いために，脱水素酵素（デヒドロゲナーゼ）による酸化反応経路が豊富に存在する．

　例：脱水素酵素（デヒドロゲナーゼ）[18-98]，酸化酵素（オキシダーゼ），ペルオキシダーゼ，酸素添加酵素（オキシゲナーゼ），ヒドロゲナーゼ，水酸化酵素（ヒドロキシラーゼ）など．

2.3.2   転移酵素（トランスフェラーゼ）

　有機化合物の化学的性質を決める特定の原子の集まりを，官能基という（たとえば，アミノ基，カルボキシ基，アセチル基など）．**転移酵素**は，ある化合物（供与体）の官能基を別の化合物（受容体）に転移させる．

　例：アミノ基転移酵素（アミノトランスフェラーゼ，トランスアミナーゼ），アセチル基転移酵素（アセチルトランスフェラーゼ），グリコシル基転移酵素（グリコシルトランスフェラーゼ），リン酸基転移酵素（ホスホトランスフェラーゼ），たんぱく質リン酸化酵素（プロテインキナーゼ：ATPのリン酸基をたんぱく質に結合させる酵素[20-26][31-19]）など．

▌2.3.3 加水分解酵素（ヒドロラーゼ）

　　加水分解酵素は，水分子を加えて基質を分解する．高分子化合物であるたんぱく質，多糖類，脂質の分解はいずれも加水分解反応であるため，すべての消化酵素は加水分解酵素である．

　　例：ペプチド分解酵素（ペプチダーゼ：アミノ酸同士のペプチド結合を加水分解する酵素[31-21]で，ポリペプチドの末端のペプチド結合を切断してアミノ酸を分離するエキソペプチダーゼと，ポリペプチドの内部のペプチド結合を切断してペプチド鎖を生成するエンドペプチダーゼがある），プロテアーゼ（たんぱく質のペプチド結合の加水分解酵素），プロテアーゼであるレニンやアンギオテンシン変換酵素[27-23]（アンギオテンシン変換酵素はアンギオテンシンⅠを切断して，より短いアンギオテンシンⅡを生成させる[25-22]），エステラーゼ（エステル結合の加水分解酵素），リパーゼ（トリアシルグリセロールをグリセロールと脂肪酸に分解する酵素）[35-20][36-60]，ホスホリパーゼ（リン脂質から脂肪酸を切断する酵素)[23-25]，α-グルコシダーゼ（糖のグルコシド結合を加水分解する酵素）[27-23]，アミラーゼ（でんぷんのグルコシド結合を加水分解する酵素）[27-23][31-72][36-60]，プロテインホスファターゼ（リン酸化されたたんぱく質のリン酸を切断する酵素)[35-20]など．インベルターゼはスクロースをグルコースとフルクトースに加水分解する酵素であり，食品加工で利用される[36-60]．

▌2.3.4 脱離酵素（リアーゼ）

　　脱離酵素は，基質の官能基を除いて二重結合を生成したり，逆に二重結合に化合物（置換基）を導入したりする酵素である．後者を触媒する酵素はシンターゼと呼ばれ，反応にエネルギー（ATP）を必要としない点で，後述のシンテターゼとは異なる．

　　例：脱炭酸酵素（デカルボキシラーゼ），カルボキシラーゼ，デヒドラターゼ，ヒドラターゼなど．

▌2.3.5 異性化酵素（イソメラーゼ）

　　異性化酵素は，有機化合物の異性体間を相互変化させる．

　　例：ラセマーゼ，ムターゼ，エピメラーゼなど．

▌2.3.6 連結酵素（リガーゼ）

　　連結酵素は，ATP のエネルギーを使って 2 つの分子を連結させる．

　　例：シンテターゼ（上述のシンターゼとは反応が異なるので注意が必要である）．

2.4 酵素の特異的作用

▌2.4.1 基質特異性

　　酵素の**基質特異性**とは，1 つの酵素に対して 1 つの基質が反応することである[17-100][21-24]（図 2.2）．たんぱく質である酵素は複雑な立体構造を持つため，酵素には基質と結合して触媒作用をする活性部位が存在する[19-100]．しかし，実際には化学構造の似た基質に対して広く作用する基質特異性の低い酵素もあるため，必ずしもすべての酵素は 1 つの基質に作用して，1 つの生成物を産生するわけではない[19-100]（たとえば，肝臓の薬物代謝酵素など）．

▌2.4.2 至適温度（最適温度）

　　化学反応は温度が高いほど速く進むが，高すぎると酵素たんぱく質が変性して，酵素活性は

低下する（酵素の失活）．このように，酵素反応は，温度が変化すると反応速度が変化する[16-98]．酵素活性がもっとも高い温度を**至適温度（最適温度）**という（図2.3）．一般に，至適温度はその酵素が生体内で機能している環境の温度（37℃前後）である．

2.4.3 至適pH（最適pH）

pH（水素イオン指数）は，酸性，アルカリ性（塩基性），中性を表す指標である．pH 7（中性）から1に近づくほど水素イオン（H^+）濃度が高くなり，酸性が強くなる．逆に，pH 7から14に近づくほど水素イオン濃度が低くなり，アルカリ性が強くなる．

酵素が存在する環境のpHが変化すると，酵素たんぱく質の電気的性質が変化するため（5.2.2(4)参照），その酵素活性が変化する．したがって，pHが変化すると，酵素反応速度は変化する[16-98]．酵素活性がもっとも高いpHを**至適pH（最適pH）**といい，酵素の反応速度は，至適pHで最大となる[29-25, 30-21, 31-21, 32-20, 33-22]．

至適pHは，その酵素が機能する環境のpHである場合が多い（図2.4）．ペプシンの至適pHは酸性領域であり[33-22]，トリプシンの至適pHは中性・アルカリ性領域である[33-22]．

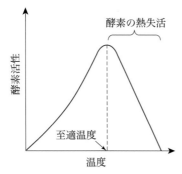

図2.3 至適温度
反応速度は温度上昇とともに増加するが，温度が上がりすぎると酵素たんぱく質の変性による失活が起きる．ヒトの酵素の至適温度は37℃付近である．

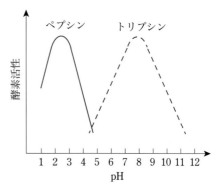

図2.4 至適pH
胃ではたらくペプシンの至適pHは低く，小腸ではたらくトリプシンの至適pHは高い．

2.5 酵素の活性調節

2.5.1 基質濃度による調節

酵素反応において基質が増加すると，はじめのうちは酵素反応速度が直線的に増加する．しかし，酵素量が一定の場合には，基質が一定以上になるとすべての酵素を基質が飽和するため，反応速度はほぼ一定になる（図2.5）．この一定になった速度を**最大反応速度 V_{max}**という．V_{max}の1/2の速度を示すときの基質濃度を**ミカエリス定数 K_m**という[31-21]（図2.5）．K_mは，酵素の基質に対する親和性を表す指標であり，基

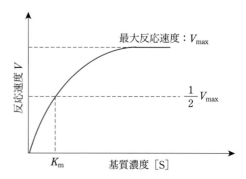

図2.5 基質濃度と酵素反応速度
最大反応速度 V_{max}，ミカエリス定数 K_m

質との親和性が高いとK_mは小さい[28-25, 30-21, 32-20].

　K_mは，代謝を制御する**律速酵素**の性質を知るために重要である（2.7.1 項参照）．ある酵素反応において，酵素の基質に対するK_mが基質濃度よりも高い場合には，基質濃度が高いほど反応速度が増加する．このため，基質濃度が代謝全体の流れの速度を決める要因になる．

2.5.2　アロステリック効果

　活性部位（基質結合部位）とは異なる部位に基質以外の化合物が結合する場合もある．基質以外の化合物が酵素の立体構造を変化させて酵素活性に影響を与える効果を**アロステリック効果**と呼び[24-27]（図 2.6），このような酵素をアロステリック酵素と呼ぶ．アロステリック効果は，非常に短時間で酵素活性を変化させる生体調節機構である．アロステリック効果を発揮するアロステリック因子は，基質が酵素に結合する部位と異なる場所（アロステリック部位）に結合する[15-98, 18-98, 20-26, 28-25, 29-25]．多くのアロステリック酵素の基質濃度を増加させると，酵素活性は，はじめはゆっくり増加し，途中大きく増加した後，最後は一定になる．したがって，アロステリック酵素の反応曲線は，S 字状（シグモイド）である[31-21]（図 2.6）．

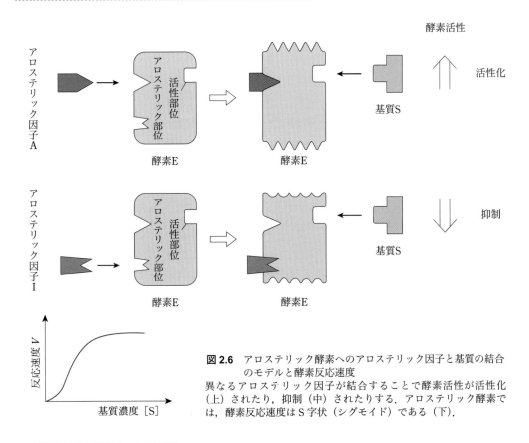

図 2.6　アロステリック酵素へのアロステリック因子と基質の結合のモデルと酵素反応速度
異なるアロステリック因子が結合することで酵素活性が活性化（上）されたり，抑制（中）されたりする．アロステリック酵素では，酵素反応速度は S 字状（シグモイド）である（下）．

2.5.3　酵素のリン酸化による調節

　一部の酵素は，リン酸化によって酵素活性が調節され[35-20]，活性化されるものと不活性化されるものがある[15-98, 28-25]．たんぱく質リン酸化酵素を**プロテインキナーゼ**といい[21-24]，たんぱく質脱リン酸化酵素を**プロテインホスファターゼ**という[22-25]．プロテインキナーゼは，酵素たんぱく質のセリン，トレオニン，チロシン残基の水酸基に，ATP からリン酸基を転移す

る[20-26]．一方，プロテインホスファターゼは，加水分解によって酵素から無機リン酸を取り除く．

　　セカンドメッセンジャーである **cAMP（サイクリック AMP，環状 AMP）** は，たんぱく質リン酸化酵素を活性化するはたらきを持つ[20-26]．

■ 2.5.4　プロテアーゼによる調節

　　酵素には，前駆体からペプチドが切り離されることによって活性化されるものがある[15-98]．胃や膵臓から分泌されるたんぱく質の消化酵素は，不活性型の前駆体（プロ酵素，チモーゲン）として分泌され[22-79]，消化管内で切断されることにより活性化される．たとえば，ペプシン，トリプシン，キモトリプシンは，それぞれペプシノーゲン，トリプシノーゲン，キモトリプシノーゲンからペプチド鎖の部分的な切断により活性化される[19-100][21-27]．たんぱく質消化酵素（プロテアーゼ）は，細胞のたんぱく質を分解しないように，不活性型のまま消化管内に分泌され，消化管内で活性化して食事由来のたんぱく質を分解するよう調節されている．

■ 2.5.5　酵素の阻害剤

　　酵素反応を阻害する低分子化合物を阻害剤と呼ぶ．阻害の形式によりいくつかに分類されている．**競争阻害（競合阻害，拮抗阻害）** は，基質とよく似た構造を持つ化合物が酵素の活性部位（基質結合部位）に結合して酵素活性を阻害する．このようなはたらきをする阻害剤を競争阻害剤と呼ぶ[15-98][17-100]．競争阻害剤は基質と競争して基質結合部位を取り合うため，酵素の最大反応速度 V_{max} は変化せず，ミカエリス定数 K_m が大きくなる[26-24]（図 2.7）．一方，**非競争阻害**や**不競争阻害，混合阻害**は，阻害剤のアロステリック効果（2.5.2 項参照）によって阻害する．これらの阻害形式では，いずれも V_{max} が低下する（図 2.8）．

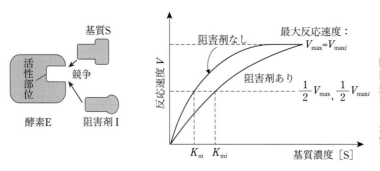

図 2.7　酵素の競争阻害
競争阻害剤と基質が基質結合部位を取り合うため，V_{max} は変わらないが，K_m が大きくなる．最大反応速度 V_{max}，ミカエリス定数 K_m，阻害剤があるときの最大反応速度 V_{maxi}，阻害剤があるときのミカエリス定数 K_{mi}

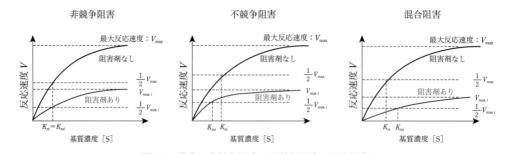

図 2.8　酵素の非競争阻害，不競争阻害，混合阻害
アロステリック効果によって酵素活性を阻害するが，いずれの場合も V_{max} が低下する．最大反応速度 V_{max}，ミカエリス定数 K_m，阻害剤があるときの最大反応速度 V_{maxi}，阻害剤があるときのミカエリス定数 K_{mi}

2.6 アイソザイム

アイソザイムとは，同一化学反応を触媒するが，異なるたんぱく質である酵素のことをいう[19-100, 21-24, 24-27]．アイソザイムは，同一の基質に作用し，同一の反応生成物を生じるが[22-25]，アミノ酸配列（たんぱく質の一次構造）[26-24, 28-25]や，基質に対する親和性（ミカエリス定数 K_m）は異なる[18-98, 29-25]．

たとえば，乳酸とピルビン酸との酸化還元反応を触媒する乳酸脱水素酵素は H（心筋型）と M（骨格筋型）の 2 つのサブユニットから成る四量体の酵素であり，その組合せにより 5 種類のアイソザイムが存在する[30-21]（図 2.9）．H_4 型は心臓に多く，M_4 型は肝臓や骨格筋に多いことを利用し，血液分析によって臨床的に臓器障害を診断することができる（2.9 節参照）．

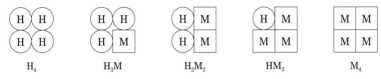

図 2.9 乳酸脱水素酵素のアイソザイム

ヘキソキナーゼにも 4 つのアイソザイムが存在して，筋肉のヘキソキナーゼ II と肝臓のヘキソキナーゼ IV（グルコキナーゼと呼ばれる）では，グルコースへの親和性（ミカエリス定数 K_m）が大きく異なり，糖代謝の違いを反映している．グルコキナーゼのグルコースへの親和性が低い（K_m が大きい）ため，血糖値の変動に伴って酵素活性が変化することになる．したがって，血糖値が増加すると肝臓での解糖系の流れも増加することになり，血糖値に合わせた糖代謝の調節が行われるようになっている．

2.7 酵素による代謝の制御

生体は，代謝を短期的，長期的に制御することによって恒常性を維持している．酵素反応の連続である代謝において，代謝全体の速度は反応がもっとも遅い酵素反応（**律速段階**）によって決まる．これを利用したのが医薬品であり，低分子の医薬品の多くは酵素の阻害剤である．

2.7.1 律速酵素

律速段階の酵素を**律速酵素**と呼び，律速酵素はその代謝経路でもっとも遅い反応を触媒する[20-26, 22-25, 26-24, 29-25, 31-21, 32-20]．律速酵素は，ミカエリス定数 K_m が小さく，酵素の基質に対する親和性が高い場合が多い．つまり，基質濃度が増加すると酵素が基質で飽和してしまい，反応速度は増加しなくなるため，代謝経路で反応がもっとも遅い段階になるのである．

律速酵素は，アロステリック効果やリン酸化・脱リン酸化などの調節を受けることが多い．

2.7.2 フィードバック制御

ある代謝経路の下流の生成物が，上流の特定の酵素を制御する仕組みを，**フィードバック制御（調節）**という[20-26, 21-24]．コレステロール生合成の律速酵素である HMG-CoA 還元酵素は，コレステロールによる遺伝子発現調節を介した酵素量の減少によって制御されている[24-27]．

　一方，代謝の下流の生成物が,
上流の酵素（一般的に律速酵
素）をアロステリック効果（2.
5.2 項参照）によって阻害する
場合を**フィードバック阻害**とい
う（図 2.10）．解糖系の律速酵

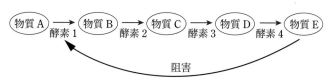

図 2.10　フィードバック阻害
代謝の下流の生成物が律速酵素をアロステリック効果により阻害する.

素である 6-ホスホフルクトキナーゼの活性は，クエン酸回路で生成するクエン酸や電子伝達
系で生成する ATP によって，フィードバック阻害される．

2.7.3　酵素量による調節

　律速酵素の多くはミカエリス定数 K_m が小さいため，基質によって飽和しやすい．そのため,
律速酵素の酵素量を調節することによって，その代謝経路全体の速度を調節する場合がある．
たとえば，前述の HMG-CoA 還元酵素は，遺伝子発現を介した酵素量の変化によって長期的
にコレステロールの恒常性を維持している．

2.8　酵素の補助因子

　多くの酵素は，酵素活性を発揮するために，たんぱく質だけでなく他の低分子化合物や金属
を含んでいる[15-98]．これらの因子を**補助因子**という．補助因子が付いていない酵素を**アポ酵
素**と呼び[26-24]，アポ酵素は単独で酵素活性を示さない[28-25, 29-25, 30-21, 32-20, 35-20]．一方，補助因子が結合
した酵素を**ホロ酵素**と呼び[26-24]，酵素活性を示す．
　酵素に強く結合した補助因子を**補欠分子族**と呼び，酵素に可逆的に結合して活性発現に寄与
する低分子有機化合物を**補酵素**という[16-98]．補欠分子族が金属イオンである場合，酵素の活
性中心ではたらくことが多く，これを金属酵素という[18-98]．補助因子のうち，金属イオン以
外の低分子の有機化合物の多くはビタミン B 群に由来する[17-100]（表 7.3，図 7.10 参照）．

2.9　酵素の利用

　ある細胞や臓器に障害が生じたときに細胞内の酵素が血液中に漏れ出てくることがある．あ
る酵素が特定の臓器に多く存在する場合には，血液中の酵素を検出して病気の診断に利用する
ことができる（2.6 節参照）．臨床で利用される酵素には，アラニンアミノ基転移酵素（ALT），
アスパラギン酸アミノ基転移酵素（AST），γ-グルタミルトランスフェラーゼ（γ-GT）（γ-
グルタミルトランスペプチダーゼ，γ-GTP），乳酸脱水素酵素，アミラーゼ，リパーゼ，クレ
アチンキナーゼ，酸性ホスファターゼ，アルカリホスファターゼなどがある．

2.10　酵素の先天的な欠損

　遺伝子の異常によって，酵素たんぱく質の欠損が起こる場合があり[16-98]，先天性代謝異常症
が生じる．代表的なものに，糖原病，メープルシロップ尿症，フェニルケトン尿症などがある．

3 生体エネルギーと代謝

学習のねらい

①アデノシン三リン酸（ATP）などの高エネルギーリン酸化合物は，自由エネルギーを必要とする生体内のさまざまな化学反応にエネルギーを供給する.

② ATP の合成には，基質レベルのリン酸化と酸化的リン酸化がある.

③基質レベルのリン酸化では，アデノシン二リン酸（ADP）が高エネルギーリン酸を受け取って ATP が合成される.

④酸化的リン酸化は，細胞内の大部分の ATP を産生する経路であり，栄養素の代謝過程で生じた水素が電子伝達系で処理されて ATP が合成される.

3.1 生体のエネルギー源と代謝

ヒトの体を構成している分子は例外なく，つねに合成・分解を繰り返し，古い分子が壊されて新しい分子と入れ替わっている．食事に含まれる分子だけでなく，壊された古い分子も新しい分子を作る材料として利用される．こうした一連の化学反応には，ATP（アデノシン三リン酸）という分子の化学エネルギーが用いられる．ATP は体づくりだけに必要とされる分子ではない．ヒトの生命維持に伴う，細胞膜のイオン濃度勾配維持，体温維持，身体活動，成長などはいずれも，ATP の化学エネルギーを利用して行われている[24-26, 25-24, 26-23].

ATP は，消化吸収された糖質，脂質，たんぱく質と，呼吸によって取り込んだ酸素が細胞内で化学反応（代謝）して作られる．この過程において 3 種の栄養素は，水と二酸化炭素，または尿素に酸化される．一連の酸化反応は，細胞小器官のミトコンドリアで行われ，その中核となる代謝経路はクエン酸回路（TCA 回路）と電子伝達系である．この回路で代謝できる化合物は限定されているので，栄養素はまず細胞質やミトコンドリア内でアセチル CoA やオキサロ酢酸などの別の分子に変換された後，クエン酸回路で利用される．細胞内には，これら一連の代謝を行うための多種多様な酵素が存在して，さまざまな代謝経路を構成している.

3.1.1 独立栄養と従属栄養

いわゆる植物は，光合成によって，二酸化炭素などの無機物から有機物を作り出すことができる（**独立栄養**生物）．一方，ヒトなどの動物は，植物や他の動物を摂食・消化し，エネルギーを得なければ生育できない（**従属栄養**生物）.

3.1.2 異化・同化

食物からエネルギーを取り出す方法の一つは，栄養素（有機化合物）をより小さい分子に分解

する化学反応 (**異化**) である．逆に，小さい分子からより大きな分子を合成する化学反応 (**同化**) では，エネルギーを要する (表3.1)．このように，食物に含まれる有機化合物や，生体内の分子は，何段階もの化学反応を経て別の分子に変換される．この一連の反応を代謝反応という．

表3.1　異化と同化

	生体内での反応の例	簡単な物質		複雑な物質	エネルギー収支
同　化	光合成	二酸化炭素，水	→	でんぷん	エネルギーが必要
	窒素同化	無機窒素化合物	→	アミノ酸	
	たんぱく質合成	アミノ酸	→	たんぱく質	
	脂肪合成	グルコース	→	脂肪酸	
異　化	好気的代謝（酸素を利用した代謝）				
	呼吸によるグルコース代謝	二酸化炭素，水	←	グルコース	大量のエネルギーを獲得
	呼吸による脂肪代謝	二酸化炭素，水	←	脂肪	
	嫌気的代謝（酸素を利用しない代謝）				少量のエネルギーを獲得
	アルコール発酵	アルコール	←	グルコース	

▌3.1.3　酸化・還元と脱水素酵素・補酵素

食物からエネルギーを取り出すもう一つの方法が，酸化反応である．物質を空気中で燃やすと，酸素と反応して大量のエネルギーが生み出される．細胞内でも，呼吸によって取り込んだ酸素が栄養素を酸化しエネルギーを生み出す．ただし細胞内では，栄養素 (糖質，脂質，たんぱく質) が直接酸素と反応する過程は 1 か所しかない[25追-23]．細胞内で起こる酸化反応の大部分は，栄養素から水素原子 (電子) が奪われる酸化反応[22-24]である．

細胞内で水素原子 (電子) の移動に関わる分子が，脱水素酵素 (デヒドロゲナーゼ) と補酵素である．酸化還元反応に関わる補酵素は表3.2 に示した 3 種類である．いずれも水素原子 (電子) と結合すると，酸化型から還元型に変化し，水素原子 (電子) を放出すると酸化型に戻る．

補酵素が放出した水素原子 (電子) は，ミトコンドリア内の電子伝達系を経て，最終的に酸素に渡され，そこに水素イオンが結合して，水 (代謝水) が生成する[25-24, 25追-23, 29-24, 28-24]．

表3.2　代表的な酸化還元型補酵素

	NAD^+	FAD	$NADP^+$
名称	ニコチンアミドアデニンジヌクレオチド	フラビンアデニンジヌクレオチド	ニコチンアミドアデニンジヌクレオチドリン酸
前駆体となるビタミン	ナイアシン	ビタミン B_2	ナイアシン
おもな存在場所	ミトコンドリア		細胞質
酸化型と還元型の変化	H^+ $2e^-$ $NAD^+ \updownarrow NADH$	$2H^+$ $2e^-$ $FAD \updownarrow FADH_2$	H^+ $2e^-$ $NADP^+ \updownarrow NADPH$

中山書店　Visual 栄養学テキストシリーズ『生化学』を改変

3.1.4　ATPの役割とリン酸化・脱リン酸化

　代謝によって得られたエネルギーは，**アデノシン三リン酸**（**ATP**）の化学エネルギーとして蓄えられる（図3.1）．ATPは，生体内のさまざまな生命活動のエネルギー源である（表3.3）．ATPは，**高エネルギーリン酸結合**を2つ持つ[22-24][28-24]．この結合が切断（脱リン酸化）されると，エネルギーを放出してアデノシン二リン酸（ADP）になる．ADPが脱リン酸化されるとアデノシン一リン酸（AMP）になる．AMPは高エネルギーリン酸結合を持たない分子である[29-24][33-21]．

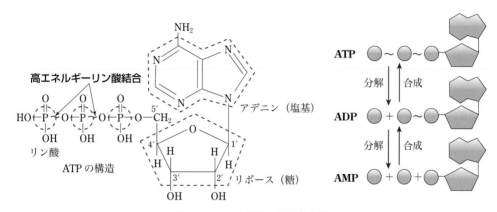

図3.1　ATPの構造・合成と分解

表3.3　ATPのはたらき

種　類	エネルギーの供給先
物質輸送運動	細胞膜の機能を維持*するために，細胞膜内外のイオンの輸送（能動輸送），骨格筋の収縮
化学反応	生体内成分の合成・分解にエネルギー供給

＊神経興奮伝達にも密接に関与している．

3.1.5　高エネルギーリン酸化合物

　ATP以外の高エネルギー化合物に高エネルギーリン酸化合物がある．たとえば，プリンヌクレオシド三リン酸であるグアノシン三リン酸（GTP）や，ピリミジンヌクレオシド三リン酸であるウリジン三リン酸（UTP），シチジン三リン酸（CTP）がある[16-99]．ホスホクレアチン（クレアチンリン酸）も高エネルギー結合を持ち，そのエネルギーをATP合成に利用できる[22-24][34-20]．クレアチンやクレアチンリン酸は，アルギニンとグリシンから合成される[25追-28]．

3.2　生体酸化と酸化的リン酸化

3.2.1　ATPの合成1（基質レベルのリン酸化）

　生体内に貯蔵できるATP量はごくわずかである．たとえば，全力疾走を行うと骨格筋の収縮によって10秒ほどでATPが枯渇する．よって，ADPあるいはAMPから，ATPを合成する経路がある．その経路とは，基質レベルのリン酸化と酸化的リン酸化の2通りである．

　基質レベルのリン酸化では，酵素反応の基質として高エネルギー化合物とADPが反応し，

表 3.4　高エネルギー分子と基質レベルのリン酸化[19-10]

化　合　物	関連する代謝反応	標準自由エネルギー変化[*1]（kcal/mol）
ホスホエノールピルビン酸	解糖系	−14.8
1,3-ビスホスホグリセリン酸	解糖系	−11.8
クレアチンリン酸	骨格筋での ATP 再合成[*2]	−10.3
ATP → ADP＋リン酸	ATP の再合成に必要なエネルギー	−7.3
ADP → AMP＋リン酸		−6.6
グルコース 1-リン酸	グリコーゲン分解	−5.0
フルクトース 6-リン酸	解糖系	−3.8
AMP →アデノシン＋リン酸		−3.4
グルコース 6-リン酸	解糖系	−3.3
グリセロール 3-リン酸	解糖系（グリセロリン酸シャトル）[*3]	−2.2

高エネルギー分子：これらの分子のエネルギーで ATP を合成できる

低エネルギー分子：ATP のエネルギーでこれらの分子を合成できる

*1　化合物からのリン酸のかい離に伴うエネルギーの変化.
*2　クレアチンリン酸は，筋収縮によって消費された ATP を再合成するためのエネルギーを供給する.
*3　解糖系で生成した NADH のエネルギーをミトコンドリアに輸送する経路.

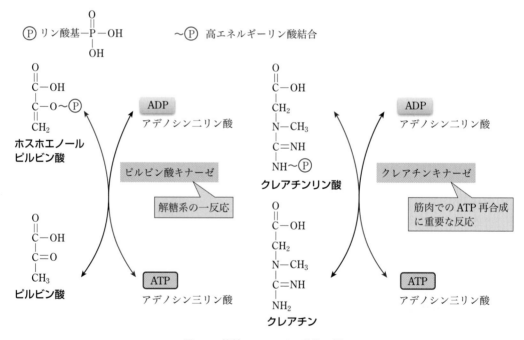

図 3.2　基質レベルのリン酸化の例

化合物のエネルギーを奪って ATP が生成する（表 3.4，図 3.2）．骨格筋の収縮では，高エネルギー化合物のクレアチンリン酸が，ATP よりも多く貯蔵されており，ADP をすばやく ATP に戻す．基質レベルのリン酸化は，おもに細胞質で行われ，生成される ATP の量は，酸化的リン酸化に比べるとわずかである[15-99, 24-26, 27-21, 29-21, 30-18]．基質レベルのリン酸化は，ATP 合成酵素や酸素を必要としない経路であり，解糖系やクエン酸回路の一部に存在する[15-99, 16-99, 17-101]．

3.2.2　ATP の合成 2（酸化的リン酸化）

　　ヒトの体内で合成される ATP は，ほぼすべてが酸化的リン酸化によって作られる[15-99, 19-101, 24-26, 34-20]．

筋収縮に用いられる ATP も，大部分が酸素を用いた三大栄養素の酸化によって作られる．

　酸化的リン酸化は，大きく 3 段階の反応から成る（図 3.3）．

（1）　脱水素酵素による栄養素の酸化と補酵素の還元

　炭水化物は，解糖系（第 4 章）によって異化されてピルビン酸になり，アセチル CoA やオキサロ酢酸に変換される．脂肪酸は，ミトコンドリアに取り込まれた後，脂肪酸の β 酸化経路によって酸化されて，アセチル CoA に変換される．アミノ酸は，個々の代謝経路に従って，解糖系やクエン酸の中間代謝産物に変換される．

　これらの栄養素から水素原子（電子）を奪う酵素である**脱水素酵素（デヒドロゲナーゼ）**は，解糖系に 1 種，ピルビン酸脱水素酵素，脂肪酸の β 酸化経路に 2 種，クエン酸回路に 4 種と，ミトコンドリアマトリクスを中心に，数多くの脱水素酵素が存在する[17-101]．それぞれの脱水素酵素は，酸化型補酵素に水素原子（電子）を受け渡して還元型補酵素にする．還元型補酵素は，水素原子（電子）を電子伝達系に渡して酸化型補酵素に戻る．

　クエン酸回路の 4 種類の脱水素酵素のはたらきによって，アセチル CoA は最終的にすべての水素原子（電子）を奪われて二酸化炭素になり，血液，肺を介して呼気に放出される．

（2）　呼吸鎖による電子の酸素への伝達とプロトン濃度勾配の形成

　呼吸鎖（電子伝達系）はミトコンドリア内膜に存在する 4 つの酵素複合体である[22-24, 33-21]．呼吸鎖は，NADH（還元型の補酵素）から，水素イオンと電子を外す[17-101]．電子は，呼吸鎖の構成成分である CoQ（ユビキノン）やシトクロム c，酵素複合体に伝達されて[15-99]，最終的に呼吸で取り込んだ酸素に移る[20-25, 22-24, 25-24]．電子を受け取った酸素に，水素イオンが反応して，水が作られる[25追-23]（図 3.4）．この水は，栄養素の水素原子と，呼吸で取り込んだ酸素の代謝反応によって生成したので，**代謝水**という[21-87, 24-87, 25-87]．

（3）　プロトン濃度勾配による ATP 合成酵素の駆動

　ミトコンドリア内膜には ATP 合成酵素があり，ADP にリン酸を結合（リン酸化）して，ATP を生産する[15-99, 16-99]．ATP 合成酵素を駆動するエネルギーは，ミトコンドリア内膜を隔てた水素イオンの濃度勾配である[16-99, 19-101, 20-25]．ミトコンドリア膜間腔の高濃度の水素イオンが，マトリクス側へ流入する際に，共役して（＝同時に）ATP 合成が行われる[20-25]．1 分子のNADH，$FADH_2$ は，それぞれ 3 分子，2 分子の ATP に変換される．

3.2.3　脱共役たんぱく質

　脱共役たんぱく質（uncoupling protein：UCP）は，肥満や体熱産生に関わるたんぱく質である（図 3.5）．褐色脂肪組織や骨格筋などのミトコンドリア内膜に存在し[34-20]，水素イオン濃度勾配に従ってミトコンドリア膜間腔の水素イオンをマトリクスに移動させ，熱を産生する[24-28, 25-25]．その結果，酸化的リン酸化による ATP 合成酵素が抑制される[26-23, 28-24]．

3.2.4　活性酸素とフリーラジカル・抗酸化

　体内での ATP 産生量は，酸素のある（好気的）条件下の方が，酸素のない（嫌気的）条件下よりも多い[19-101]．酸素は，電子伝達系で栄養素から引き抜かれた電子の受容体であり[19-101]，細胞のエネルギー産生に重要な役割を果たしている．その一方で，酸素は電子を受容することによって，活性酸素と呼ばれる不安定な中間体となる（図 3.6，表 3.5）．活性酸素は非常に反応性が高く，細胞内で多量に生成すると細胞に深刻な損傷を与える．そのため，細胞内には，

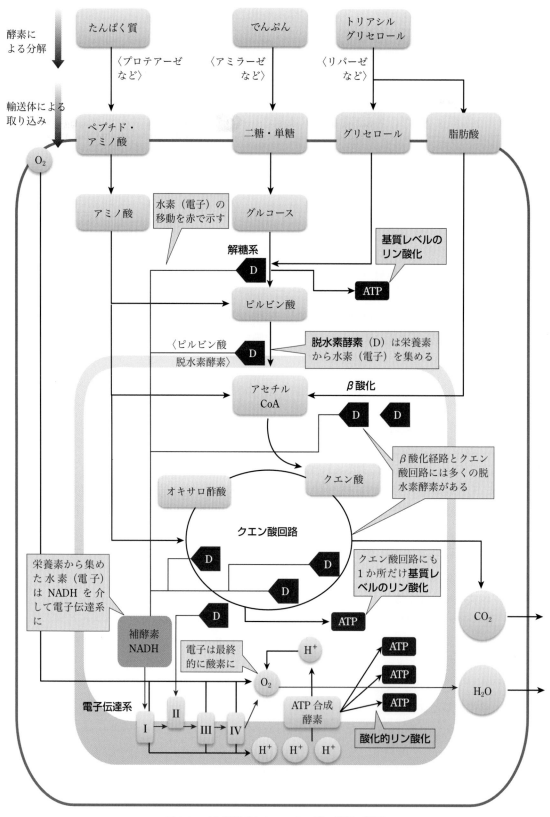

図 3.3　三大栄養素からのエネルギー代謝の概要

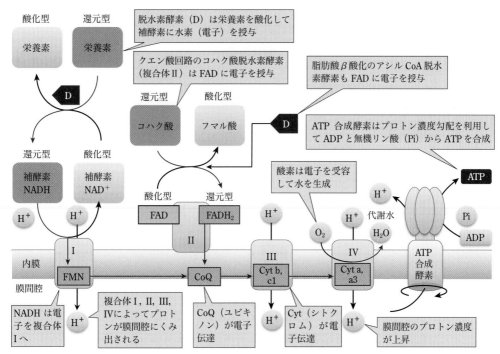

NAD：ニコチンアミドアデニンジヌクレオチド，FMN：フラビンモノヌクレオチド，FAD：フラビンアデニンジヌクレオチド，CoQ：補酵素Q，Cyt：シトクロム，電子の移動を—→で示す．

図3.4 電子伝達系とATP合成・酸化還元

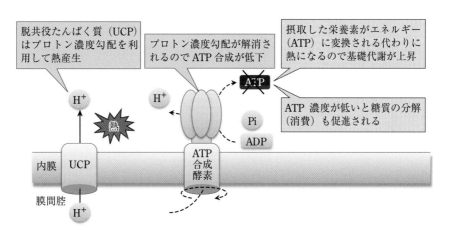

図3.5 脱共役たんぱく質

抗酸化物質としてビタミンCやビタミンE，グルタチオン，抗酸化酵素としてグルタチオンペルオキシダーゼ，スーパーオキシドジスムターゼ，カタラーゼなどがある．

　グルタチオンは，グルタミン酸，システイン，グリシンから成るトリペプチドである[25追-28. 28-24. 29-24]．グルタチオンには酸化型と還元型がある（図3.7）．グルタチオンペルオキシダーゼは，還元型グルタチオンを利用して細胞内の活性酸素（過酸化水素水）の消去を行う．酸化型グルタチオンはグルタチオン還元酵素によって，還元型グルタチオンに戻される．

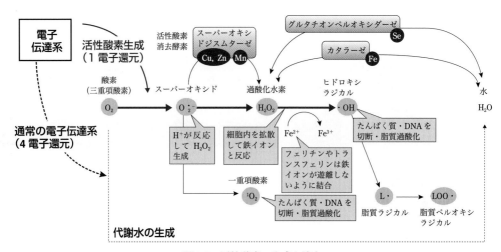

図 3.6 活性酸素の生成と消去
朝倉書店『生化学・基礎栄養学　第 1 版』図 3.6 を改変

表 3.5 おもな活性酸素とフリーラジカル

	非活性酸素	活性酸素		
	酸素分子	フリーラジカル		非フリーラジカル
名称	三重項酸素	スーパーオキシドアニオン	ヒドロキシラジカル	過酸化水素	一重項酸素
化学式	$^{3}O_{2}$	$\cdot O_{2}^{-}$	$\cdot OH$	$H_{2}O_{2}$	$^{1}O_{2}$
化学構造	$\cdot \ddot{O}\!:\!\ddot{O}\cdot$	$\cdot \ddot{O}\!:\!\ddot{O}\!:$	$\cdot \ddot{O}\!:\!H$	$H\!:\!\ddot{O}\!:\!\ddot{O}\!:\!H$	$\ddot{O}\!:\!\ddot{O}\!:$

ペルオキシ基 (peroxy group, –O–O–)
ヒドロペルオキシド（hydroperoxide, R–O–O–H ）
中山書店　Visual 栄養学テキストシリーズ『生化学』より

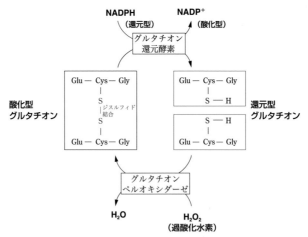

図 3.7 グルタチオンの酸化と還元
中山書店『Visual 栄養学テキストシリーズ　生化学』を改変

4 糖質の構造・代謝と栄養

学習のねらい

①糖質は，単糖類，二糖類，少糖類，多糖類に分類される．

②でんぷんは，小腸の管腔内消化によってマルトースに分解された後，膜消化によってグルコースになり吸収される．

③グルコースは，細胞質の解糖系とミトコンドリア内のクエン酸回路によって二酸化炭素と水に分解され，その過程で ATP（エネルギー）が合成される．

④体内に取り込まれたグルコースは，グリコーゲンとして肝臓と筋肉に貯蔵される．

⑤空腹時には，肝臓で糖新生によってグルコースが合成され，血糖の維持に使われる．

⑥血糖値は，食後分泌されるインスリンにより低下し，空腹時に分泌されるグルカゴンによって一定濃度以下に下がらないように維持される．

4.1 糖質の種類と構造

糖質とは，水酸基を複数持つ水溶性の高い炭素化合物である[21-22]．糖質の最小単位は単糖といい，単糖類が結合してできる糖質は，少糖類（オリゴ糖），多糖類などに分類される（表4.1）．

表4.1 代表的な糖類とその特徴

分類	名称	特徴
単糖類	グルコース（ブドウ糖） ガラクトース マンノース フルクトース（果糖）	代表的な単糖，活動のエネルギー ラクトースの構成成分 マンナンや糖鎖の構成成分 スクロースの構成成分
二糖類	マルトース（麦芽糖） スクロース（ショ糖） ラクトース（乳糖）	グルコース2分子から成る グルコースとフルクトースから成る グルコースとガラクトースから成る
多糖類	アミロース（でんぷん） アミロペクチン（でんぷん） グリコーゲン セルロース	いずれもグルコースから成るが結合の様式が異なる

この他に，誘導糖やヘテロ多糖などがある．

4.1.1 単糖類

単糖は，その炭素数によって分類されている（図4.1）．天然の糖の多くは，ペントース

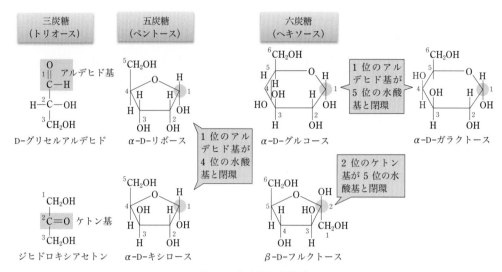

図 4.1　代表的な単糖類

（五炭糖）やヘキソース（六炭糖）であり，それぞれ炭素数5つおよび6つから成る単糖である．ペントースには，RNA の構成糖となるリボースや DNA 構成糖のデオキシリボースなどがあり，ヘキソースにはグルコース，ガラクトース，フルクトースなどがある[28-22][29-22]．

（1）　アルドースとケトース

　グルコース，ガラクトースやマンノースなどの単糖は，化合物の末端に酸素の二重結合のあるアルデヒド基を持ちアルドースと呼ばれる[25-23][29-22]．一方で，糖を構成する炭素鎖の末端ではない部分に酸素の二重結合が入ったケトン基を持つ糖はケトースといい，代表的なものには**フルクトース**がある[29-22][36-18]（図 4.1）．

（2）　異性体とエピマー

　糖を構成する原子の種類や数がまったく同じだが，構造が異なるものを異性体と呼ぶ．グルコースとガラクトースはともに $C_6H_{12}O_6$ であり分子量は同じだが，立体構造が異なる[34-18]．また，ただ一つの炭素原子に注目したときに，立体配置が異なる異性体をエピマーと呼ぶ（図4.2）．ある炭素を中心にして鏡合わせの関係にある異性体を特に光学異性体と呼び，中心となる炭素原子を不斉炭素という．光学異性体同士は，立体構造上重ね合わせることができない．

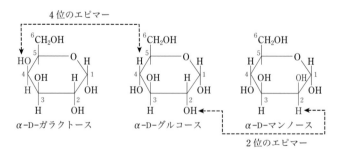

図 4.2　異性体とエピマー（グルコースに対して，ガラクトース，マンノースはエピマーである）

(3) D型，L型

単糖は，光学的な特性から D 型と L 型に分かれる[17-96]．アルデヒド基またはケトン基を上に置いたとき，アルデヒド基またはケトン基からもっとも遠い不斉炭素に結合する水酸基が右側になるものを D 型，左側になるものを L 型と呼ぶ．天然糖の多くは D 型であり，D 型と L 型では立体構造が異なることから生理活性は同じではない[17-96][22-23]（図 4.3）．

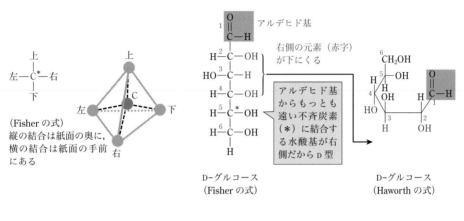

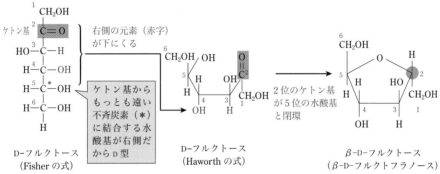

図 4.3 糖の D 型・L 型の決め方

(4) アノマー，α型，β型

5 個以上の炭素原子から成る糖は環状構造をとる．アルドースの 1 位やケトースの 2 位の炭素原子には，新たに水酸基を結合するが，水酸基の結合する方向により異性体（アノマー）を生じる．グルコースなどの単糖は，水酸基の結合方向により，生じた環状の糖を α 型と β 型に区別する[17-96]（図 4.4）．水溶液中では，α 型と β 型は開環しながら相互に変換を繰り返しており，平衡状態を保っている[17-96]．

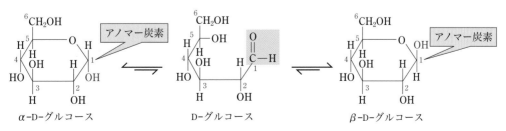

図 4.4 グルコースの α 型，β 型

(5) 誘導糖

　単糖の化学構造の一部が変化したものを**誘導糖**といい，さまざまな生体の構成成分となる（図4.5）．グルコースの第1級アルコール基が酸化されてカルボキシ基に置き換わると，グルクロン酸という誘導糖になる[15-96, 23-23]．軟骨などに含まれているグルコサミンはグルコースに窒素（アミノ基）が結合した糖（アミノ糖）である[15-96]．DNAの構成糖であるデオキシリボースは，RNAの構成糖であるリボースから酸素原子が1つとれたものである[15-96, 23-23, 25追-22, 33-19]．

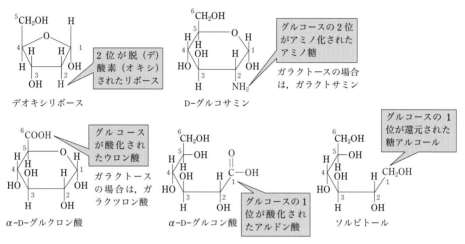

図 4.5　主要な誘導糖

■ 4.1.2　二　糖　類

　二糖は2分子の単糖が結合した糖である（図4.6）．**マルトース**（麦芽糖）は，2分子のグルコースから構成され，1位炭素に結合しているアノマー性水酸基（α型）と4位の水酸基が結

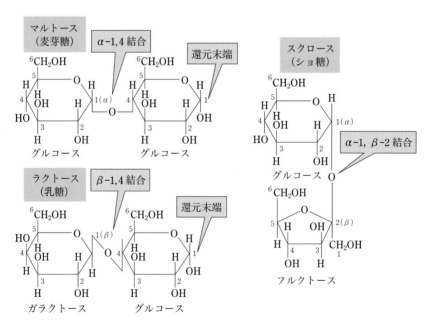

図 4.6　代表的な二糖類

合する．この結合を α（1 → 4）グリコシド結合という[25-23]．**ラクトース**（乳糖）は，グルコースとガラクトースから構成され，β（1 → 4）グリコシド結合を持つ[18-107, 22-23, 25-23, 25追-22, 33-19]．マルトースとラクトースはともに，還元末端がある還元糖であるが，**スクロース**（ショ糖）は，グルコースとフルクトースから成る還元性を持たない非還元糖である[33-19, 36-18]．

■ 4.1.3　多　糖　類

（1）　ホモ多糖類

　1種類の単糖が結合してできる多糖を**ホモ多糖**という（図4.7）．**でんぷん**は，グルコースがグリコシド結合してできたホモ多糖であり，アミロースとアミロペクチンに分類される．アミロースはグルコースが α（1 → 4）グリコシド結合のみで結合した直鎖状の多糖である[19-96, 22-23, 25-23, 36-18]．アミロペクチンは α（1 → 4）グリコシド結合による直鎖部分に加え，α（1 → 6）グリコシド結合による分岐部分を持つ，樹状構造のような多糖である[19-96]．また，アミラーゼによる α（1 → 4）グリコシド結合の分解は多糖鎖の末端で起こるため，アミロースよりもアミロペクチンの方が消化効率がよい．

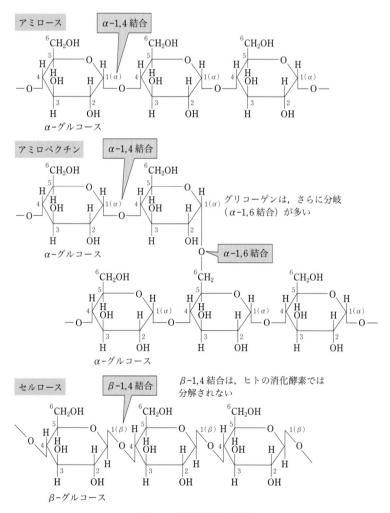

図4.7　代表的な多糖類

　グリコーゲンは，ヒトを含めた動物における貯蔵多糖であり，アミロペクチンと同様に α (1→4) グリコシド結合と α (1→6) グリコシド結合を持つホモ多糖である[19-96, 21-23, 23-23, 25追-22, 34-18, 36-18]．グリコーゲンは，アミロペクチンよりも枝分かれが多い構造をとる[19-96, 21-23, 23-23, 25追-22]．

　セルロースはでんぷんと同様にグルコースのホモ多糖であるが，β−グルコースが β (1→4) グリコシド結合をしている点が大きな違いである[18-107, 19-96, 22-23, 23-23]．β (1→4) グリコシド結合はアミラーゼで分解できず，ヒトは消化酵素を持たない．セルロースは食物繊維の一種である．

(2)　ヘテロ多糖

　複数種類の単糖から成る多糖を**ヘテロ多糖**（表 4.2）といい，寒天，グルコマンナンやペクチンなどがある．特に二糖の繰り返し構造を持つものをグリコサミノグリカン（ムコ多糖）という．ヒアルロン酸やコンドロイチン硫酸などの軟骨や結合組織に含まれているグルコサミノグリカンは，アミノ糖とウロン酸の繰り返し構造を持つ多糖である[22-23, 23-23, 33-19]．

表 4.2　その他の多糖類

分　類	構成糖類	備　考
ホモ多糖類 　キチン	N−アセチルグルコサミン	えび，かにの甲羅
ヘテロ多糖類 　ヒアルロン酸 　コンドロイチン 　コンドロイチン硫酸 　ヘパリン 　ヘミセルロース 　ペクチン 　ペクチン酸 　グルコマンナン 　寒　天	グルクロン酸，N−アセチルグルコサミン グルクロン酸，N−アセチルガラクトサミン グルクロン酸，N−アセチルガラクトサミン硫酸 イズロン酸，グルクロン酸，スルホグルコサミン硫酸 キシロース，マンノース，ガラクトースなど ガラクツロン酸，ガラクツロン酸メチルエステル ガラクツロン酸，ガラクツロン酸メチルエステル マンノース，グルコース アガロース，アガロペクチン	関節液，硝子体 角　膜 軟　骨 血液凝固阻止作用 植物細胞壁 果　実 果　実 コンニャクイモ 紅藻類

(3)　食物繊維・難消化性糖質・プレバイオティクス

　食物成分のうち，ヒトの消化酵素で消化できないものを食物繊維という（11.6 節参照）．消化が困難な糖質は難消化性糖質に分類され，セルロース，イヌリン，グルコマンナンや，難消化性でんぷん（レジスタントスターチ），糖アルコールであるキシリトールなどがある．

　これらの難消化性糖質を他の栄養素とともに摂取することで，栄養素の消化・吸収速度や急激な血糖値の上昇を抑え，インスリンの分泌が穏やかになる[29-79, 32-76]．また，腸の動き（蠕動運動）を活性化し，便量を増加させるはたらきがある[29-79, 30-76]．ただし，過剰な食物繊維の摂取は下痢や栄養素の消化・吸収不良の原因になるので注意が必要である[32-76]．

　難消化性糖質はヒトの消化酵素では分解できないが，腸内細菌による発酵を受け，短鎖脂肪酸などに分解されることで，エネルギー源として利用できる[29-79, 30-76]．これらの難消化性糖質は腸内細菌を増殖させる効果を持ち，このような食物成分をプレバイオティクスと呼ぶ[29-79, 30-76, 32-76]．これに対して，ビフィズス菌や乳酸菌などの有用菌を含む食品をプロバイオティクスと呼ぶ．

4.1.4　複合糖質

　生体の構造に関与している糖は，ゴルジ体で修飾を受け，たんぱく質や脂質と結合した糖たんぱく質や糖脂質として存在する．このように，他の成分と結合している糖を複合糖質と呼

ぶ．複合糖質は，細胞膜上の情報伝達を調整するはたらきを持ち，さまざまな反応に関与している．糖たんぱく質には，免疫グロブリン，ムチンやプロテオグリカンがある．糖脂質にはスフィンゴ糖脂質やグリセロ脂質などがある．

4.2 糖質の消化と吸収

　糖質の消化は，分泌された酵素による消化管管腔内での消化（管腔内消化）と，小腸上皮細胞の細胞膜表面での消化（膜消化）から構成される．

4.2.1 管腔内消化

　食物から摂取したでんぷんの消化は，口腔内で開始される[24-77]．口腔内では咀嚼による機械的（物理的）消化とともに，唾液中の**α-アミラーゼ（唾液アミラーゼ）**によってα（1→4）グリコシド結合の分解が起こる（化学的消化）．でんぷんは，低分子のデキストリンやオリゴ糖となり食道を通過し胃に入る．胃からは糖の消化酵素の分泌はなく[24-78]，また，胃酸により唾液アミラーゼが失活するために，胃では糖の消化がほぼ停止する．胃を通過した糖質は，十二指腸で弱アルカリ性の膵液によって中和され，また**膵液アミラーゼ**によって糖質のα（1→4）グリコシド結合の分解が再開され，二糖類となる[25-77]．膵液には二糖分解酵素が含まれていないため[25追-79]，二糖は小腸の膜消化によりはじめて単糖となる（図4.8）．

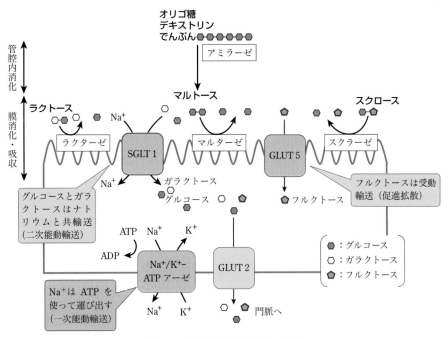

図 4.8　管腔内消化と膜消化・吸収

4.2.2 膜消化と吸収

　でんぷんは，膵液アミラーゼにより二糖類まで分解された後，小腸吸収上皮細胞の刷子縁膜（微絨毛膜）に存在する**二糖類分解酵素**により単糖に分解（膜消化）・吸収される[23-77, 27-78, 31-72, 33-72]．二糖類分解酵素であるマルターゼは，マルトースを2分子のグルコースに分解する．イソマル

ターゼは，2分子のグルコースが$\alpha(1 \rightarrow 6)$グリコシド結合をとるイソマルトースをグルコースに分解する[23-79]．同様に，ラクターゼは，ラクトースをグルコースとガラクトースに[18-85, 25追-22]，スクラーゼは，スクロースをグルコースとフルクトースに[18-85]，トレハラーゼは，トレハロースをグルコースに分解する[25追-78]．難消化性糖質は，腸内細菌による発酵を受け分解された後に吸収される[27-82]．

単糖は，吸収上皮細胞上に存在する輸送たんぱく質により，小腸管腔内から細胞内に取り込まれる．グルコースとガラクトースは，ナトリウム共役型糖輸送担体（SGLT1）によってナトリウムと同時に能動的に輸送されるためフルクトースの吸収よりも速い[20-79, 33-71, 23-75]．フルクトースは，糖輸送担体（GLUT5）により促進拡散によって輸送されるため，グルコースやガラクトースによる取り込みの干渉は受けない[26-78, 28-79, 27-79, 31-73]．単糖はおもに空腸で吸収された後に，細胞から血管（門脈）に放出され，体内を循環する[23-79, 33-75]．

4.3　糖質の代謝

食事から摂取したでんぷんは，小腸で消化され単糖（グルコース）となり吸収された後に，門脈を経て全身の血管を循環する[23-26, 33-75]．血中のグルコースは，全身の細胞に取り込まれるとともにエネルギー源として利用される．グルコースは，細胞質での解糖系，ミトコンドリアでのクエン酸回路，電子伝達系を経て，最終的に二酸化炭素と水になる．この過程でエネルギーが産生される．

4.3.1　解　糖　系

解糖系は細胞質におけるグルコースの代謝経路である[15-100, 28-27, 29-21, 30-18]．細胞に取り込まれたグルコースは速やかにグルコース6-リン酸に代謝され，解糖系がはじまり，最終的に2分子のピルビン酸または乳酸を生じる[15-100]（図4.9）．グルコースがグルコース6-リン酸に変換されるためには，筋肉や脂肪組織ではヘキソキナーゼ，肝臓や膵臓ではグルコキナーゼの酵素がそれぞれはたらく[21-25, 27-25, 25追-25]．これらは，ホスホフルクトキナーゼや後述するピルビン酸キナーゼを含め，解糖系の律速酵素であり，不可逆反応を触媒する[18-99]．グルコース6-リン酸は続く反応でフルクトース6-リン酸になり，6-ホスホフルクトキナーゼによりフルクトース1,6-二リン酸（フルクトース1,6-ビスリン酸）になる．続いてこれが開裂して，炭素数3のD-グリセルアルデヒド3-リン酸が2分子生成される．最終的に，ホスホエノールピルビン酸がピルビン酸キナーゼにより脱リン酸化され，ピルビン酸が生成する．この過程では都合2ATPが生産される[33-21]．

酸素の供給がある好気的条件下では，ピルビン酸はミトコンドリアに運ばれてクエン酸回路に入り，さらに代謝が進む．嫌気的条件下では，ピルビン酸はミトコンドリアには運ばれず，細胞質でNADHの還元作用により乳酸に代謝される[20-27, 24-30, 22-26]．解糖系は，酸素を必要としないため，好気的・嫌気的条件下のどちらでも進む[27-81, 32-20, 31-20, 31-73]．また，成熟赤血球細胞にはミトコンドリアが存在しないため，解糖系で生成されるATPをエネルギー源として利用し，最終的に乳酸を生じる[23-80, 33-23, 26-81, 34-70, 30-75, 35-71]．

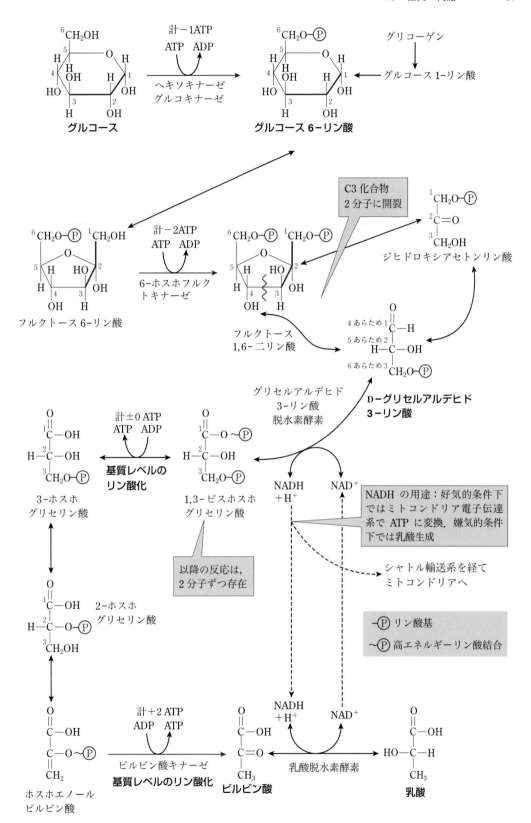

図 4.9 解糖系

▌4.3.2　クエン酸回路

　　ミトコンドリアのマトリクスに運ばれたピルビン酸は，ピルビン酸脱水素酵素（ピルビン酸デヒドロゲナーゼ）によって，アセチル CoA に変換される．ピルビン酸脱水素酵素は，5 つの補助因子（補因子）から成る複合体を形成し，その中でも特にビタミン B₁が重要な因子である[22-26, 27-82] 25-26.．また，ピルビン酸脱水素酵素は，アセチル CoA によるフィードバック調節を受ける[25追-24].

　　アセチル CoA はオキサロ酢酸と結合し，クエン酸となる[27-25].　このとき 1 分子の水が利用

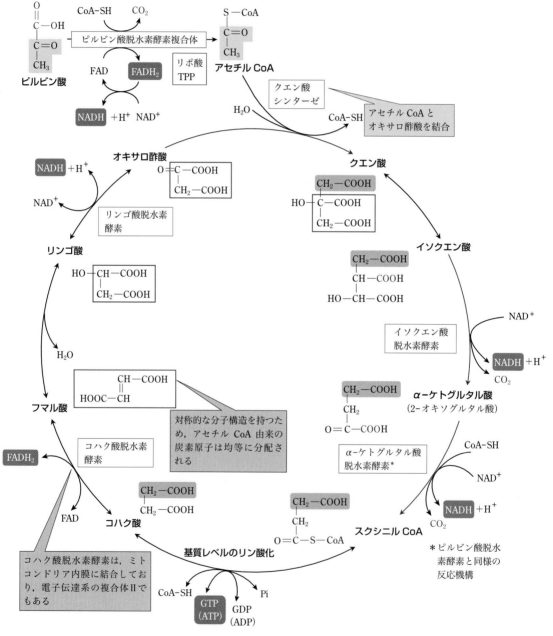

図 4.10　クエン酸回路

される．クエン酸はさらにイソクエン酸，α-ケトグルタル酸などに代謝され，再びオキサロ酢酸に代謝される．このサイクルによって，NADH，FADH$_2$，GTP や二酸化炭素が生成される．この回路を**クエン酸回路（TCA 回路，クレブス回路）**という（図 4.10）．クエン酸回路で生成された NADH と FADH$_2$ は電子伝達系に利用され，ATP が合成される．また，生じた二酸化炭素分子に含まれる酸素分子は摂取した水分子に由来する[24-26, 25-24, 26-23]．クエン酸回路では，グルコース由来のアセチル CoA の他に，脂質とたんぱく質由来のアセチル CoA も利用される[18-99]．クエン酸回路は酸素を必要とするが，クエン酸回路の基質と酸素分子が直接反応する過程はない[21-25]．

▌4.3.3　ミトコンドリアでの ATP 合成（酸化的リン酸化，電子伝達系）

3.2.2 項参照．

▌4.3.4　ペントースリン酸回路

ペントースリン酸回路（五単糖リン酸回路：図 4.11）は，細胞質内の解糖系の側路であり[24-29, 24-30, 28-27, 34-21]，グルコース 6-リン酸からはリブロース 5-リン酸が，NADP$^+$ からは還元性を持つ NADPH が生成される[18-99, 20-27, 21-25, 23-26, 25-26, 31-23, 35-21]．生成されたリブロース 5-リン酸はリボース 5-リン酸に代謝され核酸合成に利用される[21-81, 34-70, 27-25]．一方で，NADPH は脂肪酸合成に利用され，アセチル CoA を経てパルミチン酸が産生される[21-81, 27-81]．このため，脂肪酸合成が活発な組織で

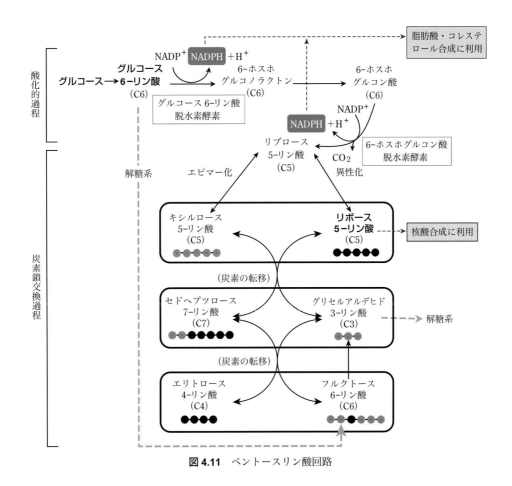

図 4.11　ペントースリン酸回路

はペントースリン酸回路が活性化する[35-71]．また，赤血球中で産生された NADPH はグルタチオンペルオキシダーゼとともに，細胞膜の過酸化防御に利用される[23-80]．

■ 4.3.5　グルクロン酸経路

　　グルクロン酸経路（ウロン酸回路）は，グルコース 6-リン酸からウリジン二リン酸 (UDP) -グルクロン酸を生成する回路である．UDP-グルクロン酸は，有害物質の排泄やホルモンの輸送のために利用される（グルクロン酸抱合）[18-99, 18-107, 21-81, 27-81, 35-71]．

■ 4.3.6　グリコーゲンの合成と分解

（1）　グリコーゲンの合成

　　グリコーゲンは主として肝臓と筋肉組織の細胞質で合成され貯蔵される[26-41, 35-17]．グリコーゲン鎖の形成は，まずグルコース 6-リン酸からグルコース 1-リン酸が生成され，さらに代謝された UDP-グルコースが結合することにより伸長する[18-99, 19-102]（図 4.12）．

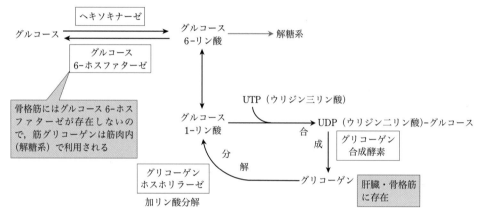

図 4.12　グリコーゲンの合成・分解

（2）　グリコーゲンの分解

　　まずグリコーゲンを構成するグルコース分子にリン酸が結合し分離すること（加リン酸分解）により，グルコース 1-リン酸が生成する[19-102, 20-27, 21-25, 27-25, 34-21]．加リン酸分解は，グリコーゲン分解の律速酵素であるグリコーゲンホスホリラーゼのはたらきにより進められる[25-26, 25追-25, 31-23]．グリコーゲンホスホリラーゼはグリコーゲン鎖のうち，$\alpha\,(1 \to 4)$ グリコシド結合による直鎖部分を切断し，分岐部分までくると停止する[19-102]．分岐部分となる $\alpha\,(1 \to 6)$ グリコシド結合は脱分岐酵素によって切断され，その後ホスホリラーゼによる分解が再開する[15-96]．

　　肝臓のグリコーゲンは，グルコース 1-リン酸に分解された後，グルコース 6-リン酸となり，グルコース 6-ホスファターゼによってグルコースに変換される．グリコーゲンから産生されたグルコースは血中に放出され，血糖値の維持に利用される[17-113, 29-27]．骨格筋には，グルコース 6-ホスファターゼが存在しないので，分解されたグリコーゲンはグルコース 6-リン酸になった後，グルコースにはならずに骨格筋内で利用される[16-111, 17-113, 22-26, 23-79, 24-29, 26-80, 31-38]．

（3）　グリコーゲンの合成・分解の調整

　　グルカゴンやアドレナリン（エピネフリン）は，グリコーゲンホスホリラーゼを活性化することでグリコーゲンの分解を促進する[24-27, 27-82, 34-71]．これらホルモンの作用により肝臓で分解さ

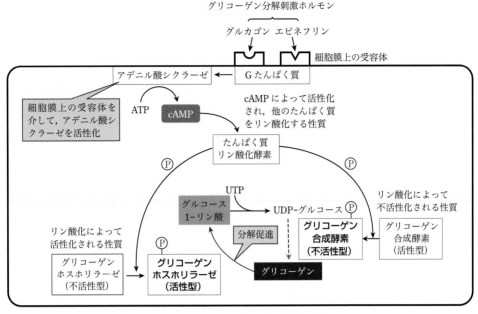

図 4.13 グリコーゲン合成・分解の調節

れたグリコーゲンはグルコースとなって血中に放出され，血糖値の維持に利用される[33-76]．
アドレナリンは，細胞膜上にあるアドレナリン受容体に結合することで，セカンドメッセンジャーである細胞内 cAMP（サイクリック AMP，環状 AMP）濃度を上昇させ，グリコーゲン分解を促進する[19-102, 23-80, 31-23]（図 4.13）．

▌ 4.3.7 糖 新 生

　細胞でグルコースが消費されると血糖を維持するために肝臓のグリコーゲンがグルコースに分解され，糖代謝に利用される．そしてさらにグルコースが必要であれば，アミノ酸からグルコースを作り出す[29-82, 31-78]．この過程を**糖新生**という（図 4.14）．糖新生の基質には，乳酸，アミノ酸などがある[26-80, 29-82]．糖新生に利用されるアミノ酸は糖原性アミノ酸といい，代表的なものにはアラニンやアスパラギン酸がある[24-30, 31-78]（5.6.2 項参照）．また，脂肪組織から放出されたグリセロールも糖新生の基質となる[35-72]．一方で，遊離脂肪酸から β 酸化（6.5.2 項参照）により生成したアセチル CoA は，糖新生の基質にはならない[16-100, 16-111, 18-113, 21-25, 21-77, 23-80, 24-29, 24-79, 25-8, 25追-29, 32-75]．

　乳酸やアラニンからの糖新生の過程では，これらの基質からピルビン酸が合成され，次いで，アセチル CoA を経ずにクエン酸回路に入りオキサロ酢酸へ変換される[15-100]．オキサロ酢酸はさらにリンゴ酸となり，ミトコンドリアから細胞質に輸送され，再びオキサロ酢酸に変換される．オキサロ酢酸はホスホエノールピルビン酸に変換され[33-23]，細胞質の解糖系を逆行するようにグルコース 6-リン酸となり，最終的にグルコース 6-ホスファターゼのはたらきによりグルコース 6-リン酸からリン酸がとれてグルコースとなる[20-27, 25追-25, 33-23]．ただし，グルコース 6-ホスファターゼは肝臓と腎臓にしか存在しないため，糖新生はこれらの臓器でしか行われない[20-83, 25追-25, 26-81, 28-27, 29-27, 31-23, 32-21, 33-75, 34-21, 34-71]．生成されたグルコースは，肝臓から放出され，血糖の維持に利用される．糖新生の反応は，グルカゴンにより促進され[25追-24]，インスリンによって抑制

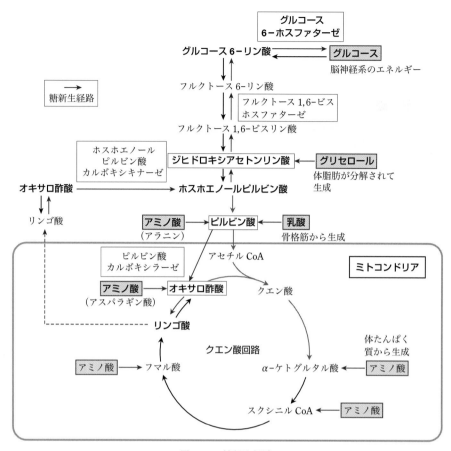

図 4.14　糖新生経路

される[31-23].

4.4　食後・食間期の糖質代謝と臓器差

4.4.1　食後・食間期の糖質代謝

　食事により糖質が消化・吸収されると，血糖値が上昇し，グルコースが血中から細胞へ取り込まれる．血糖値は食後30分から60分程度で最大となる[31-78, 34-71]．細胞に取り込まれたグルコースは細胞質やミトコンドリアでエネルギー産生に利用され，余剰な分はグリコーゲンとして蓄えられる．また，一部のグルコースは脂肪酸に変換されトリアシルグリセロールの合成にも利用される[28-82, 30-75, 34-70]．食間期に血糖値が低下してくると，肝臓ではグルコースを作り，血中に放出して血糖値を維持する．エネルギー源の供給・利用方法は臓器により異なっている．

（1）脳

　脳には**血液脳関門**があり，血液から脳細胞への物質の輸送を厳密に制御しているため，脂質やたんぱく質は自由に通過することができない[26-41]．また，脳細胞ではグリコーゲン合成がほとんどないため，グリコーゲンを貯蔵・利用することもできない[26-41]．したがって，脳の

エネルギー源は血液から運ばれてくる食事由来のグルコース，空腹時は肝臓の糖新生によるグルコースに依存しており，脂質などはほとんど利用できない[16-100, 17-113, 20-81, 25-79, 26-41, 26-80, 30-75]（図 4.15）．グルコースの供給不足が続いた場合は，肝臓で合成されたケトン体を利用しエネルギーを維持する[25-79, 25-80, 33-75]（6.5.3 項参照）．

(2) 肝 臓

　食事から摂取した糖は，小腸で吸収された後，門脈を通り肝臓に運ばれる．肝臓ではグルコースを利用してグリコーゲンの合成が盛んに行われる[23-80, 24-79, 25-7, 27-82]（図 4.15）．また，余剰なグルコースから脂肪酸の合成も行う[33-75]．空腹時には，合成したグリコーゲンを分解して，血糖維持に利用する[17-113, 22-80, 24-80, 36-71]．グリコーゲンの貯蔵量は，肝臓湿重量の 5% 程度である[17-113]．グリコーゲンを使いきると，糖原性アミノ酸やグリセロールな

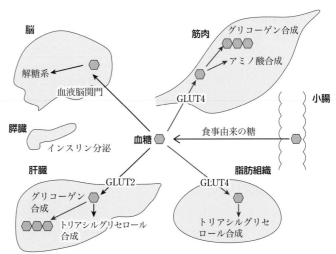

図 4.15　食後の糖質代謝（インスリンの作用によって顕著に活性化される部分を赤線で示した）

どを利用した糖新生が進み，産生されたグルコースは血糖の維持に利用される[16-111, 20-81, 22-80, 25-80, 25追-80, 36-71]（図 4.16）．さらに空腹状態が持続すると，脂肪細胞から放出された脂肪酸からケトン体が合成され，脳を含めた肝外組織へ送られてエネルギー源となるが，肝臓はケトン体を利用できない[18-113, 24-79, 25-80, 25追-81]．

(3) 骨 格 筋

　食後の血糖値の上昇により，筋肉での ATP 産生やグリコーゲン合成が亢進（こうしん）する[17-113, 18-113, 20-81]（図 4.15）．筋肉のグリコーゲン貯蔵量は湿重量の 1% 程度であるが，筋肉全体でみると肝臓の貯蔵総量よりも多い[17-113, 26-8, 32-75, 35-72]．筋肉は糖新生に必要な酵素を持たず，グリコーゲンをグルコースに変換できない．したがって，筋肉グリコーゲンは血糖値の維持には利用できず，筋組織内で筋収縮のエネルギーとして利用される[16-111, 17-113, 23-79, 28-82, 29-82, 30-75, 34-71]．骨格筋に取

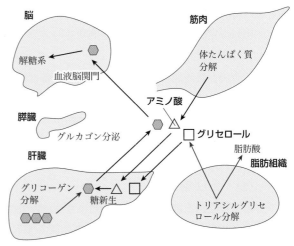

図 4.16　食間期の糖質代謝（グルカゴンの作用によって顕著に活性化される部分を赤線で示した）

り込まれたグルコースの一部は，アミノ酸（可欠アミノ酸）の合成にも利用される[34-70]．骨

格筋では，グリコーゲンの他に脂肪酸やケトン体もエネルギー源として利用でき
る[16-111, 17-113, 23-79]．空腹時に血糖値が低下すると，骨格筋でのグルコースの取り込みや消費は抑制
されるとともに[33-76, 36-71]，筋たんぱくの分解が進み，アミノ酸が血中に放出される[22-80, 25-80, 25-83, 25追-81]（図
4.16）．筋たんぱくの分解は，副腎皮質から分泌されるグルココルチコイド（コルチゾール）
により促進され[33-76]，アラニンのような糖原性アミノ酸は肝臓での糖新生によりグルコース
に変換されて，血糖の維持に利用される[18-113, 22-80, 23-82, 33-76]（図 4.14，4.16）．

（4） 脂 肪 組 織

グルコースは，脂肪組織にも取り込まれてトリアシルグリセロールの合成に利用され
る[28-82, 34-70] 30-75.（図 4.15）．空腹時には，脂肪組織に貯蔵されたトリアシルグリセロールが脂肪酸
とグリセロールに分解される[31-78]．分解されたグリセロールは肝臓に運ばれて糖新生の基質
となり，血糖値の維持に利用される[28-82, 36-71] 30-75.（図 4.16）．一方，脂肪酸は，血中に遊離脂肪酸
として放出され，肝臓でケトン体合成の材料として利用される．再び糖質を摂取することで血
糖値が上昇し，ATP 産生にグルコースが利用されると，血中遊離脂肪酸濃度は低下する[35-71]．

▌ 4.4.2 インスリンの作用

食事によって血糖値が上昇すると，膵臓のランゲルハンス島β細胞から**インスリン**が分泌
される．インスリンは，骨格筋と脂肪細胞に局在しているグルコース輸送担体（GLUT4）を
活性化させることにより細胞へのグルコースの取り込みを促進す
る[18-88, 18-113, 23-80, 24-29, 24-80, 25-26, 25-79, 25追-81, 26-84, 29-82, 32-21, 32-75, 33-76, 34-71]．インスリンのこのはたらきにより血中のグルコースが細
胞に取り込まれることで，血糖値は徐々に低下し 2 時間程度で空腹時の値に戻る[31-78, 33-76]．イン
スリンは同化作用を持つホルモンであるため，グリコーゲン，体たんぱく質，トリアシルグリ
セロールなどの合成を促進するとともに，グリコーゲンの分解，糖新生，脂肪酸の分解などを
抑制する[24-80, 35-72] 31-23.．特に糖質の多い食事を摂取すると，筋肉や肝臓のグリコーゲン含量は増
大するが[24-79, 25-25]，肝臓に局在しているグルコース輸送担体（GLUT2）は，インスリンの作用を
介さずにグルコースを取り込む[32-21]．食後すぐに小腸から分泌されるグルカゴン様ペプチド I
（GLP-1）やグルコース依存性インスリン分泌刺激ポリペプチド（GIP）はインクレチンと呼
ばれ，インスリンの分泌を促進する[36-71]．

▌ 4.4.3 グルカゴンの作用

食後，数時間たってグルコースが消費され血糖値が低下すると，膵臓のランゲルハンス島α
細胞から**グルカゴン**が分泌される[15-87, 17-87, 22-80, 24-39]．グルカゴンは異化作用を持つホルモンであるた
め，肝臓のグリコーゲン分解や糖新生，脂肪酸の分解を促進し，グリコーゲンの合成を抑制す
る[16-100, 18-18, 19-102, 21-42, 27-25, 28-28, 32-75, 33-23]．つまり，グルカゴンが血糖値を上げるための反応を促進する[29-82]．

▌ 4.4.4 コリ回路とグルコース・アラニン回路

（1） コ リ 回 路

コリ回路とは，急激な運動により生じた乳酸をもとに，肝臓で糖新生を行い，筋肉へグルコー
スを供給し再利用する回路である[21-81, 23-79, 27-81, 31-78, 32-75, 33-21, 35-72, 36-71]（図 4.17）．筋中のグルコースが代謝さ
れて生じた乳酸は，血中に放出され肝臓に取り込まれる[28-82]．肝臓に取り込まれた乳酸は，
ピルビン酸に変換され，糖新生によりグルコースの産生に利用される[16-100, 18-113, 23-26, 23-79, 31-78]．

(2) グルコース・アラニン回路

グルコース・アラニン回路とは，空腹時などに筋組織が分解されて生じたアミノ酸をもと
に，肝臓で糖新生を行い，脳へのグルコース供給や血糖の維持をする回路である[21-8, 27-81]（図4.
17）．筋肉で分枝アミノ酸（分岐鎖アミノ酸）が分解されると，そのアミノ酸のアミノ基を利
用してアラニンが合成され，血中に放出される[20-83]．血中に放出されたアラニンは，肝臓に
取り込まれると，糖新生によりグルコースに変換される[19-104, 20-83]．

(3) その他の栄養素との関係

糖質の多い食事を摂取すると，糖代謝が活性化されるため，代謝に必要なビタミンB$_1$の利
用が増加し[16-111, 20-81, 23-79, 24-79, 25追-80, 28-82, 34-70, 34-75]，たんぱく質や脂質の合成（同化）も亢進する[29-80]．糖質の少
ない食事では，たんぱく質や脂質が糖質の代わりにエネルギー源として分解される割合が増え
る[16-111, 18-115, 24-79, 25追-80, 31-78]．

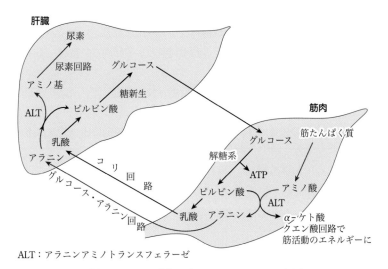

ALT：アラニンアミノトランスフェラーゼ

図4.17 コリ回路とグルコース・アラニン回路

5 たんぱく質・アミノ酸の構造・代謝と栄養

学習のねらい

①たんぱく質は 20 種類のアミノ酸から構成される．体内で合成できない不可欠（必須）アミノ酸は食事によって摂取する必要がある．

②たんぱく質は，消化酵素によって分解され，その大部分はアミノ酸になって小腸で吸収される．

③アミノ酸は，体たんぱく質の合成材料として利用される．

④アミノ酸の炭素骨格は糖質や脂質の合成材料として利用されたり，エネルギー源として利用されたりする．

⑤アミノ酸のアミノ基は，アミノ基転移反応，酸化的脱アミノ反応を経て，肝臓で尿素に代謝されて排泄される．

⑥食品たんぱく質の栄養価は，その不可欠アミノ酸の組成によって決まる．

生体を構成する**たんぱく質**は，20 種類の**アミノ酸**がペプチド結合で多数結合したものである．生体には，酵素反応，物質輸送・貯蔵，生理機能の調節，生体防御，構造維持など，さまざまな役割を担っているたんぱく質が存在しており，生体内でもっとも多く含まれる有機化合物である．

5.1 アミノ酸の種類・構造・性質

5.1.1 アミノ酸の種類と構造

アミノ酸は，分子内に**アミノ基**（$-NH_2$）と**カルボキシ(ル)基**（$-COOH$）を持つ化合物である．自然界にはたくさんのアミノ酸が存在するが，20 種類のみがたんぱく質の合成材料として用いられる（表 5.1）．プロリンを除いて，α炭素（カルボキシ基に結合した炭素）にアミノ基が結合した**α-アミノ酸**である（図 5.1）．α炭素には，アミノ基，カルボキシ基，水素原子，側鎖（R）が結合しているため，光学異性体の D, L 型が存在する（図 5.2）．光学異性体のないグリシンを除いて，たんぱく質を構成するアミノ酸は，すべて L 型である[34-18]．リン脂質（ホスファチジルセリン）の構成成分の一つとしてセリンが，神経伝達物質としてグルタミン酸が利用される[22-22]など，アミノ酸はさまざまな役割を担っている．

5.1.2 アミノ酸の性質

アミノ酸は中性付近の水溶液中では$-NH_3^+$と$-COO^-$に解離して両性イオンとなる（図 5.3）．$-NH_3^+$と$-COO^-$が打ち消し合って電気的に中性となるときの pH を**等電点**（pI）といい，等電

点ではアミノ酸の溶解度はもっとも低くなる.

　アミノ酸は，親水性アミノ酸と疎水性アミノ酸に分類される．親水性アミノ酸は，酸性・塩基性・ヒドロキシアミノ酸や，イオン性の官能基を側鎖に持つアミノ酸であり，疎水性アミノ酸は，分枝アミノ酸（分岐鎖アミノ酸）や芳香族アミノ酸など疎水性の側鎖を持つアミノ酸で

表5.1　たんぱく質を構成する20種類のアミノ酸

分類			名　称	略記号	側鎖の構造
中性アミノ酸	脂肪族アミノ酸		グリシン	Gly (G)	–H
			アラニン	Ala (A)	–CH$_3$
		分枝アミノ酸	バリン	Val (V)	–CH〈CH$_3$／CH$_3$
			ロイシン[22-22] *	Leu (L)	–CH$_2$–CH〈CH$_3$／CH$_3$
			イソロイシン*	Ile (I)	–CH〈CH$_3$／CH$_2$–CH$_3$
	ヒドロキシアミノ酸		セリン	Ser (S)	–CH$_2$–OH
			トレオニン*	Thr (T)	–CH〈OH／CH$_3$
	含硫アミノ酸		システイン	Cys (C)	–CH$_2$–SH
			メチオニン	Met (M)	–CH$_2$–CH$_2$–S–CH$_3$
	芳香族アミノ酸		フェニルアラニン*	Phe (F)	–CH$_2$⟨◯⟩
			チロシン*	Tyr (Y)	–CH$_2$⟨◯⟩–OH
			トリプトファン*	Trp (W)	–CH$_2$〔インドール環〕
	イミノ酸		プロリン	Pro (P)	〔ピロリジン環〕–COOH（分子全体）
	酸アミドアミノ酸		アスパラギン	Asn (N)	–CH$_2$–C〈NH$_2$／O
			グルタミン	Gln (Q)	–CH$_2$–CH$_2$–C〈NH$_2$／O
酸性アミノ酸			アスパラギン酸	Asp (D)	–CH$_2$–COOH
			グルタミン酸	Glu (E)	–CH$_2$–CH$_2$–COOH
塩基性アミノ酸			アルギニン	Arg (R)	–(CH$_2$)$_3$–NH–C=NH／NH$_2$
			リシン*	Lys (K)	–(CH$_2$)$_4$–NH$_2$
			ヒスチジン	His (H)	–CH$_2$〔イミダゾール環〕N N

赤文字：不可欠（必須）アミノ酸，＊：ケト原性アミノ酸，＊：ケト原性でも糖原性でもある.

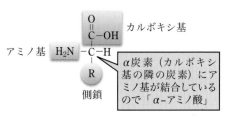

図5.1　α-アミノ酸の一般式

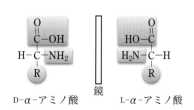

図5.2　α-アミノ酸のD型とL型

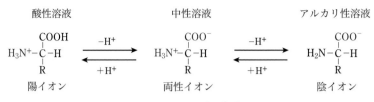

図 5.3 アミノ酸の解離

ある（表 5.1）．

5.1.3 不可欠アミノ酸と可欠アミノ酸

（1） 栄養学的必須性

　体内のたんぱく質は，20 種類のアミノ酸から合成される．このうち，体内で合成できない，あるいは合成できても十分量ではないアミノ酸は**不可欠アミノ酸（必須アミノ酸）**といい，食事から必ず摂取しなければならない．成人の場合は，不可欠アミノ酸はバリン，ロイシン，イソロイシン，トレオニン，リシン，ヒスチジン，メチオニン，フェニルアラニン，トリプトファン[18-115, 25-82]の 9 種類[24-83, 31-76]である．3 つの分枝アミノ酸は不可欠アミノ酸である[31-76]．

　不可欠アミノ酸の摂取量が不足しても，体内でそれらの不可欠アミノ酸が合成され供給されることはない[15-104]．不可欠アミノ酸の不足時にはたんぱく質の合成が制限される．

（2） 可欠アミノ酸の生合成

　不可欠アミノ酸以外の 11 種類のアミノ酸は，**可欠アミノ酸（非必須アミノ酸）**という．このうち，9 種類のアミノ酸は解糖系やクエン酸回路の中間体から合成される．また，チロシンはフェニルアラニン[16-96, 22-22] 18-115. から，システインはメチオニンから合成される[23-28]（5.6.2 項参照）．

5.1.4 特殊なアミノ酸

　たんぱく質の合成に必要な 20 種類のアミノ酸には，それぞれ対応する遺伝子のコドンが存在する．しかし，コラーゲンに多く含まれるヒドロキシプロリンのコドンは存在しないが，たんぱく質の構成アミノ酸[17-97, 19-104]である．尿素回路のアルギニン代謝中間体であるシトルリンはたんぱく質合成には利用されない[25-82]．

5.2　たんぱく質の種類・構造・性質

5.2.1　たんぱく質の構造

（1） ペプチドの基本構造

　ペプチドとは，アミノ酸のカルボキシ基とアミノ基の脱水縮合によって形成される**ペプチド結合**（非共有結合）で複数のアミノ酸が連結したものである（図 5.4）．2 個，3 個のアミノ酸によってペプチドが構成されている場合，それぞれジペプチド，トリペプチド，10 個以下のものをオリゴペプチド，11 個以上のものをポリペプチドという．アミノ酸が約 70 個以上結合し，分子量が約 1 万以上のものをたんぱく質という．血清アルブミンは，ヒトの血清総たんぱく質の約 60％を占めるもっとも多いたんぱく質であり，約 600 個のアミノ酸から成り[25追-21]，分子量は約 6 万 6000 である．

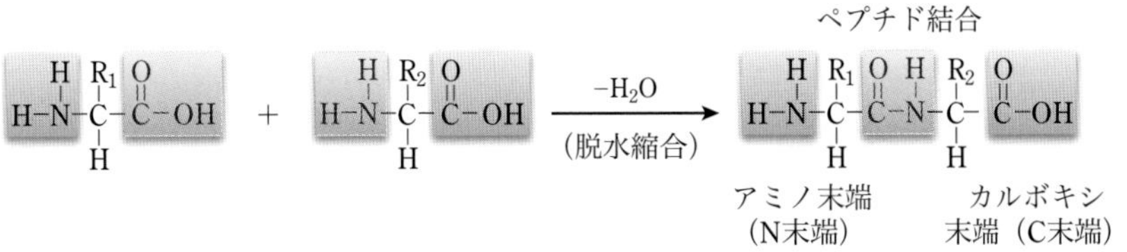

ペプチド結合

$$\underset{\text{H−N−C−C−OH}}{\overset{\text{H R}_1\text{ O}}{}} + \underset{\text{H−N−C−C−OH}}{\overset{\text{H R}_2\text{ O}}{}} \xrightarrow[\text{(脱水縮合)}]{\text{−H}_2\text{O}} \underset{\text{H−N−C−C−N−C−C−OH}}{\overset{\text{H R}_1\text{ O H H R}_2\text{ O}}{}}$$

アミノ末端　　　カルボキシ
（N末端）　　　 末端（C末端）

図 **5.4** ペプチド結合

（2）たんぱく質の構造

　たんぱく質は複雑に折りたたまれた立体構造をとる．一次構造，二次構造，三次構造，四次構造に階層的に整理して体系化されている．二次以上の構造を**高次構造**という（図5.5）．

●**一次構造**　たんぱく質は DNA の情報に従って多数のアミノ酸が鎖状にペプチド結合で連結した構造をしている．このアミノ酸が並んだ順序を一次構造といい，アミノ酸配列ともいう．遺伝子に変異が起きると，たんぱく質のアミノ酸配列に影響を与えることもある．

●**二次構造**　ペプチドの主鎖の C=O の酸素原子と N-H の水素原子との間には水素結合によって引き合う力が作用する．これにより規則的に折りたたまれた立体構造を二次構造という[33-19]．**α-ヘリックス（らせん）構造**，**β-シート（ひだ状）構造**，ランダムコイル構造（不規則なコイル構造や折り返し構造）などが二次構造である[20-23][35-18]．

●**三次構造**　二次構造がさらにペプチド側鎖の水素結合，イオン結合，疎水性相互作用，**ジスルフィド(S-S)結合**などによって折りたたまれて形成された立体構造[20-23][35-18]である．

●**四次構造**　三次構造を持つ**サブユニット**と呼ばれるペプチド鎖が非共有結合で複数会合することで四次構造を形成[35-19][35-18]してはじめて，たんぱく質が機能する場合がある．サブユニットの数によって，二量体，三量体，四量体などという．ヘモグロビンは，2つのα鎖（サブユニット）と2つのβ鎖（サブユニット）から成る四量体[24-23]であり，各サブユニットにはヘム

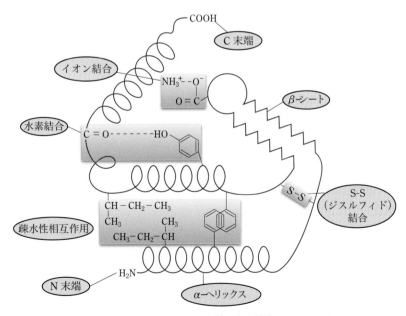

図 **5.5** たんぱく質の高次構造

が結合している.

▌5.2.2　たんぱく質の種類と性質

（1）構成要素による分類

●**単純たんぱく質**　アミノ酸のみから構成されるたんぱく質であり，アルブミン，グロブリン，ヒストン，硬たんぱく質（コラーゲン，エラスチン，ケラチン）などがある.

●**複合たんぱく質**　アミノ酸以外の成分を含むたんぱく質である（表5.2）.

表5.2　単純たんぱく質と複合たんぱく質の例

（a）単純たんぱく質

種　類	溶　解　性					例
	水	希塩類	希酸	希アルカリ	アルコール	
アルブミン	○	○	○	○	×	血清アルブミン，オボアルブミン
グロブリン	×	○	○	○	×	血清グロブリン，β-ラクトグロブリン
グルテリン	×	×	○	○	×	グルテニン(小麦)[22-53]，オリゼニン(米)
プロラミン	×	×	○	○	○	グリアジン(小麦)[23-54]，ホルデイン(大麦)
ヒストン	○	○	○	×	×	胸腺ヒストン
硬たんぱく質	×	×	×	×	×	コラーゲン，エラスチン，ケラチン

（b）複合たんぱく質

種　類	結合成分	例
リンたんぱく質	リン酸	カゼイン，ビテリン
糖たんぱく質	糖	ムチン，ムコイド
リポたんぱく質	脂質	血清リポたんぱく質
核たんぱく質	核酸（DNA, RNA）	ヌクレオソーム，リボソーム
色素たんぱく質	色素	ヘモグロビン，ミオグロビン
金属たんぱく質	金属	トランスフェリン，フェリチン

（2）分子形状による分類

●**繊維状たんぱく質**　繊維状たんぱく質の多くは生体構造を維持する構造たんぱく質であり，コラーゲン，ミオシン，ケラチン，エラスチン[17-97]，フィブリンなどがある.コラーゲンは生体内でもっとも多いたんぱく質であり，三重らせん構造を持ち[24-23]，グリシン，プロリン，ヒドロキシプロリンを構成アミノ酸として多く含む[17-97].

●**球状たんぱく質**　繊維状たんぱく質以外のたんぱく質の多く（血液中や細胞質に溶解しているたんぱく質の多く）が，ペプチド鎖が折りたたまれた球状たんぱく質である.水溶性を高めるために球状たんぱく質の内部には疎水性アミノ酸が存在し，表面には親水性のアミノ酸が存在している.

（3）生理機能による分類

●**酵素たんぱく質**　酵素は生体内の化学反応を触媒する（酵素反応の詳細は，第2章を参照のこと）.生体内には，多数の化学反応に対応した多様な酵素が存在しており，解糖系の酵素であるヘキソキナーゼ（グルコースをグルコース6-リン酸にする）[21-25, 23-22]，カテプシン[19-97]（リソソームに局在するプロテアーゼ）などがある.

●**輸送たんぱく質**　血液中や細胞内において，物質を結合して運搬を行う.4つの酸素結合部位を持つヘモグロビンは血液中に存在し，酸素を運搬する[19-97, 25追-21].血清アルブミンは脂肪酸，

ビリルビン（胆汁色素）などを運搬[17-105, 23-22]し，トランスフェリンは鉄を，リポたんぱく質はコレステロールやトリアシルグリセロールなどを運搬[17-105]する．セルロプラスミンは銅の運搬機能[19-97]とともに，貯蔵の機能も持つ．また，生体膜を貫通して物質を輸送するたんぱく質を輸送体（トランスポーター），イオンチャネルなどという．

●**防御たんぱく質**　生体防御の機能を持つたんぱく質であり，異物の侵入防御，異物の認識・排除に関わる．トロンビン[18-102]，フィブリノーゲンなどは血液凝固反応に関わる防御たんぱく質である．また，免疫グロブリン（抗体）は，異物（抗原）を認識して特異

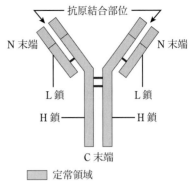

図 5.6　免疫グロブリンの基本構造

的に結合することで，免疫機能やアレルギーに深く関わっている．免疫グロブリンは 2 本のH 鎖と 2 本の L 鎖から成る基本構造を持つ[21-22, 24-23]（図 5.6）．免疫グロブリンには IgG, IgA, IgM, IgD, IgE の 5 種類がある．その中でもっとも多く存在しており，感染防御の中心的役割を担うIgG は，単量体で存在し，2 つの抗原結合部位を持つ[25-22, 25追-21]．補体も免疫や生体防御に関わるたんぱく質[23-22, 24-22]である．

●**調節たんぱく質**　ペプチドホルモン，受容体たんぱく質，転写因子などは生理機能の調節に関わる．インスリンは膵臓ランゲルハンス島 β 細胞で 1 本のポリペプチド鎖のプロインスリンとして合成[25-22]され，プロセシング後に A 鎖と B 鎖から成るインスリン[24-23]として血中に分泌され，血糖低下作用を示す（図 5.7）．カルモジュリンは，Ca^{2+} をセカンドメッセンジャーとする情報伝達系に関与する調節たんぱく質[22-25, 23-25]である．

●**収縮たんぱく質**　筋原線維の主成分であるアクチンとミオシンは収縮たんぱく質である[18-102, 19-97, 23-22, 27-24]．収縮たんぱく質は，それ自体の長さが短縮することはない[24-22, 25-22]．筋肉の収縮は，ミオシンフィラメントがアクチンフィラメントとの隙間に滑り込むことで起こる（図 5.8）．

●**貯蔵たんぱく質**　フェリチン（肝臓など），ミオグロビン（筋肉）は鉄の貯蔵に関わる[17-97, 27-24, 21-86]．カゼイン（牛乳）や，オボアルブミン（卵白）はアミノ酸の貯蔵に関わる[18-102]．

●**構造たんぱく質**　細胞の構造・形態などを形成・保持する機能を持つたんぱく質であり，結

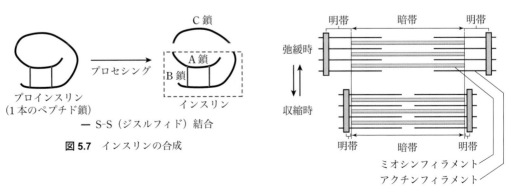

図 5.7　インスリンの合成

図 5.8　筋収縮の滑り運動

合組織に含まれるコラーゲンやエラスチン，爪や毛に含まれるケラチン[18-102, 19-97, 23-22]などがある．

（4）　たんぱく質の性質

●**電気的性質**　たんぱく質の側鎖には，多数の酸性基と塩基性基が存在し，たんぱく質分子全体の電荷状態は溶けている溶液の pH によって変化するため，高次構造も変化する．たんぱく質溶液は，等電点では電荷が打ち消し合うことで溶解度が低くなり，たんぱく質が凝集して沈殿しやすくなる．

●**溶解性**　たんぱく質を構成しているアミノ酸の組成によって，溶解性は異なる．たんぱく質溶液に塩類（硫酸アンモニウムなど）を加えていくと，たんぱく質は沈殿する（塩析）．

●**変性**　物理的処理（加熱，凍結，乾燥，撹拌など）や化学的処理（酸，アルカリ，重金属イオン，変性剤など）により，たんぱく質の高次構造が変化することを**変性**という．たんぱく質の変性では，一次構造であるペプチド結合は切断されることはない[24-22, 31-19]．一般的にはたんぱく質の機能が失われる変性は不可逆であるが，穏やかな変性の場合には，可逆的にたんぱく質の機能が回復することもある．たんぱく質が変性すると消化酵素がはたらきやすくなるため，消化されやすくなる傾向がある．

5.2.3　機能性ペプチド

生体内では，生理活性を有するペプチドが多く存在する（表5.3）．グルタチオンはグリシン，グルタミン酸，システインの3つのアミノ酸から成り[25追-28]，活性酸素種の消去に関与する[28-24, 29-24]．アンギオテンシン II は，アンギオテンシン I からアンギオテンシン変換酵素によって生成[24-28, 25-22, 25追-24]する血圧上昇作用を持つペプチドである．

表5.3　代表的な生理活性ペプチド

ペプチド（名称）	構成アミノ酸の数	生　理　作　用
グルタチオン	3	細胞内たんぱく質の SH 基を適切な酸化状態に保つ
アンギオテンシンII	8	血圧上昇作用
バソプレッシン	9	抗利尿作用
ガストリン	17	胃酸の分泌促進
グルカゴン	29	血糖上昇作用
エンドルフィン	31	モルヒネ様鎮痛作用
カルシトニン	32	血中カルシウム濃度低下作用
インスリン	51	血糖低下作用

5.3　たんぱく質の消化と吸収

5.3.1　たんぱく質の消化

（1）　胃での消化

唾液にはたんぱく質の消化酵素（プロテアーゼ）が含まれていない[18-111, 31-22, 25追-79]ため，たんぱく質の消化は胃ではじまる[23-78, 33-72]（図5.9）．**ペプシン**は，胃におけるたんぱく質の消化酵素である[26-78]．ペプシノーゲン（ペプシンの前駆体）は，胃の主細胞から分泌された後，壁細胞から分泌される[25追-78]胃酸（塩酸）によって活性化されてペプシンとなる[27-78]．ペプシンはエンドペプチダーゼであるため，たんぱく質の胃内消化により生成するのはアミノ酸ではな

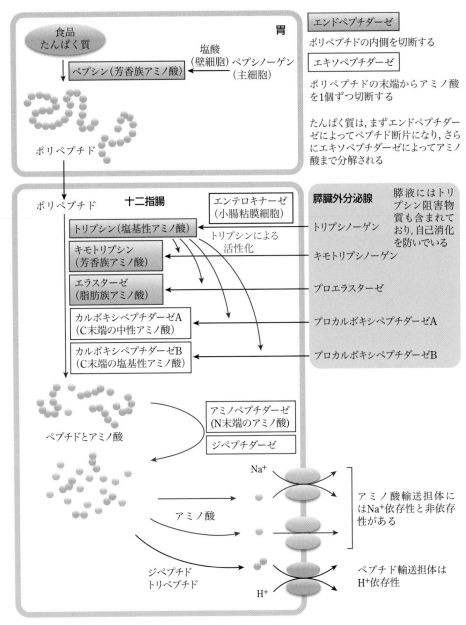

図 5.9　たんぱく質の消化と吸収

く，ほとんどがポリペプチド断片である[20-79]．ペプシンの至適 pH は強酸性である[33-22]．た[31-21]　[34-69]　た
んぱく質の胃内滞留時間は，糖質よりも長く[21-79]，脂質より短い．

（2）　十二指腸での消化

　膵臓から分泌されるたんぱく質の消化酵素は，酵素活性を持たない前駆体（プロ酵素）であ
る[22-79]．トリプシノーゲン（**トリプシン**の前駆体）[21-27]，キモトリプシノーゲン（**キモトリプ
シン**の前駆体），プロエラスターゼ（**エラスターゼ**の前駆体），プロカルボキシペプチダーゼ
（**カルボキシペプチダーゼ**の前駆体）が膵液に含まれる．十二指腸に分泌されたトリプシノー
ゲンは，腸内のエンテロキナーゼによって活性化されて，トリプシンとなる．このエンド型酵

素であるトリプシン[34-69]が十二指腸で，キモトリプシノーゲン，プロエラスターゼ，プロカルボキシペプチダーゼを活性化する[19-100, 27-78]．膵液中にはトリプシン阻害物質も含まれている[22-79]．

（3）膜 消 化

ペプチドは，さらに小腸の膜に存在する**アミノペプチダーゼ**や**ジペプチダーゼ**によってアミノ酸，ジペプチド，トリペプチドまで分解される．

▌5.3.2　アミノ酸・ペプチドの吸収

たんぱく質は消化されて，アミノ酸として小腸から吸収されるが，一部はペプチドのまま吸収される[17-115, 25-77]．アミノ酸の吸収に関わる輸送担体には，ナトリウムイオン（Na⁺）の存在によって吸収が促進するものがある[23-78]．一方で，ジペプチドは，水素イオン（H⁺）とともに小腸上皮細胞に吸収される[23-78, 28-79, 31-73, 33-71]．すなわち，小腸におけるアミノ酸とジペプチドの輸送担体は別である．小腸から吸収された食事由来のアミノ酸は，門脈に入る[20-78]．

5.4　たんぱく質の生合成

たんぱく質の生合成は，材料となるアミノ酸の摂取量やエネルギー摂取量を反映する（13.4節参照）．血糖値の上昇により膵臓から分泌されるインスリンは，体たんぱく質の生合成を促進する[21-83, 34-72]はたらきがある．そのため，食事によって血糖値が上昇すると，筋肉たんぱく質などの体たんぱく質の合成が促進される[20-81, 25-83, 25追-83, 29-80]．一方，たんぱく質の摂取量を制限した場合には，体たんぱく質の合成が抑制される[21-83]．

5.5　たんぱく質の分解

細胞内たんぱく質の分解の多くは，**オートファジー系**あるいは**ユビキチン-プロテアソーム系**により行われる[27-24, 28-26, 29-26]．オートファジー系[26-25, 28-26, 29-26]では，まず，リン脂質膜が細胞内のたんぱく質や細胞小器官を取り囲み，オートファゴソームと呼ばれる小胞を形成する．その後，オートファゴソームはリソソームと融合して，小胞内のたんぱく質が分解される．オートファジーは絶食によって誘導される[28-26, 29-26]．

ユビキチン-プロテアソーム系では，特定のたんぱく質が分解される[21-27, 22-29, 27-24, 28-26, 29-26, 31-22, 32-18, 35-17]．まず，ユビキチンと呼ばれる低分子たんぱく質が，分解されるたんぱく質に結合する（ユビキチン化）．ユビキチン化されたたんぱく質は，たんぱく質分解酵素の複合体であるプロテアソームによって，認識されて分解される[22-29]．プロテアソームによるたんぱく質分解にはATPが必要である[31-27]（図5.10）．

たんぱく質分解によって得られたアミノ酸の大部分は，たんぱく質の合成に再利用される．他にも，カルパインやカテプシンなどのたんぱく質分解酵素も存在している．

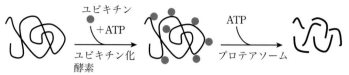

たんぱく質　　　　　ユビキチン化たんぱく質　分解されたたんぱく質（ペプチド）

図 5.10 ユビキチン-プロテアソーム系

5.6 アミノ酸の分解

5.6.1 アミノ基の分解

　アミノ酸のアミノ基の分解は，(1) アミノ基転移反応，(2) 酸化的脱アミノ反応，(3) 尿素回路の 3 つのステップから成る（図 5.11）．

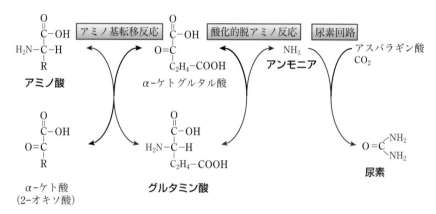

図 5.11 アミノ酸異化の概要

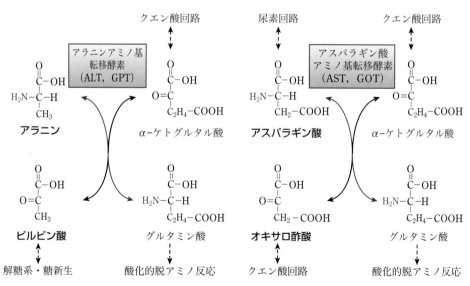

図 5.12 代表的な 2 つのアミノ基転移反応

（1）　アミノ基転移反応

　アミノ基転移反応は，アミノ酸からα-ケトグルタル酸（2-オキソグルタル酸）にアミノ基が転移されてグルタミン酸が生成される反応である．アラニンとアスパラギン酸のアミノ基転移反応は，重要な代謝反応である（図5.12）．アラニンは，アミノ基転移反応によりピルビン酸になり[26-25, 31-22]，アスパラギン酸は，アミノ基転移反応によりオキサロ酢酸となる[16-102, 34-21]．プロリン，ヒドロキシプロリンは，アミノ基転移反応を受けない[16-102]．アミノ基転移反応は，アミノ基転移酵素（アミノトランスフェラーゼ，トランスアミナーゼ）による可逆反応であり，細胞質で行われる[16-102]．

（2）　酸化的脱アミノ反応

　酸化的脱アミノ反応では，グルタミン酸デヒドロゲナーゼによってグルタミン酸から遊離ア

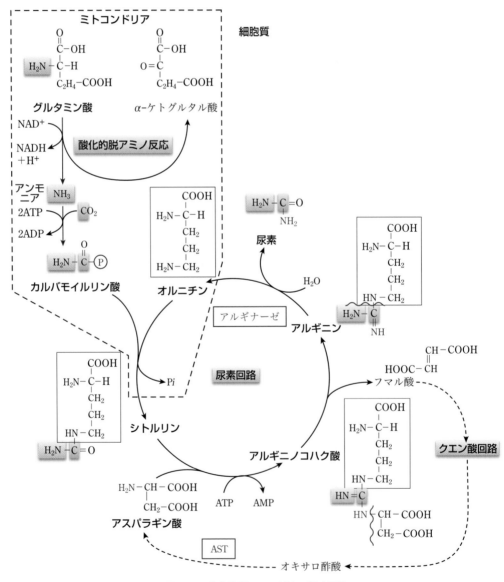

図5.13　酸化的脱アミノ反応・尿素回路

ンモニアが放出され，尿素回路に渡される（図5.13）．

（3） 尿 素 回 路

　尿素回路（尿素サイクル，オルニチン回路）では，アンモニアから尿素が合成される[24-43][31-22]（図5.13）．尿素回路は肝臓に存在する[26-25][30-22]．アミノ酸に含まれる窒素を尿素として利用するにはATPが必要である[16-96]．アルギニンやシトルリンは，尿素回路の中間体である[19-104][23-28]．尿素は血液中に放出され，腎臓から尿に排泄される（図5.13）．

▌ 5.6.2　炭素骨格の分解

　アミノ酸の脱アミノ反応後の炭素骨格は，糖質や脂質の合成材料として利用される，あるいはエネルギー源として利用される[16-113]．アミノ酸の炭素骨格は，最終的には二酸化炭素と水に代謝される[17-103]．たんぱく質の合成材料になる20種類のアミノ酸は，炭素骨格の代謝経路に基づいて，**糖原性アミノ酸**と**ケト原性アミノ酸**に分けられる（図5.14）．20種類のアミノ酸のリシンとロイシン以外は，糖新生経路によってグルコースに変換される糖原性アミノ酸[17-103], 24-30.[33-73]（アラニン[17-103]，バリン[33-73]，アスパラギン酸[26-25]など）である．代表的な糖原性アミノ酸はアラニンである[17-103]．ケト原性アミノ酸（ロイシン[30-73][34-21]，リシンなど）は，ケ

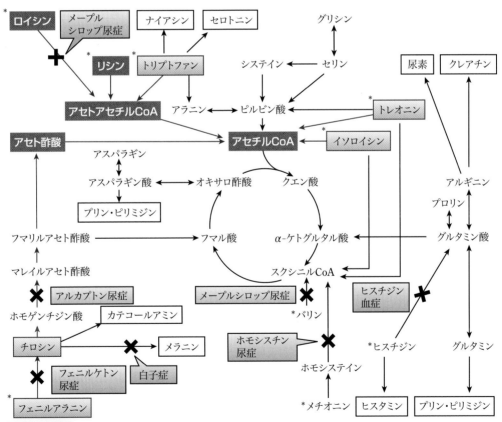

図5.14　糖原性アミノ酸・ケト原性アミノ酸，アミノ酸代謝異常

トン体や脂肪酸の合成に利用される．ロイシンは代表的なケト原性アミノ酸であり，その炭素骨格は脂肪酸合成に用いられる[16-96, 34-21] [30-73]．

アミノ酸の代謝は多段階の反応で起こり，何種類もの酵素が関与している（図5.14）．先天性のアミノ酸代謝異常症では，遺伝的にアミノ酸代謝酵素の機能不全があることによって，特定のアミノ酸や，その代謝産物が過剰に蓄積して生理機能に障害が起こる（表5.4）．フェニルアラニンからチロシンを生成するフェニルアラニン水酸化酵素の欠損がある場合には，フェニルケトン尿症が起こる[16-96, 27-23] [23-89]．

表5.4　アミノ酸代謝異常症

病　　名	原　　因	概　　要	療　　法
フェニルケトン尿症	フェニルアラニン水酸化酵素の欠損	血漿フェニルアラニン濃度の上昇，精神発達遅延，発育不全，色素（メラニン）形成不全	フェニルアラニンを含まない合成アミノ酸製剤を摂取
メープルシロップ尿症	分枝 α-ケト酸デヒドロゲナーゼの欠損	尿のメープルシロップ臭，肝機能障害，精神発達遅延	分枝アミノ酸を含まない合成アミノ酸製剤を摂取
ホモシスチン尿症	シスタチオニン β-シンターゼの欠損	血漿・尿のホモシステイン・メチオニン濃度の上昇，動脈疾患・骨粗鬆症	メチオニン摂取制限，ビタミン B_6，B_{12}，葉酸の投与

5.7　アミノ酸から生成する生理活性物質

アミノ酸はたんぱく質の構成材料となるだけでなく，アミノ酸からはさまざまな生理作用を持つ生理活性物質が生成する（表5.5）．

表5.5　アミノ酸から生成する生理的に重要な物質

生理的に重要な物質	アミノ酸	生理機能
一酸化窒素	アルギニン[23-28, 24-31, 25-29]	血管拡張，血圧低下
ポルフィリン	グリシン	ヘムの骨格
尿素	アルギニン[25-29]	アンモニアの解毒
クレアチン	アルギニン[19-104]	筋肉でのATPの産生
γ-アミノ酪酸(GABA)	グルタミン酸[15-103, 18-101, 24-31, 28-26, 29-26]	抑制的神経伝達物質
セロトニン	トリプトファン[15-103, 18-101, 24-31, 30-22]	睡眠，体温，気分を調節する神経伝達物質
ヒスタミン	ヒスチジン[24-31, 35-21]	アレルギーや炎症に関与，神経伝達物質
ドーパミン	チロシン，フェニルアラニン[25-29, 28-26, 30-22, 35-21]	神経伝達物質，快の感情，パーキンソン病と関係
アドレナリン*	チロシン，フェニルアラニン[18-101, 24-3, 29-26, 31-22]	ストレス応答，心拍増加，神経伝達物質
ノルアドレナリン**	チロシン，フェニルアラニン[19-104, 25追-28]	ストレス応答，心拍増加，神経伝達物質
ナイアシン	トリプトファン[18-101, 25-29]	ビタミンBの一つ（ニコチン酸）
メラニン	チロシン[15-103]	色素
メラトニン	トリプトファン[18-101]	睡眠，概日リズム
タウリン	メチオニン，システイン	抱合胆汁酸，神経伝達物質

＊エピネフリン，＊＊ノルエピネフリン

5.8　たんぱく質・アミノ酸の体内代謝

5.8.1　たんぱく質代謝の調節とアミノ酸プール

（1）　たんぱく質代謝とアミノ酸プール

食事で摂取したたんぱく質（成人の場合1日に60g程度）はそのほとんどが消化され，アミノ酸となって消化管から吸収されて，体内のアミノ酸プールに入る[20-83, 28-80]（図5.15）．アミノ酸プールとは，体内のさまざまな臓器や組織に存在する遊離アミノ酸のことである．

たんぱく質の代謝回転とは，アミノ酸から一定量の体たんぱく質が合成される一方で，体たんぱく質の一定量が分解されてアミノ酸になることをいう．健康な成人では，体たんぱく質の合成量と分解量は平衡が保たれている[16-113]．この体たんぱく質の分解で生じるアミノ酸量は，小腸から吸収されるアミノ酸量より多い[23-82]（図5.15）．体たんぱく質の分解で生じた遊離アミノ酸は，アミノ酸プールに入り，体たんぱく質の合成に再利用される[15-104, 20-83, 25追-83, 28-80]．

たんぱく質の分解速度（＝寿命）はたんぱく質の種類によって異なる[16-96]．分子が分解されて量が半分になるまでの時間を半減期といい，分子の分解速度を表す指標である．

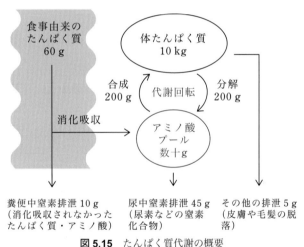

図5.15　たんぱく質代謝の概要

（2）　たんぱく質代謝の調節

たんぱく質の合成は，年齢，たんぱく質摂取量，エネルギー摂取量，ホルモンなどによって調節されている．体たんぱく質の体重当たりの合成量は，年齢によって変化し，成長期に多い[17-115]．たんぱく質の摂取量が減少すると，体たんぱく質の合成も減少する[21-83, 25追-83, 27-80]．糖質や脂質の摂取量（エネルギー摂取量）が減少すると，エネルギー源としてアミノ酸を利用する割合が増えるため，体たんぱく質の蓄積量が減少する．

過剰なたんぱく質の摂取は，アミノ酸の異化を亢進する[23-82, 34-72, 35-73, 36-72]．たんぱく質摂取量の増加によって，尿素の合成が増加し[27-80]，尿中に排泄される尿素排泄量が増加する[25追-83, 33-73]．

また，インスリンによって体たんぱく質の合成は促進され[21-83, 28-80]，グルココルチコイドによって体たんぱく質の分解が促進される[23-82, 28-81]．

▌5.8.2　食後・食間期のたんぱく質・アミノ酸代謝

（1）食　後

　インスリンによってたんぱく質合成が促進されるため，食後に血糖値が上昇しインスリンが分泌されると，筋肉などへのアミノ酸の取り込みが増加し，筋肉たんぱく質などの体たんぱく質の合成が促進される[22-80, 25-83, 25追-83, 29-80, 31-75]．

（2）食間期（空腹時）

　食間期（空腹時）には，体たんぱく質の合成が抑制される[34-72, 36-72]．筋肉では，たんぱく質の分解が促進し[22-80, 25追-83, 29-80]，筋肉からのアラニン放出が増大する[25-83]．筋肉から放出されたアラニンは，肝臓でグルコースに変換される[20-83]．このように，食間期や早朝空腹時には，筋肉たんぱく質の分解から生じるアミノ酸が，肝臓に運ばれてグルコースの材料となる[21-83, 23-82]．糖新生の材料となるアミノ酸は糖原性アミノ酸であり，ケト原性アミノ酸（ロイシンなど）は糖新生の材料とはならない[25-82, 30-73]．

▌5.8.3　たんぱく質・アミノ酸代謝の臓器差

（1）たんぱく質の半減期

　体内におけるたんぱく質の代謝回転の速度は，臓器や組織で異なっており，消化管は骨格筋よりも速い[25-83]．代謝回転速度が大きい消化管たんぱく質の平均半減期は，骨格筋のたんぱく質の平均半減期よりも短い[28-80]．また，肝臓のたんぱく質の平均半減期は，骨格筋のたんぱく質の平均半減期よりも短い[20-83, 29-80, 31-75]．

（2）分枝アミノ酸の代謝

　分枝アミノ酸（バリン，ロイシン，イソロイシン）を代謝する酵素は肝臓にないため，分枝アミノ酸の代謝を行う主要組織は筋肉である[21-83, 23-82, 32-73]．筋肉に分枝アミノ酸は優先的に取り込まれて代謝され[19-115, 20-83, 25-82, 28-80]，そのアミノ基はアラニンの合成にも利用される[29-80]．

（3）芳香族アミノ酸の代謝

　芳香族アミノ酸は，おもに肝臓で代謝される[25-82, 30-73]．フィッシャー比は，血液中の芳香族アミノ酸に対する分枝アミノ酸のモル比であり[32-73]，肝機能の指標として利用される．フィッシャー比に用いる血漿芳香族アミノ酸は，フェニルアラニンとチロシンである[30-73]．

（4）グルタミンとグルタミン酸の代謝

　食事由来のグルタミン，グルタミン酸は，そのほとんどが小腸粘膜で代謝される[32-73]．また，血中からもグルタミンは小腸に効率よく取り込まれて，小腸粘膜のエネルギー源となる[25-83, 29-80]．腎臓では，グルタミナーゼの作用により，グルタミンからアンモニアが産生[32-73]し，アンモニアを尿中に排泄する．

5.9　摂取たんぱく質の量と質の評価

▌5.9.1　たんぱく質の栄養価

（1）たんぱく質の栄養価

　食品たんぱく質の栄養価は，不可欠アミノ酸の摂取量がそれぞれの必要量をどれだけ満たしているかで決まる（図 5.16）．すなわち，含まれる不可欠アミノ酸のバランスで決まる[26-79]．

不可欠アミノ酸の必要量は，アミノ酸の種類によって異なる[28-8], [30-74]．食品たんぱく質の栄養価は，アミノ酸の総量で決まるわけではない[17-115, 24-83, 32-74]．

(2) 制限アミノ酸とアミノ酸の補足効果

食品たんぱく質に含まれる不可欠アミノ酸のうち，その含有量が必要量を満たしていないものを**制限アミノ酸**という．必要量への充足率がもっとも低

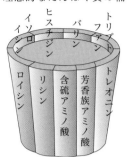 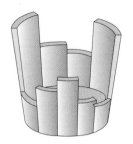

理想的なたんぱく質の桶　　バランスの悪いたんぱく質の桶

図 5.16　たんぱく質の栄養価（リービッヒの桶）

いアミノ酸を第一制限アミノ酸，2番目に低いものを第二制限アミノ酸という．たんぱく質の栄養価は第一制限アミノ酸の必要量に対する充足率によって決まるため，第一制限アミノ酸を補足することによってたんぱく質の栄養価は改善できる[24-83]．すなわち，たんぱく質の栄養価は，摂取する食品の組合せによって変化する[30-74]．たとえば，パンのたんぱく質（小麦たんぱく質）の第一制限アミノ酸はリシンである[33-74]が，メニューに牛乳を加えることによって，リシンの充足率が上がり，食事全体のたんぱく質の栄養価が改善される．これを**アミノ酸の補足効果**[33-74]という．

(3) アミノ酸インバランス

制限アミノ酸が複数ある栄養価の低い食品に，第一制限アミノ酸のみを加えると，栄養価がかえって低下することがある[32-74]．制限アミノ酸の補足によって栄養価が悪くなることを**アミノ酸インバランス**という[24-83, 33-74], [29-81]．第一制限アミノ酸だけを補足することによって，他の制限アミノ酸の必要量が増えるためにアミノ酸のインバランスが起こると考えられる．

5.9.2　栄養価の評価法 1：生物学的評価法

たんぱく質の栄養価の評価には，**生物学的評価法**と**化学的評価法**がある[16-113]．生物学的評価法には，**窒素出納，生物価，正味たんぱく質利用率**があり[33-74, 34-73]，化学的評価法には，**アミノ酸価（アミノ酸スコア）**がある[28-81, 36-73]．

(1) 窒 素 出 納

窒素出納は，生物学的評価法の一つである．一定期間における窒素の摂取量と排泄量の差である．

$$窒素出納＝窒素摂取量－糞便や尿などへの窒素排泄量$$

窒素摂取量が窒素排泄量を上回ると窒素出納は正になる[34-73]．窒素出納は，たんぱく質摂取量やエネルギー摂取量の影響も受ける[29-81]．たんぱく質の摂取量が不足すると窒素出納は負になる[26-79, 27-80, 33-73]．糖質や脂質からのエネルギー摂取量が不足した場合には，アミノ酸がエネルギー源として分解される割合が増えるため，窒素排泄量が増えて窒素出納は負になる[17-115, 22-82, 28-81, 32-74, 35-73]．コルチゾールの分泌が増加するとたんぱく質分解が促進されるため，窒素出納は負になる[31-76]．健康な成人では窒素摂取量と窒素排泄量がほぼ同じであり，この状態を**窒素平衡**という[30-74]．

（2）　消化吸収率と内因性損失量

　食品たんぱく質を摂取した場合に，消化吸収されなかったたんぱく質やアミノ酸は，糞便中に排泄される．栄養素の摂取量に対する吸収量の割合（%）を消化吸収率という[25-78, 31-74]．消化吸収率には，**見かけの消化吸収率**と**真の消化吸収率**がある（11.5.3 項参照）．

　　　　見かけの消化吸収率(%)＝(摂取量－糞便への排泄量)／摂取量 ×100

　　　　真の消化吸収率(%)＝[摂取量－(糞便への排泄量－内因性損失量)]／摂取量 ×100

　見かけの消化吸収率は食品の種類や，調理による影響を受ける[21-80, 36-70]．

　無たんぱく質食を摂取した場合にも，糞便中に窒素化合物が排泄される[25-78]内因性損失がある．ある栄養素を摂取したときの，摂取栄養素に由来しない糞便中排泄量が，**内因性損失量**にあたる[21-80]．腸内細菌，腸の細胞の脱落，消化酵素などは，たんぱく質の内因性損失である．真の消化吸収率の算出には，このような糞便中の内因性損失量を考慮する[25-78, 31-74, 32-72, 36-70]ため，内因性損失量を求める必要がある．真の消化吸収率は，内因性損失量を考慮するため，見かけの消化吸収率よりも高い値を示す[16-110, 25-78, 31-74, 36-70]．

（3）　生物価と正味たんぱく質利用率

　食事から摂取したたんぱく質・アミノ酸の体内での利用率を表す栄養価の指標に，生物価と正味たんぱく質利用率がある（図 5.17）．

　生物価(%)＝保留窒素量／吸収窒素量 ×100

　　　　　＝[吸収窒素量－(尿中窒素排泄量－内因性尿中窒素排泄量)]／吸収窒素量 ×100

　正味たんぱく質利用率(%)＝保留窒素量／摂取窒素量 ×100

　　　　　＝生物価 × 消化吸収率

　体内に吸収された窒素量のうち，体内に保留された窒素量の割合が生物価である[24-83, 26-79, 30-74, 31-76]．生物価は，保留窒素量を吸収窒素量で除して求める[28-81, 32-72]．

　アミノ酸の代謝産物である尿素などの窒素化合物は尿中に排泄される．たんぱく質の代謝回転によってつねに一定量のたんぱく質が分解されているため，無たんぱく質食の摂取時にも尿

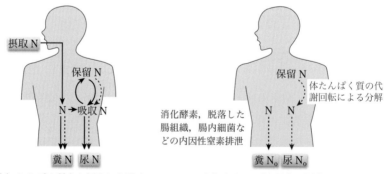

（a）たんぱく質食を摂取した場合　　　　（b）無たんぱく質食を摂取した場合

$$生物価(BV) = \frac{保留\,N}{吸収\,N} \times 100(\%) = \frac{摂取\,N-(糞\,N-糞\,N_o)-(尿\,N-尿\,N_o)}{摂取\,N-(糞\,N-糞\,N_o)} \times 100(\%)$$

$$正味たんぱく質利用率(NPU) = \frac{保留\,N}{摂取\,N} \times 100(\%) = BV \times 消化吸収率$$

図 5.17　生物価と正味たんぱく質利用率

中には窒素が排泄されている[29-81], [33-74], [34-73], [36-73]（内因性尿中窒素排泄量）．生物価は，一般的に植物性のたんぱく質のものよりも，動物性のたんぱく質のものの方が高い．牛乳たんぱく質の生物価は，大豆たんぱく質の生物価よりも高い[18-115]．

　また，生物価にたんぱく質の消化吸収率を考慮した正味たんぱく質利用率（NPU）も利用される[35-73]．正味たんぱく質利用率は，摂取した窒素量のうち，体内に保留された割合であり[29-81]，生物価に消化吸収率を乗じて求められる[36-73]．一方，たんぱく質効率（protein efficiency ratio：PER）は，動物実験において摂取たんぱく質量に対する体重増加量で算出されるものであり，窒素出納や生物価などをもとに算出するものではない[32-74], [35-73], [36-73]．

5.9.3　栄養価の評価法 2：化学的評価法

(1)　アミノ酸評点パターン

　アミノ酸評点パターンは，ヒトが食品から摂取すべき 9 種の不可欠アミノ酸の量を表したものである[34-73]（表 5.6）．

表 5.6　アミノ酸評点パターン（単位：mg/g たんぱく質）

アミノ酸	0.5 歳	1 ～ 2 歳	3 ～ 10 歳	11 ～ 14 歳	15 ～ 18 歳	成　人 (18 歳以上)
ヒスチジン	20	18	16	16	16	15
イソロイシン	32	31	30	30	30	30
ロイシン	66	63	61	61	60	59
リシン	57	52	48	48	47	45
メチオニン＋システイン	28	25	23	23	23	22
フェニルアラニン＋チロシン	52	46	41	41	40	38
トレオニン	31	27	25	25	24	23
トリプトファン	8.5	7.4	6.6	6.6	6.4	6.0
バリン	43	41	40	40	40	39

［日本人の食事摂取基準（2015年版）より］

(2)　アミノ酸価

　食品たんぱく質の化学的評価方法として，アミノ酸価（アミノ酸スコア）が利用される[28-81], [36-73]．該当年齢のアミノ酸評点パターンと，食品たんぱく質の不可欠アミノ酸の含量とを比較することによって，その食品たんぱく質が必要量をどの程度満たしているのかという充足率がアミノ酸価となる（表 5.7）．アミノ酸価は，食品たんぱく質中の不可欠アミノ酸の量によって決まる[35-73]．アミノ酸価は，摂取エネルギー量の影響を受けない[29-81], [30-74], [31-76], [32-74]．充足率が 100％に満たないアミノ酸を制限アミノ酸というが，制限アミノ酸がない食品のアミノ酸価は，100 である[34-73]．

　精白米のたんぱく質ではリシンが制限アミノ酸であり，アミノ酸価は 100 に満たないが，米と大豆を同時に摂取するとアミノ酸価は高くなる[19-115]．このように，アミノ酸価の低いたんぱく質であっても，制限アミノ酸を補足することによって栄養価を高くすることができる[16-113]．アミノ酸価にたんぱく質の消化吸収率を考慮した[19-115]，たんぱく質消化吸収率補正アミノ酸価も用いられる．

表 5.7　制限アミノ酸とアミノ酸価

	牛　乳 ^(注1)		精白米 ^(注2)		大　豆 ^(注3)		ゼラチン ^(注4)	
	アミノ酸組成	充足率（%）	アミノ酸組成	充足率（%）	アミノ酸組成	充足率（%）	アミノ酸組成	充足率（%）
ヒスチジン	28	100	27	100	30	100	8	51
イソロイシン	52	100	40	100	51	100	14	47
ロイシン	97	100	82	100	85	100	33	56
リシン	82	100	36	80	70	100	41	91
メチオニン＋システイン	32	100	47	100	33	100	10	44
フェニルアラニン＋チロシン	96	100	93	100	98	100	26	68
トレオニン	46	100	38	100	48	100	22	96
トリプトファン	14	100	14	100	15	100	0.1	2
バリン	64	100	59	100	54	100	31	79
アミノ酸価	100		80		100		2	

アミノ酸組成の単位：mg/gたんぱく質

充足率は各食品たんぱく質のアミノ酸組成と成人のアミノ酸評点パターン（表5.7）を比較したもの．充足率がもっとも低いものを第一制限アミノ酸という（赤字部分）．

注1：普通牛乳（食品番号13003）　注2：うるち米（食品番号01083）　注3：乾燥黄大豆・国産（食品番号04023）　注4：ゼラチン（食品番号11198）

アミノ酸組成は，日本食品標準成分表2020年版（八訂）アミノ酸成分表編（第4表）による．

5.10　たんぱく質の必要量と摂取不足

5.10.1　必　要　量

糖質，脂質，たんぱく質は体内で分解されて，エネルギーを生成する．糖質の摂取量や，エネルギー摂取量が不足すると，エネルギー源としてのたんぱく質の利用が高まり[22-82]，摂取したたんぱく質の体たんぱく質合成への利用が低下する[18-115, 26-79, 31-77]．そのため，エネルギー摂取量が不足すると，アミノ酸の異化が亢進し[25追-83]，たんぱく質の必要量は増加する[22-82, 29-80, 36-72]．ストレスによっても，たんぱく質の必要量が増加する[19-115]．

5.10.2　摂取不足と欠乏症

肝臓で合成される分泌たんぱく質のアルブミン[33-73]と**短半減期たんぱく質**の血中濃度は，たんぱく質の低栄養状態や肝障害の指標となる．レチノール結合たんぱく質（半減期約14時間），トランスサイレチン（プレアルブミンとも呼ばれる，半減期2〜4日），トランスフェリン（半減期7〜10日）がある[31-75, 34-72, 36-83]．たんぱく質の摂取不足によって，短半減期たんぱく質の血中濃度は低下する[25-83, 27-80, 31-77]．

たんぱく質の摂取不足によって起こる栄養障害に，クワシオルコルがある[20-76, 27-76, 29-76]．クワシオルコルでは，浮腫，低アルブミン血症，脂肪肝が特徴的な症状である．また，エネルギーとたんぱく質の両方の摂取不足によって起こる栄養障害は，マラスムスという[27-76]．おもに，乳幼児にみられ，やせ，下痢，脱水症状，腹部の膨満などの症状が起こる．

5.11　他の栄養素との関係

　不可欠アミノ酸の一つであるトリプトファンは，ナイアシンに変換される[21-85, 30-73, 33-73, 34-77, 35-77]．そのため，たんぱく質の摂取量が少なくなると，体内でのナイアシン生成量が減少し，食事として摂取すべきナイアシン量が増加する[22-82, 29-85] 24-84．また，ビタミン B_6 は，アミノ酸代謝におけるアミノ基転移反応に関与するため，たんぱく質の摂取量が多くなると，必要量が増加する[26-79, 27-80, 31-77, 36-72]．

6 脂質の構造・代謝と栄養

─学習のねらい─

①生体内のおもな脂質は，トリアシルグリセロール，リン脂質，コレステロールである．

②トリアシルグリセロールは，消化酵素によって分解されてモノアシルグリセロールと脂肪酸となり，小腸から吸収される．

③脂肪酸は，ミトコンドリア内でβ酸化によりアセチル CoA になり，さらに分解されて二酸化炭素と水になる．また，脂肪酸は，細胞質でアセチル CoA から合成される．

④食後に脂肪組織に取り込まれた脂肪酸は，トリアシルグリセロールとして貯蔵され，空腹時には遊離脂肪酸，あるいはケトン体に代謝されてエネルギー源として利用される．

⑤コレステロールは細胞膜の構成成分であり，胆汁酸，ステロイドホルモンなどの合成材料として利用される．

⑥脂質は，血液中でリポたんぱく質（キロミクロン，VLDL，LDL，HDL）として輸送される．

6.1 脂質の種類と構造

脂質は疎水性の有機化合物であり，さまざまな種類がある．生体内には，脂肪酸，中性脂質（トリアシルグリセロールとコレステロール），リン脂質およびそれらの代謝物などの脂質が存在する．脂質を大別すると，単純脂質，複合脂質，誘導脂質に分けられる（表6.1）．

表 6.1 脂質の種類

種　類	特　徴	脂　質　例
単純脂質	アルコールと脂肪酸がエステル結合したもの	アシルグリセロール（モノアシルグリセロール，ジアシルグリセロール，トリアシルグリセロール），ろう，セラミド
複合脂質	リン酸や糖を含む脂肪酸エステル	リン脂質（スフィンゴリン脂質，グリセロリン脂質），糖脂質（スフィンゴ糖脂質，グリセロ糖脂質），リポたんぱく質
誘導脂質	単純脂質と複合脂質から加水分解などの反応によって生成する化合物	脂肪酸，グリセロール，ステロイド，ケトン体，脂溶性ビタミン

■ 6.1.1　脂　肪　酸

　脂肪酸は，炭素鎖とカルボキシ基から成る有機化合物である（表6.2）．二重結合の有無によって**飽和脂肪酸**と**不飽和脂肪酸**に分けられる．不飽和脂肪酸は，二重結合が1つのみの一価不飽和脂肪酸と2つ以上の**多価不飽和脂肪酸**に分類される（表6.2）．多価不飽和脂肪酸は酸化されやすく，過酸化脂質を産生しやすい[17-114]．また，脂肪酸は炭素鎖の長さにより，短鎖脂肪酸，中鎖脂肪酸，長鎖脂肪酸に分けられる．

表 6.2　脂肪酸の種類

化合物名			記号	構　造	特　徴
飽和脂肪酸	酪酸		C4:0	$CH_3-(CH_2)_2-COOH$	
	オクタン酸		C8:0	$CH_3-(CH_2)_6-COOH$	
	デカン酸		C10:0	$CH_3-(CH_2)_8-COOH$	
	ラウリン酸		C12:0	$CH_3-(CH_2)_{10}-COOH$	
	パルミチン酸[30-19]		C16:0	$CH_3-(CH_2)_{14}-COOH$	
	ステアリン酸[18-96, 25追-26]		C18:0	$CH_3-(CH_2)_{16}-COOH$	
不飽和脂肪酸	n-9系	オレイン酸[18-96, 21-26, 24-24, 36-75]	C18:1	$CH_3-(CH_2)_7-CH=CH-(CH_2)_7-COOH$	
	n-6系	リノール酸[18-96, 20-24]	C18:2	$CH_3-(CH_2)_4-CH=CH-CH_2-CH=CH-(CH_2)_7-COOH$	必須脂肪酸
		γ-リノレン酸[18-96]	C18:3	$CH_3-(CH_2)_4-CH=CH-CH_2-CH=CH-CH_2-CH=CH$ $-(CH_2)_4-COOH$	
		アラキドン酸[17-114, 20-28, 30-19, 32-19, 36-21]	C20:4	$CH_3-(CH_2)_4-CH=CH-CH_2-CH=CH-CH_2-CH=CH$ $-CH_2-CH=CH-(CH_2)_3-COOH$	エイコサノイド前駆体
	n-3系	α-リノレン酸[18-96, 29-83, 34-75]	C18:3	$CH_3-CH_2-CH=CH-CH_2-CH=CH-CH_2-CH=CH$ $-(CH_2)_7-COOH$	必須脂肪酸
		エイコサペンタエン酸 (EPA)[21-23, 24-24, 30-19, 36-75]	C20:5	$CH_3-CH_2-CH=CH-CH_2-CH=CH-CH_2-CH=CH-CH_2$ $-CH=CH-CH_2-CH=CH-(CH_2)_3-COOH$	エイコサノイド前駆体
		ドコサヘキサエン酸 (DHA)[24-25, 26-83, 29-83, 32-19]	C22:6	$CH_3-CH_2-CH=CH-CH_2-CH=CH-CH_2-CH=CH$ $-CH_2-CH=CH-CH_2-CH=CH-CH_2-CH=CH-(CH_2)_2$ $-COOH$	

（1）　不飽和脂肪酸

　脂肪酸鎖のメチル基末端から3番目，6番目，9番目に二重結合を持つ不飽和脂肪酸を，それぞれ**n-3系脂肪酸**，**n-6系脂肪酸**，**n-9系脂肪酸**と呼ぶ（表6.2）．魚油にはエイコサペンタエン酸（EPA）やドコサヘキサエン酸（DHA）などのn-3系脂肪酸が多く含まれる[17-114]．エゴマ油（しそ油）にはn-3系脂肪酸であるα-リノレン酸が多く含まれる[34-75]．これに対して，コーン油や大豆油などの植物性の食用油にはリノール酸などのn-6系多価不飽和脂肪酸が多く含まれる．オリーブ油や菜種油などにはn-9系脂肪酸であるオレイン酸が多く含まれる．

（2）　シス型脂肪酸とトランス型脂肪酸

　不飽和脂肪酸の二重結合の立体構造の違いにより，**シス型脂肪酸**と**トランス型脂肪酸**[30-19]に分けられる（表6.3）．天然の脂肪酸はほとんどシス型脂肪酸であるが，食品の加工時に不飽和脂肪酸を水素添加するとトランス型脂肪酸が生成する．トランス型脂肪酸は，血清LDLコレステロール値を上昇させる[25-27]．

表 6.3　脂肪酸の分類

分　類		構造など
鎖長の違い	短鎖脂肪酸 中鎖脂肪酸 長鎖脂肪酸	炭素数 6 以下 炭素数 8 から 12 程度 炭素数 14 以上
二重結合の有無	飽和脂肪酸	二重結合を持たない
	不飽和脂肪酸	二重結合を持つ ・一価不飽和脂肪酸：二重結合を 1 つ持つ ・多価不飽和脂肪酸：二重結合を 2 つ以上持つ （多価不飽和脂肪酸のうち，二重結合を 4 つ以上持つもの を特に高度不飽和脂肪酸として区別する場合もある）
立体構造の違い	シス型脂肪酸	天然の脂肪酸のほとんどは 二重結合がシス型
	トランス型脂肪酸	不飽和脂肪酸を水素添加する ことによって生成する

（3）　必須脂肪酸

　ヒトの体内で合成できず，食品から摂取する必要があるためリノール酸とα-リノレン酸は必須脂肪酸である[20-28, 23-89, 26-83, 29-83, 34-75]．エイコサペンタエン酸（EPA）とドコサヘキサエン酸（DHA）はα-リノレン酸から体内で合成され[19-103, 22-27, 26-83, 27-26, 34-75]るが，ヒト成人では体内での合成量が十分でないため，EPA と DHA は必須脂肪酸に分類されることもある．

▌ 6.1.2　トリアシルグリセロール

　トリアシルグリセロール（トリグリセリド）は，グリセロール 1 分子に脂肪酸 3 分子がエステル結合した化合物である（図 6.1）．ジアシルグリセロールは，グリセロール 1 分子に脂肪酸 2 分子がエステル結合した化合物[20-24]であり，モノアシルグリセロールは，グリセロール 1 分子に脂肪酸 1 分子がエステル結合した化合物である．ジアシルグリセロールとモノアシルグリセロール，トリアシルグリセロールのいずれも単純脂質である[23-27]（表 6.1）．

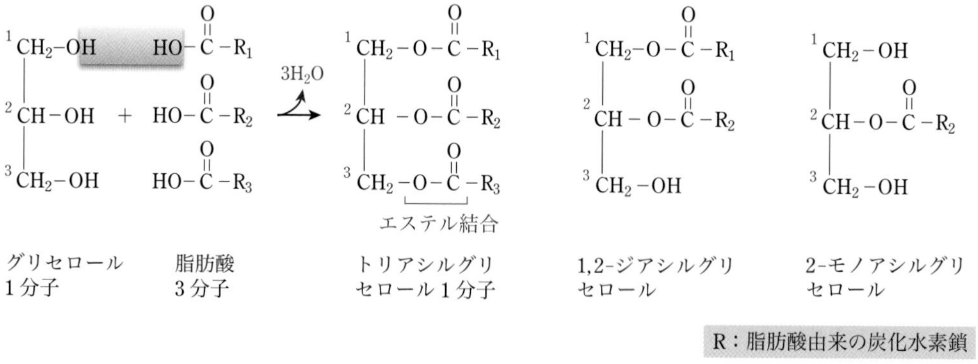

グリセロール　　脂肪酸　　　　トリアシルグリ　　　1,2-ジアシルグリ　　2-モノアシルグリ
1分子　　　　　3分子　　　　　セロール1分子　　　セロール　　　　　セロール

R：脂肪酸由来の炭化水素鎖

図 6.1　トリアシルグリセロールの構造

▌ 6.1.3　コレステロールとステロイド化合物

　ステロイド骨格を持つ物質を総称して**ステロイド**と呼び[20-24]，**コレステロール，胆汁酸，**

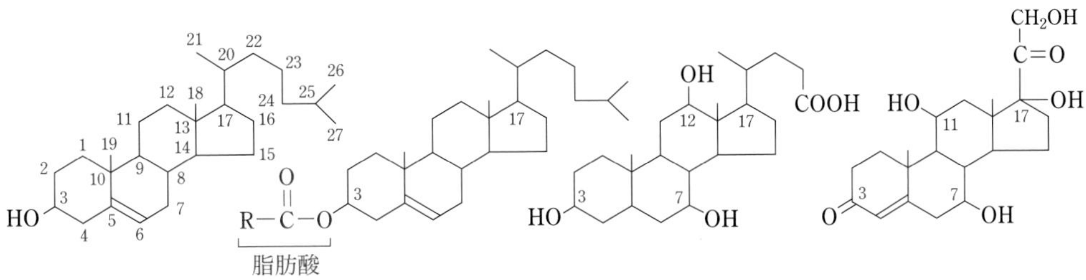

コレステロール(遊離型)　コレステロールエステル(エステル型コレステロール)　胆汁酸(コール酸)　グルココルチコイド(コルチゾール)

図 6.2 ステロイドの構造

ステロイドホルモン，ビタミン D はステロイドである[21-23, 24-24]（図 6.2）．コレステロールは，胆汁酸およびステロイドホルモンの前駆物質である[15-102, 22-28, 33-78, 35-75]．

コレステロールは，生体膜の構成成分として膜の安定化に関与している[15-102]．コレステロールは，身体活動のためのエネルギー源としては利用されない[25追-26, 26-82, 27-26, 33-78, 35-21]．**コレステロールエステル**は，コレステロールに脂肪酸がエステル結合した化合物であり（図 6.2），血液中には遊離コレステロールよりコレステロールエステルの方が多い[22-82]．

6.1.4 リン脂質

リン脂質は，アルコールに脂肪酸，リン酸と塩基が結合した両親媒性物質である[20-24]（図 6.3）．リン脂質は複合脂質に分類される[21-23]（表 6.1）．リン脂質は生体膜やリポたんぱく質の構成成分となる[21-23, 25追-26]．リン脂質には，ホスファチジルコリン（レシチン）[20-24, 24-24, 28-22]，ホスファチジルセリン[21-23]，ホスファチジルイノシトール[21-26, 28-22]，スフィンゴミエリン[19-114, 21-26, 24-25] などが含まれる．セラミド[21-26] はスフィンゴシンに脂肪酸が結合した化合物であり，スフィンゴミエリンなどのスフィンゴリン脂質はセラミドにリン酸と塩基が結合した化合物である．

リン脂質	塩基
ホスファチジルコリン	コリン
ホスファチジルセリン	セリン
ホスファチジルイノシトール	イノシトール

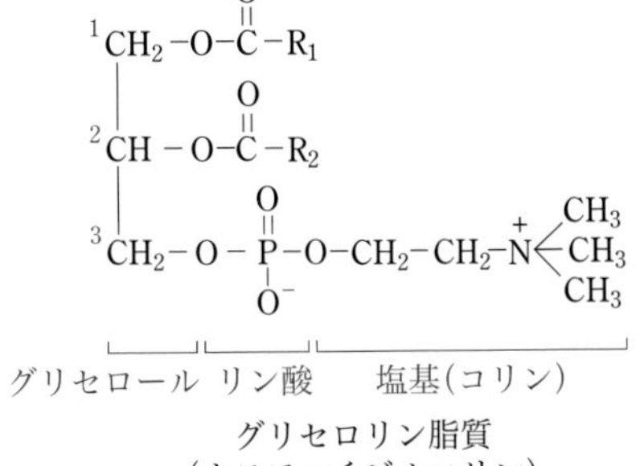

グリセロリン脂質
(ホスファチジルコリン)

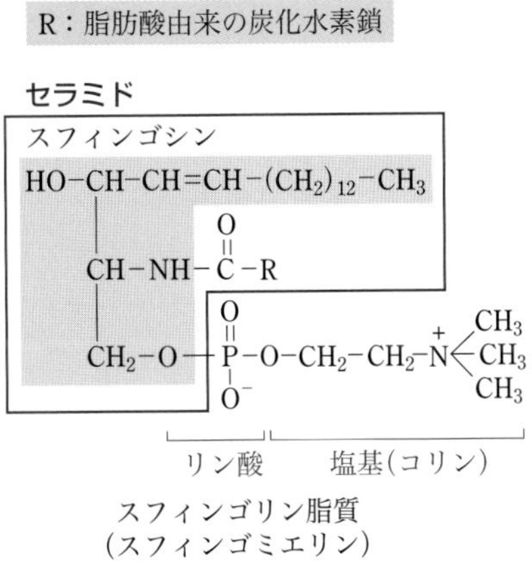

スフィンゴリン脂質
(スフィンゴミエリン)

図 6.3 リン脂質の構造

6.2 脂質の消化と吸収

6.2.1 脂質の消化と吸収の特徴

　食物中の脂質は小腸で胆汁中の**胆汁酸**により可溶化される（図6.4）．十二指腸から分泌された**コレシストキニン（CCK）**が胆のうを収縮させる[19-108, 20-80, 22-41, 25-36]ことで，胆汁は十二指腸に分泌される．コレシストキニンは，膵臓からの膵液の分泌も促進する[19-108, 20-80, 25-36, 30-71]．可溶化された脂質は，おもに空腸から吸収され，体内に取り込まれる．小腸上皮細胞から吸収された脂質は，リンパ管から静脈を経由して運ばれる[22-78, 32-77]．中鎖脂肪酸と短鎖脂肪酸は，可溶化の必要がなく，小腸からそのまま門脈に吸収される[20-78, 24-78, 30-72, 36-21]．脂質の胃内滞留時間は，糖質よりも長く[24-77]，摂取した食物が小腸に達するまでの時間は，脂質の量が多いほど長くなる[18-111]．また，脂肪の少ない食事では，脂溶性ビタミンの吸収は抑制される[20-79]．

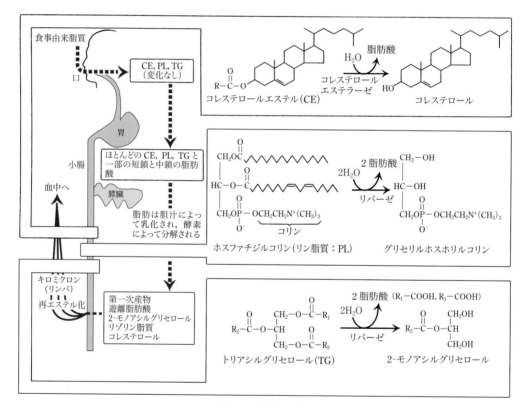

図6.4 脂質の消化
リッピンコットシリーズ『イラストレイテッド生化学』（原書5版），丸善出版，2011，p. 220，図15.2を改変

6.2.2 トリアシルグリセロールの消化と吸収

　トリアシルグリセロールは，**膵液リパーゼ**によっておもに十二指腸において消化される[18-114, 24-78, 33-72]．ただし，トリアシルグリセロールは口腔や胃でも少し分解される[25追-78]．

　長鎖トリアシルグリセロール（LCT）の消化により生じたモノアシルグリセロールと長鎖脂肪酸は，受動輸送によって小腸上皮細胞に吸収される[15-85, 18-114, 24-78, 31-73]（図6.5）．中鎖トリアシルグ

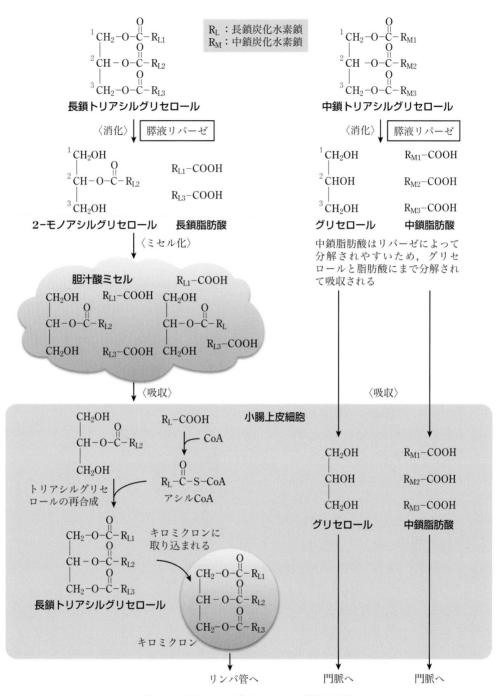

図6.5　トリアシルグリセロールの消化と吸収

リセロール（MCT）は，膵液リパーゼによってグリセロールと中鎖脂肪酸にまで加水分解さ
れ，小腸上皮細胞で吸収される[25-77]．中鎖脂肪酸の吸収は胆汁酸塩を必要とせず[23-77]速い．
小腸上皮細胞で吸収された長鎖脂肪酸は，トリアシルグリセロールに再合成され，キロミクロ
ンに取り込まれてリンパ液中に放出される[15-101, 18-114, 20-78, 23-78, 30-72, 32-77, 33-71]．一方，中鎖脂肪酸はおもに門
脈経由で吸収される[19-114, 24-78, 36-21]．したがって，中鎖トリアシルグリセロールは長鎖トリアシル

グリセロールに比べて消化吸収されやすい[17-114][18-111].

6.2.3　コレステロールの消化と吸収

コレステロールもトリアシルグリセロールと同様に胆汁によって可溶化されるため, 食事中のコレステロールの吸収には胆汁酸の分泌が必須であり[23-78], コレステロール吸収は胆汁分泌によって促進される[25-77]. コレステロールエステルは, 膵液中のコレステロールエステラーゼによってコレステロールと脂肪酸に加水分解され（図6.4）, おもに空腸から吸収される. 小腸上皮細胞で吸収されたコレステロールは, キロミクロンに取り込まれてリンパ管を経て輸送される[20-78]. コレステロール吸収は, 食物繊維や植物ステロールの存在により抑制される.

6.2.4　リン脂質の消化と吸収

リン脂質は, 膵液中のホスホリパーゼによって十二指腸でリゾリン脂質と脂肪酸に分解され吸収される[23-25].

6.3　脂質の輸送

6.3.1　リポたんぱく質

リポたんぱく質は, たんぱく質（アポリポたんぱく質）と脂質から成る[20-28][23-27]複合体である（図6.6）. 脂質は水に溶けにくいため, 血液中ではリポたんぱく質の形で運ばれる. リポたんぱく質には, トリアシルグリセロール, コレステロール, コレステロールエステル, リン脂質（ホスファチジルコリンやスフィンゴミエリンなど）が構成成分の脂質として含まれている[25追-25]. リポたんぱく質のコア部分は, トリアシルグリセ

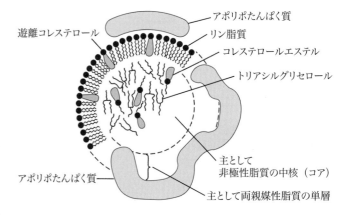

図6.6　リポたんぱく質の構造
『イラストレイテッド ハーパー・生化学』（原著28版）, 丸善出版, 2011, p. 252, 図25.1 より

ロールとコレステロールエステルから成り[26-27][32-77], その周りをリン脂質とコレステロール, さらにはアポリポたんぱく質が取り囲んでいる. リポたんぱく質は, 密度によって**キロミクロン（カイロミクロン）**, **超低密度リポたんぱく質**（very low-density lipoprotein：VLDL）, **低密度リポたんぱく質**（low-density lipoprotein：LDL）, **高密度リポたんぱく質**（high-density lipoprotein：HDL）に分類される（表6.4）. HDL の粒子径は, キロミクロン, VLDL, LDL より小さい[26-27].

キロミクロンはトリアシルグリセロール含有率がもっとも高いリポたんぱく質である[20-82]. キロミクロンは小腸上皮細胞で形成され[20-36][35-74][21-28][36-21], 小腸から肝臓やその他の組織へと脂質を輸送する[24-81][31-79]. VLDL はおもに肝臓で形成され[22-35], 血中を輸送される間に修飾を受けて

表6.4　リポたんぱく質の種類とはたらき

| 種　類 | 密度 (g/cm³) | 直径 (nm) | 組成（％） | | | | アポリポたんぱく質 | はたらき |
			たんぱく質	トリアシルグリセロール	コレステロール	リン脂質		
キロミクロン	<0.95	>70	1〜2	83〜88 [20-82, 35-74]	3〜7 [27-84]	3〜8	B48 C-I C-II C-III E	小腸で合成[20-36, 21-28, 35-74, 36-21]され，食事由来のトリアシルグリセロールを脂肪組織などの肝外組織に運ぶ[19-114, 24-81, 31-79]
超低密度リポたんぱく質（VLDL）	0.95〜1.006	30〜90	7〜13	50〜60	12〜23	8〜20	B100 C-III E	肝臓で合成[22-35] され，おもに肝臓で生合成されたトリアシルグリセロールを脂肪組織などの肝外組織に運ぶ[18-100]
低密度リポたんぱく質（LDL）	1.019〜1.063	22〜28	20〜25	8〜13	40〜60 [20-82, 22-35]	20〜28	B100 [22-35, 32-77]	コレステロールを肝臓から肝外組織に運ぶ[15-102, 24-81]
高密度リポたんぱく質（HDL）	1.063〜1.21	5〜12	33〜57	4〜16	17〜30	30〜48	A-I A-II A-IV E	コレステロールを肝外組織から肝臓に運ぶ[15-102, 18-100, 24-81]

LDL となる．LDL はコレステロール含有率がもっとも高いリポたんぱく質である[20-82, 22-35, 31-79]．リポたんぱく質中のたんぱく質（アポリポたんぱく質）として，LDL はアポリポたんぱく質 B を多く含む[22-35, 32-77] のに対し，HDL はアポリポたんぱく質 A-I をおもに含む．

6.3.2　脂肪酸の輸送と貯蔵

（1）　小腸から肝外組織へのトリアシルグリセロールの運搬

　キロミクロンは食事から吸収されたトリアシルグリセロールを輸送する[19-114, 24-81]．リポたんぱく質リパーゼ（LPL）は，キロミクロンと VLDL のトリアシルグリセロールをグリセロールと脂肪酸に加水分解する酵素であり[18-100, 20-36, 22-35]，脂肪組織に多く存在する（図6.7）．

　食事の後，中性脂質が小腸に取り込まれると，小腸から血液中へのキロミクロン分泌が促進され[25追-82, 27-84, 29-84]，血中のキロミクロンが増加し[27-83, 28-83, 30-77, 36-74]，キロミクロン中のトリアシルグリセロールの LPL による分解が進む[21-82, 34-74]（図6.8）．そして，脂肪組織への脂肪酸取り込みが増加し[23-81, 26-84, 29-84, 34-74]，脂肪組織でのトリアシルグリセロールの再合成が進む[21-82, 22-80, 23-81]．したがって，食事由来のトリアシルグリセロールは，おもに脂肪組織に蓄積する[25-81]．

（2）　肝臓から肝外組織へのトリアシルグリセロールの輸送

　食後，肝臓において脂肪酸合成が増加し[21-82, 26-84, 34-74]，トリアシルグリセロール合成も増加する[29-84, 33-77]（図6.9）．合成されたトリアシルグリセロールは，VLDL 中に取り込まれ，肝臓から脂肪組織など肝外組織へと輸送される[18-100, 20-78, 33-77]．VLDL 中のトリアシルグリセロールは，LPL によって分解されて，VLDL から中間密度リポたんぱく質（IDL）を生じ，生成した脂肪酸は脂肪組織に取り込まれる[18-100, 20-36, 24-81]（図6.8）．トリアシルグリセロールは体内エネルギーの貯蔵物質として役立っており[19-114]，体脂肪の主成分はトリアシルグリセロールである[21-28]．

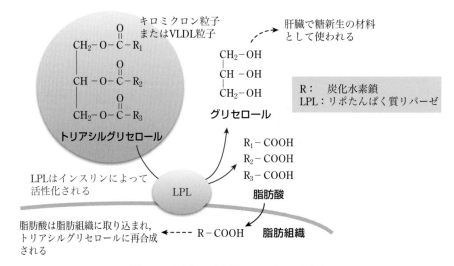

図 6.7 リポたんぱく質リパーゼのはたらき

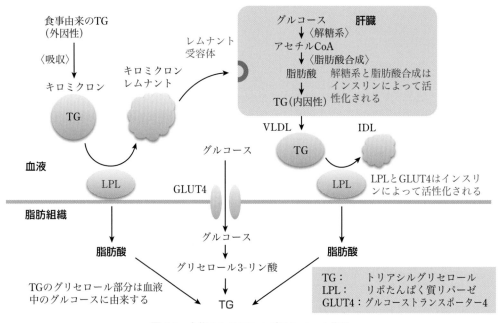

図 6.8 食後のトリアシルグリセロール代謝

6.4 トリアシルグリセロールとリン脂質の生合成

6.4.1 トリアシルグリセロールとリン脂質の生合成

肝臓や脂肪組織において，トリアシルグリセロールはグリセロール 3-リン酸から 1,2-ジア
シルグリセロールを経て合成される（図 6.10）．

トリアシルグリセロール合成の中間体である 1,2-ジアシルグリセロールから，ホスファチ
ジルコリンは合成される（図 6.10）．シチジン 5′-二リン酸（CDP）-コリンがコリン残基の供与
体となりホスファチジルコリンが合成される[19-103]．

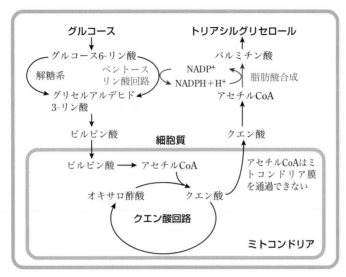

図 6.9 肝臓における脂肪酸合成

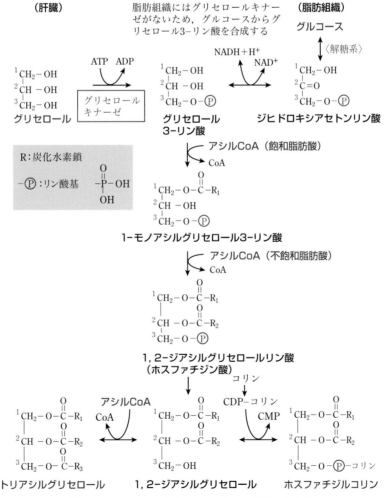

図 6.10 トリアシルグリセロールとリン脂質の生合成

6.4.2　脂肪酸の生合成

　　脂肪酸の生合成の初発反応は，アセチル CoA カルボキシラーゼによってアセチル CoA からマロニル CoA が生成する反応であり，脂肪酸合成の律速段階となる[15-102, 16-101]（図 6.11）．一連の脂肪酸合成反応では，還元物質として還元型ニコチンアミドアデニンジヌクレオチドリン酸（NADPH）が用いられ[16-101]，1 サイクルごとに炭素が 2 個ずつ伸長していき最終的にパルミチン酸が生じる．これらの反応は細胞質で行われる[22-25, 25追-25, 28-27, 29-27]．

　　飽和脂肪酸であるパルミチン酸から伸長反応と不飽和化反応によってさまざまな脂肪酸が合成される[16-101, 19-103]．たとえば，パルミチン酸から伸長反応によりステアリン酸が，さらに不飽和化反応によりオレイン酸が合成される[26-83, 29-83, 30-19]．ヒトを含む動物では，カルボキシ基側から 9 番目の炭素より先に二重結合が導入されることはない．したがって，飽和脂肪酸からリノール酸や α-リノレン酸は動物では合成できず，それらの脂肪酸は必須脂肪酸である[20-28, 23-89, 26-83, 29-83]（図 6.12）．n-6 系脂肪酸であるリノール酸から同じ n-6 系脂肪酸である γ-リノレン酸やアラ

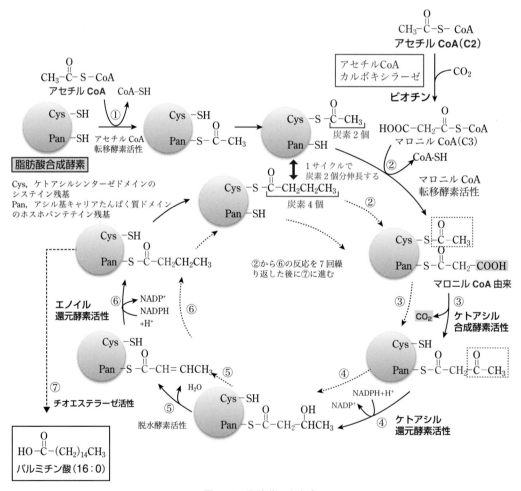

図 6.11　脂肪酸の生合成
脂肪酸合成酵素は，①から⑦の酵素活性とホスホパンテテイン残基の結合部位を持つ．②から⑥の酵素反応の繰り返しによって炭化水素鎖の炭素が 2 個ずつ伸長し，7 回目の最後に⑦の反応によって脂肪酸合成酵素からパルミチン酸が切り出される．

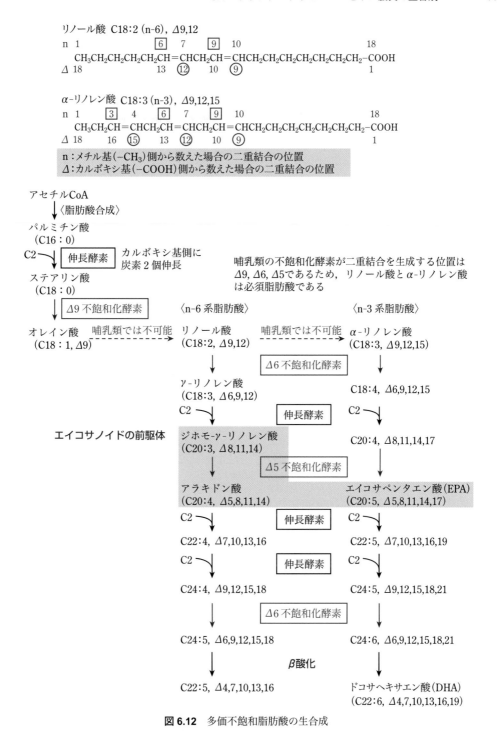

リノール酸 C18:2 (n-6), Δ9,12

| n | 1 | | | | 6 | 7 | | 9 | 10 | | | | | | | 18 |

CH₃CH₂CH₂CH₂CH=CHCH₂CH=CHCH₂CH₂CH₂CH₂CH₂CH₂–COOH

Δ 18　　　　　　　13　⑫　10　⑨　　　　　　　　　　　1

α-リノレン酸 C18:3 (n-3), Δ9,12,15

| n | 1 | | 3 | 4 | | 6 | | 9 | 10 | | | | | | | 18 |

CH₃CH₂CH=CHCH₂CH=CHCH₂CH=CHCH₂CH₂CH₂CH₂CH₂–COOH

Δ 18　16　⑮　13　⑫　10　⑨　　　　　　　　　　　1

n：メチル基（–CH₃）側から数えた場合の二重結合の位置
Δ：カルボキシ基（–COOH）側から数えた場合の二重結合の位置

アセチルCoA
↓〈脂肪酸合成〉
パルミチン酸
（C16：0）
C2 ↘ 伸長酵素　カルボキシ基側に炭素2個伸長
ステアリン酸
（C18：0）
↓ Δ9 不飽和化酵素　〈n-6 系脂肪酸〉　　哺乳類の不飽和化酵素が二重結合を生成する位置は Δ9, Δ6, Δ5であるため，リノール酸とα-リノレン酸は必須脂肪酸である
オレイン酸　哺乳類では不可能→　リノール酸　哺乳類では不可能→　α-リノレン酸
（C18：1, Δ9）　　　　　　（C18:2, Δ9,12）　　　　　　（C18:3, Δ9,12,15）〈n-3 系脂肪酸〉
　　　　　　　　　　　　　　↓　　　Δ6 不飽和化酵素　　↓
γ-リノレン酸　　　　　　　　　C18:4, Δ6,9,12,15
（C18:3, Δ6,9,12）
C2 ↘　伸長酵素　　　　　C2 ↘
ジホモ-γ-リノレン酸　　　　　　C20:4, Δ8,11,14,17
エイコサノイドの前駆体　（C20:3, Δ8,11,14）
↓　　Δ5 不飽和化酵素
アラキドン酸　　　　　　　　　エイコサペンタエン酸（EPA）
（C20:4, Δ5,8,11,14）　　　　　（C20:5, Δ5,8,11,14,17）
C2 ↘　伸長酵素　　　　C2 ↘
C22:4, Δ7,10,13,16　　　　　　C22:5, Δ7,10,13,16,19
C2 ↘　伸長酵素　　　　C2 ↘
C24:4, Δ9,12,15,18　　　　　　C24:5, Δ9,12,15,18,21
↓　　Δ6 不飽和化酵素
C24:5, Δ6,9,12,15,18　　　　　C24:6, Δ6,9,12,15,18,21
↓　　　β酸化　　　　　↓
C22:5, Δ4,7,10,13,16　　　ドコサヘキサエン酸（DHA）
（C22:6, Δ4,7,10,13,16,19）

図 6.12　多価不飽和脂肪酸の生合成

キドン酸が合成され，n-3 系脂肪酸であるα-リノレン酸からエイコサペンタエン酸（EPA）やドコサヘキサエン酸（DHA）が合成される[19-103, 22-27, 26-83, 27-26, 36-75]．

6.4.3　エイコサノイドの生合成と生理作用

細胞膜のリン脂質からホスホリパーゼ A_2 によってまず脂肪酸が切り出され，生成した炭素

数20個のアラキドン酸のようなn-6系およびエイコサペンタエン酸のようなn-3系の多価不飽和脂肪酸を前駆体として，プロスタグランジンやロイコトリエンなどのエイコサノイドが合成される[19-114, 21-26, 25遺-26, 29-83, 34-75]（図6.13）．エイコサノイドはさまざまな生理活性を示し，血小板凝集を阻害するものがある[26-83]．シクロオキシゲナーゼ阻害剤であるアスピリンは，プロスタグランジン合成を抑制し，発熱や炎症を抑制する[18-94]．n-6系脂肪酸であるアラキドン酸からはおもに炎症性のエイコサノイドが生成されるのに対し，n-3系脂肪酸であるEPAからは炎症を収束させる抗炎症作用を持つレゾルビンが生成される．

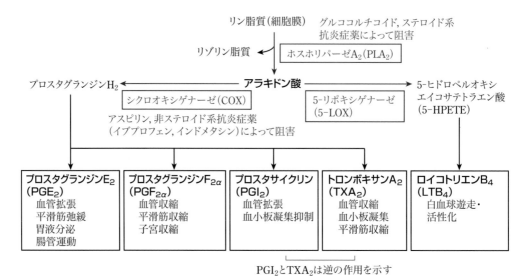

図6.13　エイコサノイドの生合成

6.5　トリアシルグリセロールと脂肪酸の分解

6.5.1　脂肪組織でのトリアシルグリセロールの分解と脂肪酸の輸送

　　脂肪組織のトリアシルグリセロールは，**ホルモン感受性リパーゼ**によってグリセロールと脂肪酸に加水分解される[28-22, 35-74]（図6.14）．ホルモン感受性リパーゼの活性は食事後インスリンによって抑制され，空腹時にエネルギーが不足するとグルカゴンやアドレナリンによって活性化される[20-82, 21-28, 23-25, 26-82, 32-21, 32-77, 33-77, 35-74, 36-74]．その結果，食後は脂肪組織でトリアシルグリセロールの分解が抑制され，空腹時にはトリアシルグリセロール分解が促進され，血液中への脂肪酸の放出が増大する[20-36, 21-82, 23-81, 24-82, 25-80, 25-81, 25遺-82, 27-83, 28-83, 30-77, 33-77]．血中の脂肪酸は，**アルブミン**と結合して輸送される[20-78, 26-82, 31-79]．

6.5.2　脂肪酸の分解（脂肪酸のβ酸化）

　　脂肪酸の合成と分解は，同一の代謝経路が逆方向に進行することによって行われるのではない[19-103]．細胞内の脂肪酸は，酸化的条件下でβ酸化により分解される[25遺-23, 27-26]が，β酸化経路には，中間代謝物と酸素分子が反応する過程はない[26-23]（図6.15）．脂肪酸のβ酸化は，ミトコンドリアで行われる[15-10], 21-28, 24-25]．脂肪酸からまずアシルCoAが産生される．アシルCoAは

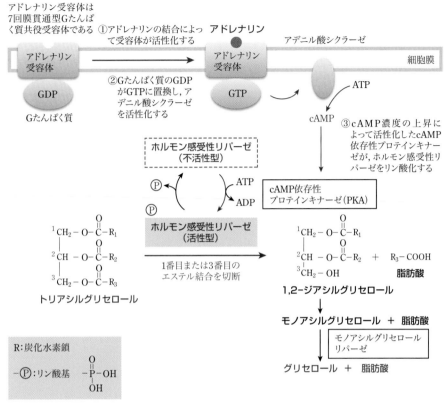

図 6.14 ホルモン感受性リパーゼのはたらき

そのままの形ではミトコンドリア膜を通過できないので, アシル基がカルニチンに移され, ア
シルカルニチンとしてミトコンドリア膜を通過する[15-101]. ミトコンドリアマトリクスでアシ
ル CoA が再生され, 脂肪酸のカルボキシ基側から 2 番目に存在する炭素が β 酸化されて[30-19]2
個ずつ離脱し[15-101], アセチル CoA が生じる[27-26]. アセチル CoA はクエン酸回路（TCA 回路）
に入り二酸化炭素にまで分解される. 空腹時には, 筋肉ではエネルギー源として脂肪酸が利用
される[34-74].

6.5.3 ケトン体の生合成と利用

グルコースが不足しオキサロ酢酸が枯渇してクエン酸回路が回らないときには, 蓄積したア
セチル CoA からアセト酢酸, アセトン, 3-ヒドロキシ酪酸（β-ヒドロキシ酪酸）のような**ケ
トン体**が, 肝細胞のミトコンドリアで生成し, 血液中に放出される[15-101, 16-101, 17-102, 20-36]（図 6.16）. 空腹
時に脂肪酸分解が促進している状況下では, 肝臓におけるケトン体合成が増加す
る[17-102, 26-84, 29-84, 33-77, 35-74, 36-74]. たとえば, 2 日間の絶食によってケトン体合成が増加し, 血液中のケトン体
濃度が上昇する[23-81, 27-83]. 血液中のケトン体が増加すると, 血液の pH が低下し[24-25], **ケトアシ
ドーシス**と呼ばれる状態となる. 肝臓はケトン体をエネルギー源として利用できな
い[17-102, 21-77, 26-82, 34-74]が, 空腹時に脳と骨格筋はケトン体をエネルギー源として利用す
る[17-102, 20-82, 24-82, 26-84, 30-77, 32-77, 33-75]（図 6.16）.

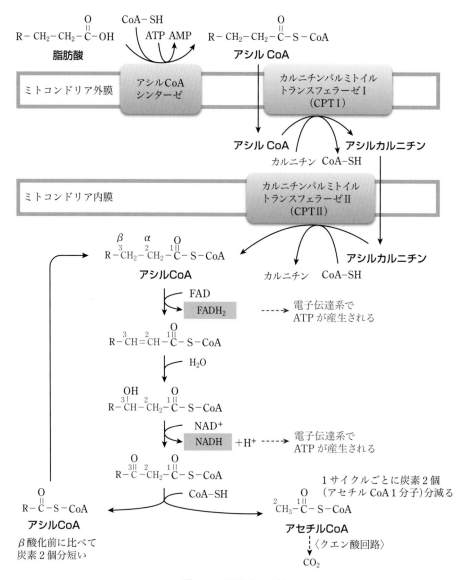

図 6.15　脂肪酸の分解

6.6　コレステロールの代謝

6.6.1　コレステロール輸送

　コレステロールの血中の輸送はリポたんぱく質によって担われている（図 6.17）．肝臓で合成されたコレステロールは VLDL に取り込まれて血中に分泌され[28-84]，IDL を経て LDL によって末梢組織（肝外組織）へと輸送される[15-102, 24-81]．LDL は肝細胞と末梢細胞の **LDL 受容体**に結合して取り込まれる[18-100, 31-79]．取り込まれたコレステロールは細胞膜の構成成分として[15-102]，あるいはステロイドホルモンなどの原料として使われ，余ったコレステロールは HDL によって肝外組織から肝臓へと輸送される[15-102, 24-81, 18-100]．末梢組織のコレステロールの HDL への取り

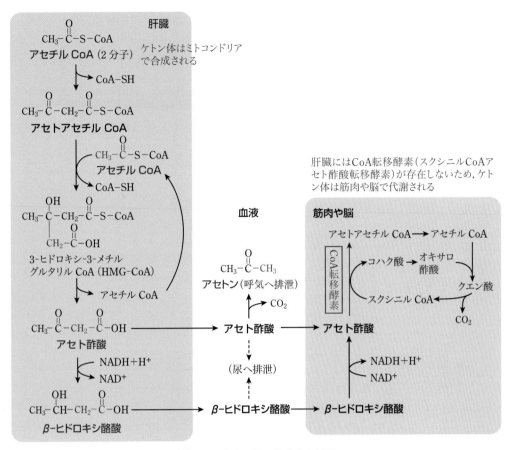

図 6.16 ケトン体の生合成と利用

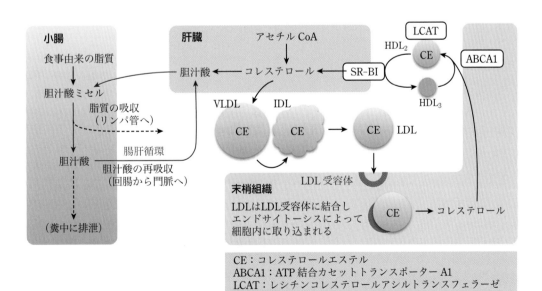

CE：コレステロールエステル
ABCA1：ATP 結合カセットトランスポーター A1
LCAT：レシチンコレステロールアシルトランスフェラーゼ
SR-BI：スカベンジャー受容体クラス B タイプ I

図 6.17 コレステロールの輸送

込みには，ATP 結合カセットトランスポーター A1（ABCA1）が関与する[31-79]．HDL 中のコレステロールは，レシチンコレステロールアシルトランスフェラーゼ（LCAT）によってエステル化され[22-35 35-75]，HDL 粒子表面から内部へと移行する．また，コレステロールエステル輸送たんぱく質（CETP）は，コレステロールエステルを HDL から LDL へと移す[22-35 33-23]．HDL 中のコレステロールエステルはスカベンジャー受容体を介して肝臓へ取り込まれる．

6.6.2　コレステロールの生合成

　コレステロールは，アセチル CoA を出発物質としてメバロン酸を中間体として合成され，すべての炭素がアセチル CoA から供給される[19-103 35-75] 24-25.（図 6.18）．アセチル CoA から 3-ヒドロキシ-3-メチルグルタリル CoA（HMG-CoA）が生じ，さらに **HMG-CoA 還元酵素（HMG-CoA**

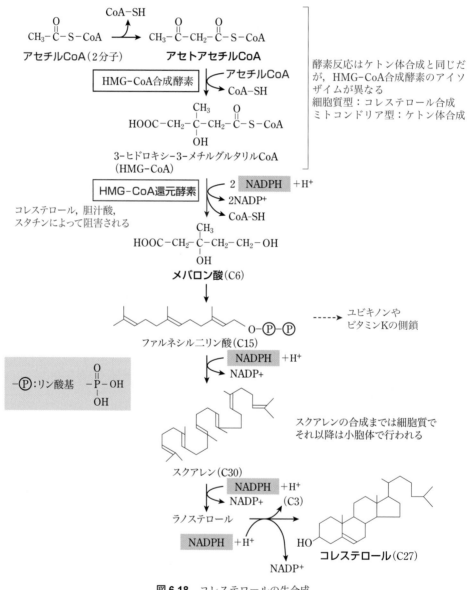

図 6.18　コレステロールの生合成

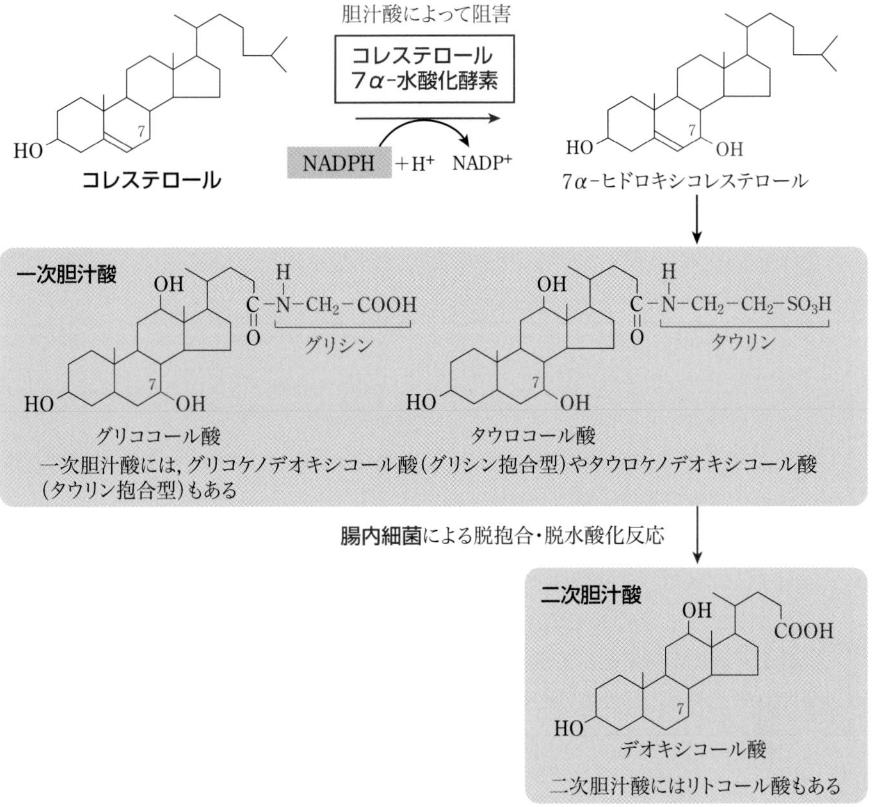

図 6.19 胆汁酸の生合成

レダクターゼ）によりメバロン酸となる．HMG-CoA 還元酵素による反応はコレステロール合成の律速段階となる[15-102, 20-28, 22-28, 23-27, 33-23]．コレステロール合成は細胞内コレステロールによりフィードバック調節を受ける[22-81, 28-84, 35-75]．食事由来のコレステロールよりも，生体内で合成されるコレステロールの方が多い．コレステロールの合成はおもに肝臓と小腸で行われ[22-81]，肝臓におけるコレステロール合成は，食事由来のコレステロールが多いと抑制される[24-82, 33-78]．

6.6.3 胆汁酸の生合成と腸管

胆汁酸はコレステロールを原材料として肝臓で合成される[15-102, 22-28, 28-84]（図 6.19）．**コレステロール 7α-水酸化酵素（コレステロール 7α-ヒドロキシラーゼ）**によってコレステロールから 7α-ヒドロキシコレステロールが生じる反応は胆汁酸合成の律速段階である[22-28]．さらに複数の反応により一次胆汁酸となって胆汁中に分泌され，小腸内において腸内細菌によって二次胆汁酸に変換される[22-81, 28-84, 33-78]．

小腸に分泌された胆汁酸の 95% 以上が，回腸で吸収されて再び肝臓へと輸送される（**胆汁酸の腸肝循環**）[21-79, 22-28, 22-81, 33-78]（図 6.17）．なお，抗生物質投与は糞便中への一次胆汁酸排出を高める[22-81]．

6.6.4 ステロイドホルモンの生合成

ステロイドホルモンは，コレステロールを前駆体として合成される[15-102]．ステロイドホルモンの合成は，細胞内の滑面小胞体とミトコンドリアで行われる[25-21, 29-21]．

7 ビタミンの栄養

学習のねらい

①脂溶性ビタミンには，ビタミン A，D，E，K の 4 種類があり，水溶性ビタミンには，
　B 群ビタミン 8 種類とビタミン C の 9 種類がある．
②ビタミン A（レチノイン酸）とビタミン D（活性型ビタミン D）は，核内受容体を
　活性化させて遺伝子発現を調節する．
③ビタミン E と C は，活性酸素による酸化ストレスから生体を守る．
④ビタミン K は，血液凝固や骨代謝を調節する．
⑤ビタミン B_1，B_2，ナイアシン，ビタミン B_6，パントテン酸，ビオチンは，三大栄養
　素の代謝の補酵素として機能する．
⑥ビタミン B_{12} と葉酸は，核酸代謝を調節し，造血作用を持つ．

7.1 ビタミンの種類

　ビタミンは，「生体の成長，生殖，生命維持などのために必須であり，微量で生理作用を有する有機化合物」と定義される．ビタミンのなかには，体内で他の栄養素から作られるものもある[21-77]．しかし，それだけでは必要量を満たせないため，食事から摂取する必要がある．

　ヒトのビタミンには，**脂溶性ビタミン**であるビタミン A，ビタミン D，ビタミン E，ビタミン K の 4 種類[16-109]と，**水溶性ビタミン** 9 種類の 13 種類がある．水溶性ビタミンは，B 群ビタミン 8 種類とビタミン C に分類される（表 7.1）．

　脂溶性ビタミンは胆汁酸ミセルを利用して吸収されるため，脂溶性ビタミンの吸収は，胆汁酸によって促進される[25追-78, 27-78, 31-81]．吸収された脂溶性ビタミンは，キロミクロンに取り込まれて運搬され[27-78]，リンパ管を経て血液中を運ばれる[35-76]．そのため，脂溶性ビタミンや β-カロテンなどの吸収は，脂質の多い食事で増加する[20-79, 27-79, 31-74]．

　脂溶性ビタミンは水溶性ビタミンに比べて体内に蓄積しやすく[27-85]，ビタミン A と D には過剰症がある．一方，水溶性ビタミンは，体内の飽和量を超えると尿中に排泄されるため[31-81]，欠乏症になりやすい．

　また，ビタミン K と，ビタミン B_2，B_6，B_{12}，葉酸，パントテン酸，ビオチンは，ヒト腸内に存在する腸内細菌によって合成される[16-109, 20-84, 25-84, 25追-84, 28-85, 31-81, 33-80, 35-76]．しかし，これらが，ヒトの体内でどの程度利用されるのかについては，よく分かっていない．

表7.1　ビタミンの種類と特徴

	ビタミン名	化学名	おもな生理作用	欠乏症(欠)と過剰症(過)
脂溶性ビタミン	ビタミンA	レチノール レチナール レチノイン酸	視覚作用 遺伝子発現の調節による個体の発生・分化	(欠)夜盲症,皮膚の角化,成長不良 (過)胎児の奇形,頭痛
	ビタミンD_2	エルゴカルシフェロール	カルシウム代謝の調節	(欠)くる病,骨軟化症 (過)高カルシウム血症
	ビタミンD_3	コレカルシフェロール		
	ビタミンE	トコフェロール トコトリエノール	抗酸化作用 過酸化脂質の生成抑制	(欠)溶血性貧血,末梢神経障害
	ビタミンK_1	フィロキノン	血液凝固作用 骨代謝の調節	(欠)血液凝固遅延,出血
	ビタミンK_2	メナキノン		
水溶性ビタミン	B群ビタミン ビタミンB_1	チアミン	糖代謝の酵素の補酵素	(欠)脚気,ウェルニッケ・コルサコフ症候群
	ビタミンB_2	リボフラビン	酸化還元反応の補酵素	(欠)口角炎,口唇炎
	ナイアシン	ニコチン酸 ニコチンアミド	酸化還元反応の補酵素	(欠)ペラグラ
	ビタミンB_6	ピリドキシン ピリドキサール ピリドキサミン	アミノ基転移反応の補酵素	(欠)皮膚炎,神経障害
	ビタミンB_{12}	コバラミン	葉酸代謝,DNA合成	(欠)巨赤芽球性貧血,悪性貧血
	葉酸	プテロイルグルタミン酸	DNA合成 ホモシステイン代謝	(欠)巨赤芽球性貧血,神経管閉鎖障害
	パントテン酸		補酵素A(CoA)の構成成分	(欠)手足のしびれ
	ビオチン		脂肪酸合成と糖新生酵素の補酵素	(欠)皮膚炎,脱毛
	ビタミンC	アスコルビン酸	抗酸化作用 コラーゲン生合成	(欠)壊血病

7.2　ビタミンA

(1)　種　類

　ビタミンAには,**レチノール,レチナール,レチノイン酸**がある(図7.1).

　プロビタミンAにはα-カロテン,**β-カロテン**などがある.「日本人の食事摂取基準(2020年版)」では,ビタミンAの食事摂取基準を,レチノールとプロビタミンAを合わせたレチノール活性当量(RAE)で表している.食品中のβ-カロテンのビタミンAとしての生体内利用率は,レチノールの1/12である[31-81].

$$レチノール活性当量(\mu g\ RAE)=レチノール(\mu g)$$
$$+\beta\text{-}カロテン(\mu g)\times1/12$$
$$+\alpha\text{-}カロテン(\mu g)\times1/24$$
$$+\beta\text{-}クリプトキサンチン(\mu g)\times1/24$$
$$+その他のプロビタミンA(\mu g)\times1/24$$

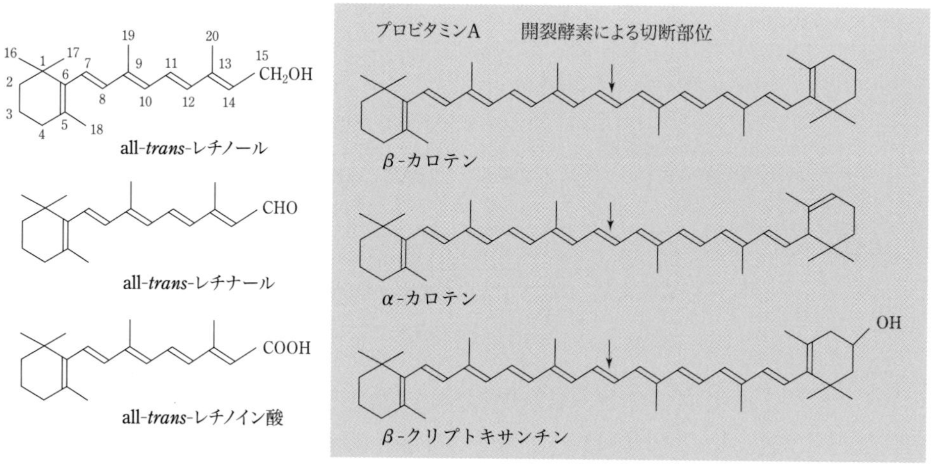

図 7.1　ビタミン A とプロビタミン A

(2) 代　謝

ビタミン A は，小腸で吸収されて肝臓に運ばれる．β-カロテンは，小腸や肝臓でβ-カロテン開裂酵素によってレチノールに変換される[32-78]．ヒトの体内のビタミン A の 80%以上が，レチニルエステルとして肝臓に貯蔵されている．

(3) 生 理 作 用

レチノールは，網膜の桿体細胞で 11-*cis*-レチナールになり，たんぱく質であるオプシンと結合して**ロドプシン**になる．光刺激によってロドプシンの構造が変化して活性化し，神経系に光受容のシグナルが伝わる（図 7.2）．このようにレチノールは視覚機能に関与する[34-76]が，レチノイン酸にはこの視覚作用はない．

レチノイン酸は，皮膚や消化管の粘膜のバリア機能を正常に保つ．また，all-*trans*-レチノイン酸（図 7.1）と 9-*cis*-レチノイン酸は，それぞれ**核内受容体**であるレチノイン酸受容体（RAR）とレチノイド X 受容体（RXR）に結合して[35-76]活性化させる（表 7.2）．RAR や RXR は，二量体を形成して標的遺伝子の転写を活性化させる（図 7.3）．この仕組みによって，ビ

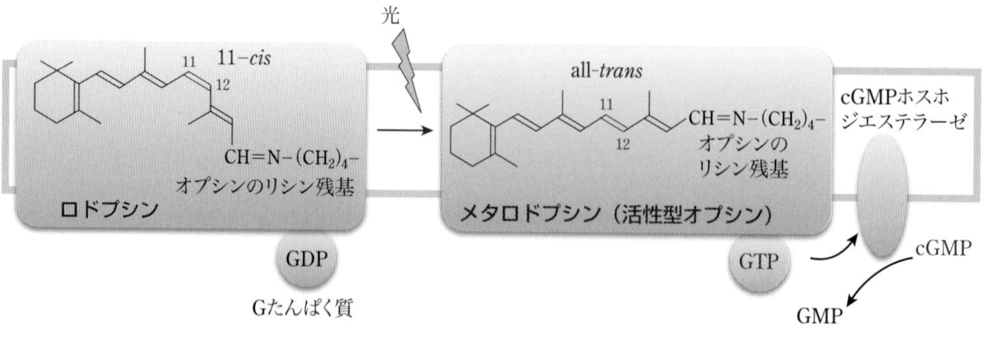

図 7.2　ビタミン A の視覚作用
光刺激によってロドプシンが活性化すると，cGMP ホスホジエステラーゼが活性化し，細胞内 cGMP 濃度が低下する．その結果，細胞膜の cGMP 依存性イオンチャネルが閉じ，膜が過分極して桿体細胞からの神経伝達物質の放出が減少する．この変化が脳に伝わって，脳は光を感じている．

表7.2　おもな核内受容体の特徴

核内受容体	リガンド	結合様式	機能
レチノイン酸受容体 (RAR)	all-*trans*-レチノイン酸 9-*cis*-レチノイン酸	ホモ二量体 RXRとのヘテロ二量体	個体の発生や分化を調節する
レチノイドX受容体 (RXR)	9-*cis*-レチノイン酸	RAR, VDR, TRなど とのヘテロ二量体	他の核内受容体と二量体を形成することによって, 転写を活性化させる
ビタミンD受容体 (VDR)	1,25-ジヒドロキシビタミンD	RXRとのヘテロ二量体	カルシウム代謝や骨代謝を調節する
チロキシン受容体 (TR)	トリヨードチロニン	RXRとのヘテロ二量体	成長や知覚機能の発達を調節する

タミンAの活性体であるレチノイン酸はおもに個体の発生や分化に関わる遺伝子の発現を調節する[25追-84, 34-76].

カロテノイドは抗酸化作用を持つ[34-76].

(4)　供給源と欠乏症・過剰症

ビタミンAは, レバーやウナギなど動物性食品に多い. ビタミンAが欠乏すると, ロドプシンの合成が低下し, 暗順応の低下や夜盲症などの視覚症状が起こる[25追-76]. また, 皮膚の乾燥や角化, 免疫力の低下, 成長不良な

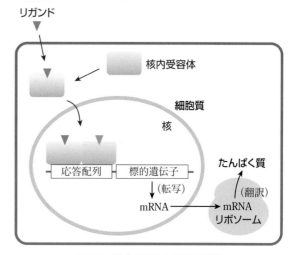

図7.3　核内受容体と遺伝子発現

ども欠乏症として知られる. また, ビタミンAは過剰症も問題となる[25-84]. 過剰に摂取すると, 頭蓋内圧の亢進によって頭痛が起こる[21-84, 25-85, 26-86, 27-76, 29-76, 36-68]. 妊婦では, ビタミンAの大量摂取によって胎児奇形のリスクが高まる[21-85, 27-85, 36-68].

プロビタミンAは, ニンジンやホウレンソウなどの緑黄色野菜に多い. プロビタミンAは必須栄養素ではないため, 欠乏症はない. β-カロテンの大量摂取によってビタミンAの過剰症が起こることもない[18-116, 23-84].

7.3　ビタミンD

(1)　種　類

ビタミンDには, **ビタミンD₂（エルゴカルシフェロール）**と, **ビタミンD₃（コレカルシフェロール）**の2種類がある. さらに, ビタミンDは, ヒトの体内で**活性型ビタミンD**（図7.4）に変換されて生理作用を発揮する.

(2)　代　謝

脂溶性ビタミンであるビタミンDの吸収は, 食事中の脂質の影響を受ける[25-84].

キノコ類では, 紫外線によってプロビタミンD₂からビタミンD₂が合成される. 動物では,

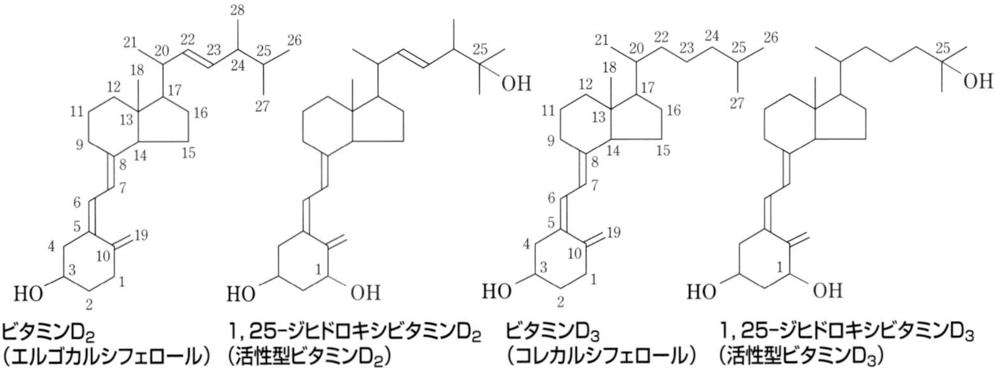

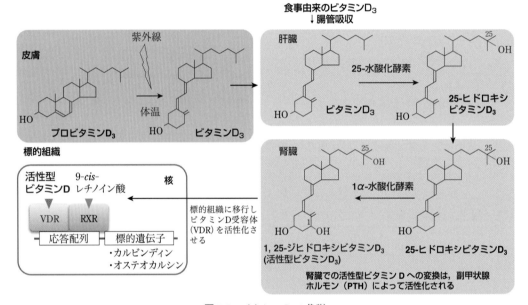

図7.4　ビタミンDの種類

ビタミンD₂
（エルゴカルシフェロール）

1, 25-ジヒドロキシビタミンD₂
（活性型ビタミンD₂）

ビタミンD₃
（コレカルシフェロール）

1, 25-ジヒドロキシビタミンD₃
（活性型ビタミンD₃）

図7.5　ビタミンD₃の代謝

肝臓でコレステロール代謝の中間代謝産物であるプロビタミンD₃が合成され[25追-84]，さらに皮膚で日光の紫外線によってビタミンD₃に変換される[16-109]（図7.5）．

　食事および皮膚由来のビタミンD₂・D₃は，肝臓の25-水酸化酵素によって25-ヒドロキシビタミンDになり，腎臓の1α-水酸化酵素によって，活性型ビタミンDである1, 25-ジヒドロキシビタミンDになる[16-109, 26-85, 36-76]（図7.5）．

　血清カルシウム濃度が低下すると，活性型ビタミンDの産生は促進する[23-85]．また，活性型ビタミンDの生成は，副甲状腺ホルモン（PTH）によって促進し，カルシトニンによって抑制される[25-85, 26-86]．

　ビタミンD₂とD₃のヒト体内での生理活性はほぼ同じと考えられている．

（3）　生 理 作 用

　ビタミンDの代表的な生理作用は，カルシウム代謝の調節である．活性型ビタミンDは小腸において，核内受容体であるビタミンD受容体（VDR）に結合して活性化させる[26-86, 34-76, 32-78]．

活性化した VDR は，カルシウム結合たんぱく質（カルビンディン）の合成を増加させる．カルビンディンは，小腸でのカルシウムの吸収と腎臓でのカルシウムの再吸収を促進する．このように，活性型ビタミン D は小腸上部におけるカルシウムの吸収を促進し[18-117, 20-86, 21-85, 28-86, 34-76, 36-76]，血中カルシウム濃度を上昇させる．活性型ビタミン D は，小腸でのリンの吸収も増加させる[23-86]．

また，VDR は，骨基質たんぱく質であるオステオカルシンの転写を活性化することによって，骨代謝も調節している．

(4)　供給源と必要量の変動

ビタミン D_2 はキクラゲやシイタケなどのキノコ類に含まれ，ビタミン D_3 はイワシやサケなどの魚類に多く含まれる．

ビタミン D_3 の合成に紫外線を要するため，日照を受ける機会が少ない場合には，ビタミン D 必要量が増加する[18-116, 22-83, 29-85]．また，カルシウムの摂取量が多いとビタミン D 必要量が減少する[25追-85]．

(5)　欠乏症と過剰症

ビタミン D はカルシウム代謝を調節するため，不足すると骨塩量が減少する[31-80]．ビタミン D の欠乏症はカルシウムの欠乏症と同じく小児の**くる病**と成人の**骨軟化症**である[16-114, 17-116, 25追-76]．くる病や骨軟化症では，骨の石灰化が十分に行われないために骨の変形や痛みが起こる．石灰化は正常だが骨の全量が減少する骨粗鬆症（こつそしょうしょう）とは，この点で異なる[16-109]．

また，ビタミン D の過剰摂取は高カルシウム血症を引き起こし，不足は低カルシウム血症につながる[21-84, 27-76, 29-76]．ビタミン D の大量摂取が腎障害を引き起こすことも知られている[23-84]．

7.4　ビタミン E

(1)　種　類

ビタミン E は**トコフェロール**と**トコトリエノール**に分類され，それぞれ α，β，γ，δ の 4 種類がある（図 7.6）．

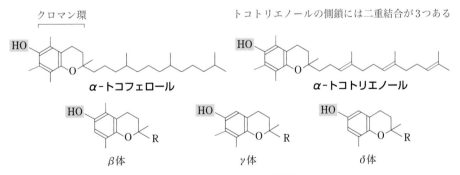

クロマン環　　　　トコトリエノールの側鎖には二重結合が 3 つある

α-トコフェロール　　　　α-トコトリエノール

β体　　　　γ体　　　　δ体

図 7.6　ビタミン E の種類
ビタミン E の抗酸化作用は，クロマン環の水酸基(-OH)に由来する．

(2)　代　謝

食品中のビタミン E のほとんどは**α-トコフェロール**と γ-トコフェロールである．ビタミン E は，小腸で吸収されてキロミクロンに結合し，リンパ，血液循環を経て肝臓に運ばれる．

脂肪摂取量が少ない場合や，胆汁分泌が障害されると，ビタミン E 吸収量が減少する^[16-110,22-83]．

　肝臓には α-トコフェロール輸送たんぱく質（α TTP）が存在し，ビタミン E の血中への放出を助ける．α TTP は，8 種類のビタミン E の中で α-トコフェロールにもっとも結合しやすい．そのため，α-トコフェロールが優先的に肝臓からさまざまな組織に運ばれる．脂溶性であるビタミン E は，特に脂肪組織に多く貯蔵される^[20-84]．

（3）　生 理 作 用

　ビタミン E のおもな生理作用は，抗酸化作用である^[26-85]．ビタミン E は脂溶性の**抗酸化物質**として，生体膜の多価不飽和脂肪酸の酸化を防いで^[19-116,35-76] 過酸化脂質の生成を抑制し^[36-76]（図 7.7），フリーラジカルの生成や酸化ストレスを防止している^[20-85,27-85]．ビタミン E は LDL の酸化も防ぐ^[32-78]．

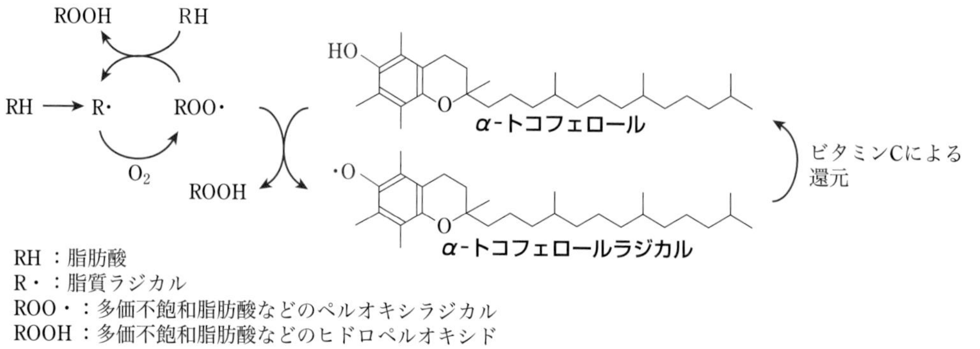

RH　：脂肪酸
R・　：脂質ラジカル
ROO・：多価不飽和脂肪酸などのペルオキシラジカル
ROOH：多価不飽和脂肪酸などのヒドロペルオキシド

図 7.7　ビタミン E の抗酸化作用

（4）　供給源と必要量の変動

　ビタミン E は，植物由来の脂溶性成分であるため，α-トコフェロールは，サフラワー油やコーン油などの植物油や，アーモンドやピーナッツなどの種実類に多い．

　ビタミン E は生体膜の多価不飽和脂肪酸の酸化を抑制するため，多価不飽和脂肪酸の摂取量が増えると，ビタミン E の必要量が増える^[18-116,24-84,32-79]．また，ビタミン C は酸化されたビタミン E を還元するため^[32-78]，ビタミン C が不足すると，ビタミン E の必要量が増加する^[25追-85]．

（5）　欠乏症と過剰症

　ビタミン E が不足すると赤血球膜が弱くなるために，特に低体重児で**溶血性貧血**が起こる^[20-84,21-84,26-86,27-85]．また，末梢神経障害や運動障害なども欠乏症状として知られている．

7.5　ビタミン K

（1）　種　類

　ビタミン K には，植物由来の**ビタミン K₁（フィロキノン）**と，微生物由来の**ビタミン K₂（メナキノン）**がある．メナキノンには，さらにメナキノン-4 やメナキノン-7 などの種類がある（図 7.8）．「日本人の食事摂取基準（2020 年版）」では，フィロキノン，メナキノン-4，メナキノン-7 の 3 種類をビタミン K として，食事摂取基準を策定している．

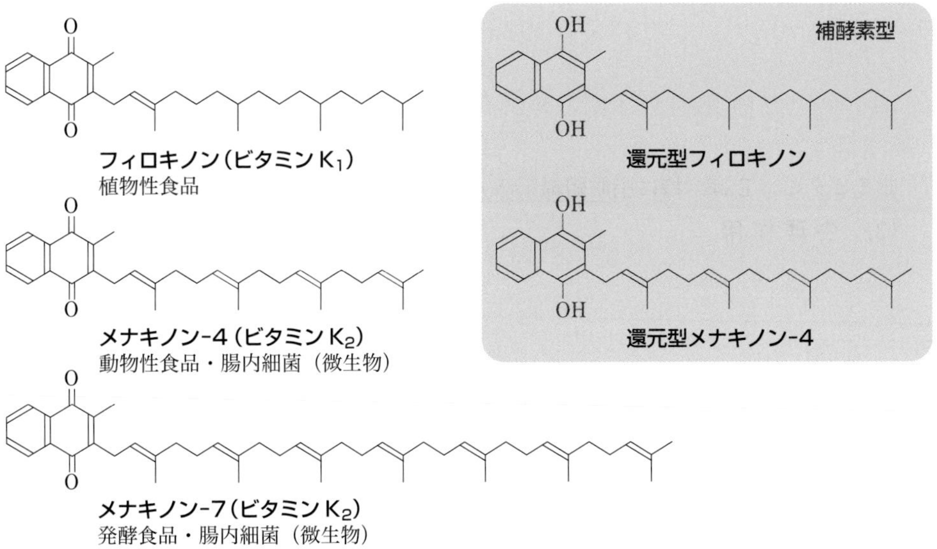

図 7.8 ビタミン K の種類

ビタミン K の補酵素型は，還元型ビタミン K である．

(2) 代 謝

私たちは，ビタミン K のほとんどをフィロキノンとして摂取しているが，納豆などの発酵食品にはメナキノン-7 が多く含まれる．ヒト体内にはビタミン K の側鎖の変換酵素が存在し，食事から摂取したフィロキノンの一部を体内でメナキノン-4 に変換して利用する．

メナキノンは腸内細菌によって合成され[20-84, 25追-84, 28-85, 35-76]，その一部も体内で利用されている．

(3) 生 理 作 用

還元型ビタミン K は，たんぱく質のグルタミン酸（Glu）残基をカルボキシグルタミン酸（Gla）残基に変換するビタミン K 依存性カルボキシラーゼの補酵素である（図 7.9）．プロトロンビン，第 VII 因子，第 IX 因子，第 X 因子などの**血液凝固因子**は代表的な Gla たんぱく質である（図 A.6 参照）．ビタミン K はこれらの血液凝固因子の肝臓での産生や活性化に必要である[16-114, 25追-84, 27-85, 28-85, 34-76, 35-76, 36-76]．骨にも Gla たんぱく質があるため，ビタミン K は骨形成にも必要である[36-76]．

(4) 供給源と必要量の変動

フィロキノンは，ホウレンソウやブロッコリーなどの緑葉野菜や，ワカメや海苔などの海藻類に含まれる．メナキノン-4 はおもに肉類，メナキノン-7 は納豆やチーズなどの発酵食品に含まれる．前述のように，ヒトの腸内細菌によってメナキノンが生成されるため，腸内細菌を死滅させる薬剤である抗生物質の長期投与時には，ビタミン K の必要量が増加する[22-83]．

(5) 欠乏症と過剰症

ビタミン K は血液凝固因子の合成に必要であるため，ビタミン K が不足すると血液が固まりにくくなり，出血しやすくなる[20-85, 23-84, 26-86, 31-80, 33-80, 36-68]．特に，腸内細菌叢が未発達な新生児に消化管出血，乳児に頭蓋内出血が発症したため，新生児にはビタミン K シロップが投与されている．

血液抗凝固薬の**ワルファリン**は，ビタミン K 還元酵素とビタミン K エポキシド還元酵素の

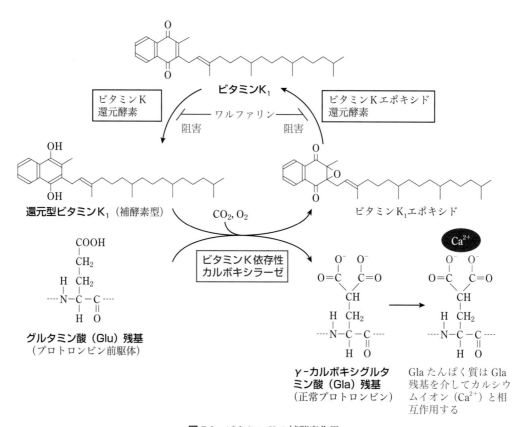

図 7.9　ビタミン K の補酵素作用

活性を阻害することによって，ビタミン K 依存性の血液凝固因子の生成を抑制する（図7.9）．

　ビタミン K の不足により骨折のリスクが増加する．わが国では，メナキノン-4 を骨粗鬆症の治療薬として利用している．

7.6　B 群ビタミン

　B 群ビタミンのほとんどは，三大栄養素の代謝，エネルギー代謝の補酵素として作用する[32-79]（表7.3，図7.10）．

7.6.1　ビタミン B₁

（1）種　類

　ビタミン B₁（チアミン）の補酵素型は，**チアミン二リン酸**（チアミンピロリン酸, TPP）である（図7.11）．

（2）代　謝

　ビタミン B₁ は，食品中ではリン酸と結合している．消化管内で遊離チアミンに分解・吸収され，グロブリンと結合して血液中を輸送され[20-78]，その多くは体内でリン酸化合物として存在する．ビタミン B₁ を大量摂取して組織内で飽和すると，過剰分は尿中に排泄される[25-84][32-79]．

表7.3 B群ビタミンの補酵素作用

ビタミン	補酵素型	補酵素としてはたらく酵素反応
ビタミンB$_1$	チアミン二リン酸（チアミンピロリン酸，TPP）	・ピルビン酸脱水素酵素複合体 　（ピルビン酸からアセチルCoAの合成） ・α-ケトグルタル酸脱水素酵素複合体（2-オキソグルタル酸脱水素酵素複合体）（クエン酸回路） ・トランスケトラーゼ（ペントースリン酸回路）
ビタミンB$_2$	フラビンアデニンジヌクレオチド（FAD） フラビンモノヌクレオチド（FMN）	・糖や脂質代謝における酸化還元酵素
ナイアシン	ニコチンアミドアデニンジヌクレオチド（NAD） ニコチンアミドアデニンジヌクレオチドリン酸（NADP）	・糖や脂質代謝における酸化還元酵素
ビタミンB$_6$	ピリドキサールリン酸（PLP）	・アスパラギン酸アミノトランスフェラーゼ（アミノ基転移酵素） ・アラニンアミノトランスフェラーゼ（アミノ基転移酵素） ・グリコーゲンホスホリラーゼ（グリコーゲン分解）
ビタミンB$_{12}$	メチルコバラミン	・メチオニン合成酵素（メチオニン合成，葉酸代謝）
	アデノシルコバラミン	・メチルマロニルCoAムターゼ（奇数鎖脂肪酸や分枝アミノ酸の代謝）
葉酸	テトラヒドロ葉酸（THF）	・メチオニン合成酵素（メチオニン合成，葉酸代謝）
パントテン酸	補酵素A（CoA）	・アシルCoA，アセチルCoAの合成 ・脂肪酸合成酵素（脂肪酸合成）
ビオチン		・ピルビン酸カルボキシラーゼ（糖新生） ・アセチルCoAカルボキシラーゼ（脂肪酸合成） ・プロピオニルCoAカルボキシラーゼ（奇数鎖脂肪酸や分枝アミノ酸の代謝）

（3）生理作用

TPPは，解糖系からクエン酸回路へ（ピルビン酸からアセチルCoAへの変換）のピルビン酸脱水素酵素複合体[30-78, 35-77]（図7.10 ⑥，図7.12），クエン酸回路の中間反応を触媒するα-ケトグルタル酸脱水素酵素複合体（2-オキソグルタル酸脱水素酵素複合体，図7.10 ⑩），ペントースリン酸回路のトランスケトラーゼ（図7.10 ②）の補酵素である．ビタミンB$_1$は，多くの組織におけるグルコースの利用，すなわちグルコースからのATP産生に必要である[16-114, 22-84, 25-79, 27-82]．

（4）供給源と必要量の変動

ビタミンB$_1$は，米ぬかと胚芽に含まれているが，白米には少ない．ピーナッツやゴマ，大豆などの種子や，動物性食品では豚肉やウナギに多い．

ビタミンB$_1$は糖質代謝に必要なため，糖質摂取量が増えるとビタミンB$_1$必要量も増加する[20-81, 25追-80, 28-82]．逆に，糖質が少なく脂質の多い食事を摂取すると，エネルギー源として脂質（脂肪酸）の利用が高まるため，ビタミンB$_1$必要量は減る[16-111, 20-85, 25-85, 26-79]．さらに，アルコール代謝にも関わるため，ビタミンB$_1$の摂取量は，アルコールを大量に摂取する場合は増加させる[24-84]．

（5）欠乏症

ビタミンB$_1$が欠乏すると，末梢神経障害である**脚気**[17-116, 25追-76, 19-116]や，中枢神経障害であるウェルニッケ・コルサコフ症候群を発症する．また，ビタミンB$_1$が欠乏すると，ピルビン酸か

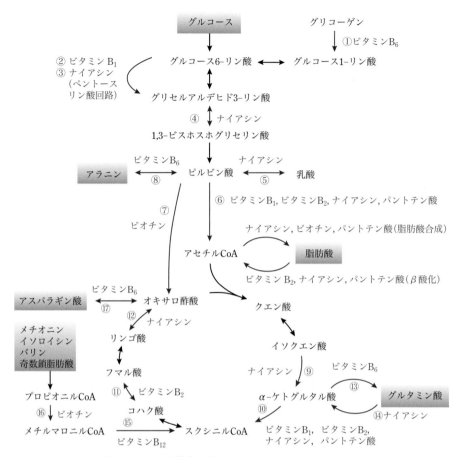

図7.10　三大栄養素の代謝とB群ビタミンの補酵素作用

B群ビタミンを補酵素として必要とする酵素名は，次の通り．①グリコーゲンホスホリラーゼ，②トランスケトラーゼ，③グルコース6-リン酸脱水素酵素，④グリセルアルデヒド3-リン酸脱水素酵素，⑤乳酸脱水素酵素，⑥ピルビン酸脱水素酵素複合体，⑦ピルビン酸カルボキシラーゼ，⑧アラニンアミノトランスフェラーゼ，⑨イソクエン酸脱水素酵素，⑩α-ケトグルタル酸脱水素酵素複合体，⑪コハク酸脱水素酵素，⑫リンゴ酸脱水素酵素，⑬アミノ基転移酵素，⑭グルタミン酸脱水素酵素，⑮メチルマロニルCoAムターゼ，⑯プロピオニルCoAカルボキシラーゼ，⑰アスパラギン酸アミノトランスフェラーゼ

H_3C ... NH_2 ... CH_2 ... S
N
H_3C ... CH_2-CH_2OH

チアミン

補酵素型

H_3C ... NH_2 ... S
N
H_3C ... $CH_2-CH_2-O-\overset{O}{\underset{OH}{P}}-O-\overset{O}{\underset{OH}{P}}-OH$

チアミン二リン酸
（チアミンピロリン酸，TPP）
　　　　　　　二リン酸

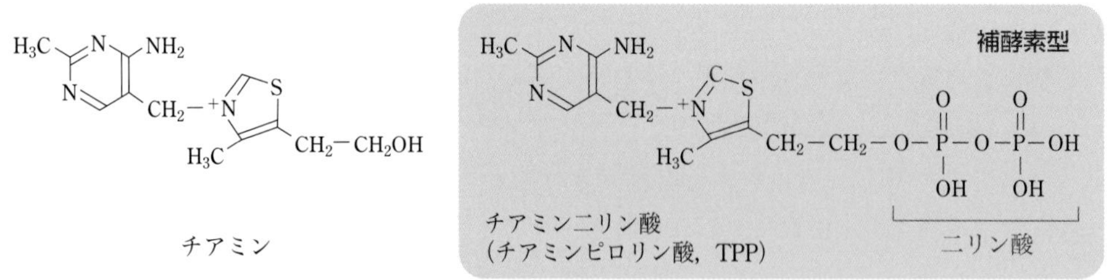

図7.11　ビタミンB_1の構造

チアミン二リン酸の赤で示した炭素（C）が反応する．

らアセチルCoAが生成しにくくなるため，血中の乳酸が増加する[26-85, 31-80, 33-79]．

7.6.2　ビタミンB_2

（1）種　類

ビタミンB_2（リボフラビン）の補酵素型は，**フラビンアデニンジヌクレオチド（FAD）**と，

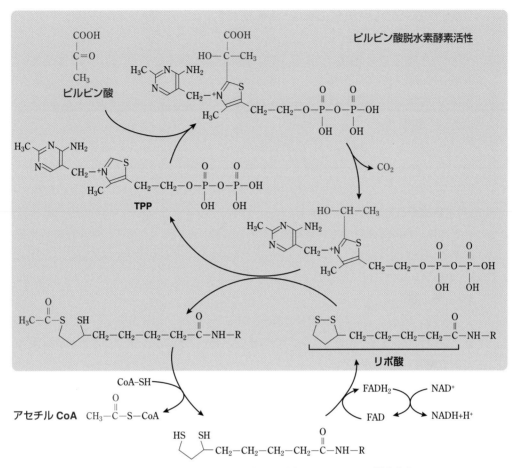

図7.12 ピルビン酸脱水素酵素複合体の反応とビタミン B_1 の補酵素作用
ピルビン酸が脱炭酸されてアセチル CoA が生成する反応. 補酵素として TPP, リボ酸, FAD, NAD, CoA が必要である.

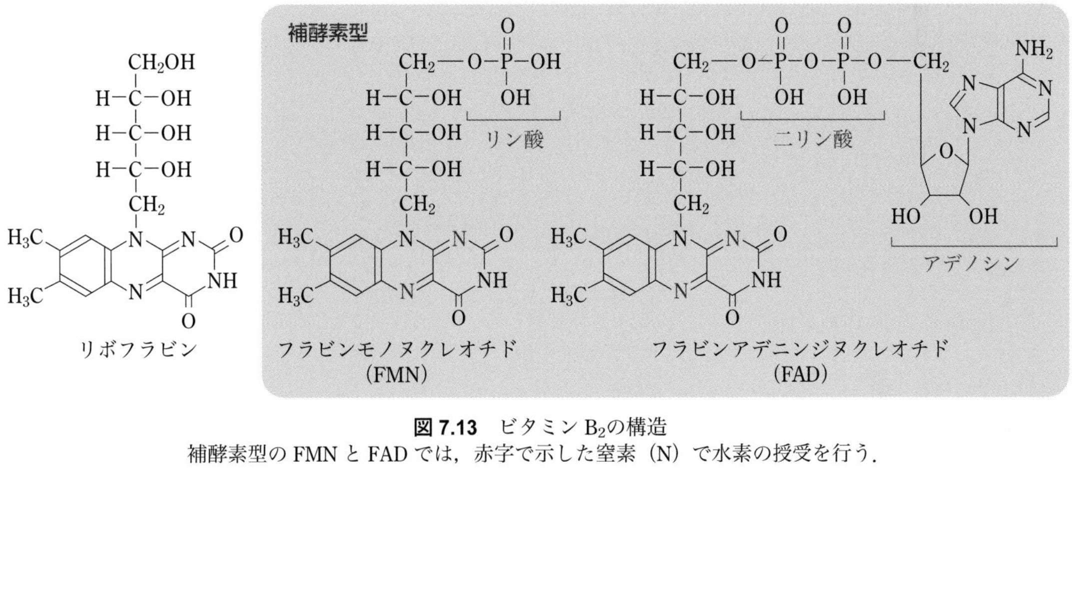

リボフラビン

フラビンモノヌクレオチド
（FMN）

フラビンアデニンジヌクレオチド
（FAD）

図7.13 ビタミン B_2 の構造
補酵素型の FMN と FAD では，赤字で示した窒素（N）で水素の授受を行う.

フラビンモノヌクレオチド（FMN）である（図 7.13）.

(2) 代　謝

　食品中のビタミン B₂ は，たんぱく質と結合した状態で存在する[25-84]．消化管内でたんぱく質が分解され，ビタミン B₂ として小腸から吸収されて，各組織で補酵素型に変換されて利用される．ビタミン B₂ は，一定量を超えると尿中にビタミン B₂ のまま排泄される．

(3) 生 理 作 用

　ビタミン B₂ は，グルコースや脂肪酸からのエネルギー産生に必要である[27-86]．FAD と FMN は，**酸化還元反応**の補酵素として，糖質や脂質の代謝に関与している（図 7.10）．また，FAD と FMN は，ミトコンドリアの電子伝達系の反応にも必要である（図 3.4 参照）.

(4) 供給源と欠乏症

　ビタミン B₂ はさまざまな食品に含まれるが，特にレバー，ウナギ，卵，乳製品などに多い．ビタミン B₂ の欠乏症は，口角炎，口唇炎，舌炎などの皮膚の炎症である[17-116][25追-85]．

▌ 7.6.3　ナイアシン

(1) 種　類

　ナイアシンには，**ニコチン酸**と**ニコチンアミド**があり，補酵素型として，**ニコチンアミドアデニンジヌクレオチド**（NAD）と，**ニコチンアミドアデニンジヌクレオチドリン酸**（NADP）がある（図 7.14）.

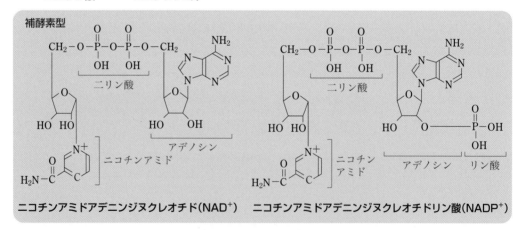

ニコチン酸　　　ニコチンアミド

ニコチンアミドアデニンジヌクレオチド(NAD⁺)　　**ニコチンアミドアデニンジヌクレオチドリン酸(NADP⁺)**

図 7.14　ナイアシンの構造
補酵素型の NAD⁺ と NADP⁺ では，いずれも赤字で示したニコチンアミド部分の炭素(C)で水素の授受を行う.

(2) 代　謝

　身体に必要なナイアシンの一部は，不可欠アミノ酸であるトリプトファンから生成される[16-114][21-85][30-73][34-77][35-77]．トリプトファン 60 mg がナイアシン 1 mg に相当する．ナイアシンは，体内で NAD や NADP として利用された後，N-メチルニコチンアミドとして尿中に排泄される.

(3) 生理作用

NAD や NADP は，**酸化還元反応**の補酵素として，糖質や脂質の代謝に必要である．NAD は，解糖系のグリセルアルデヒド 3-リン酸脱水素酵素（図 7.10 ④），ピルビン酸を乳酸に変換させる乳酸脱水素酵素（図 7.10 ⑤），解糖系からクエン酸回路へのピルビン酸脱水素酵素複合体（図 7.10 ⑥，図 7.12）や，クエン酸回路の中間反応を触媒するイソクエン酸脱水素酵素（図 7.10 ⑨），α-ケトグルタル酸脱水素酵素複合体（図 7.10 ⑩），リンゴ酸脱水素酵素（図 7.10 ⑫）などの反応，さらに脂肪酸の β 酸化において，補酵素としてはたらいている．一方，NADP は，ペントースリン酸回路（図 7.10 ③），脂肪酸合成，コレステロール合成の過程で補酵素として機能する．

(4) 供給源と必要量の変動

ナイアシンは，レバーや肉類，カツオ，マグロ，シメジ，ピーナッツなどに多く含まれる．

ナイアシンはエネルギー代謝に必要であるため，ナイアシンの必要量は，エネルギー摂取量が多い場合[27-86]，エネルギー代謝が亢進して[22-83, 23-84]エネルギー消費量が多い場合[29-85, 33-79]，有酸素運動量が多い場合などに[25追-85]増加する．また，たんぱく質摂取量が少ない場合は，トリプトファンからのナイアシンの合成量が減少するため，ナイアシンの必要量が増加する[18-116, 24-84, 28-85, 29-85]．

(5) 欠乏症と過剰症

ナイアシンの代表的な欠乏症は，皮膚炎，下痢，認知症の症状を示す**ペラグラ**である[17-116, 19-116, 27-76]．一方，ナイアシンを大量に摂取すると，頭痛，吐き気，下痢などが起こる[25追-85]．

■ 7.6.4 ビタミン B6

(1) 種類

ビタミン B6には，**ピリドキシン，ピリドキサール，ピリドキサミン**があり，ピリドキサールがリン酸化された**ピリドキサールリン酸（PLP）**が補酵素型である[36-77]（図 7.15）．

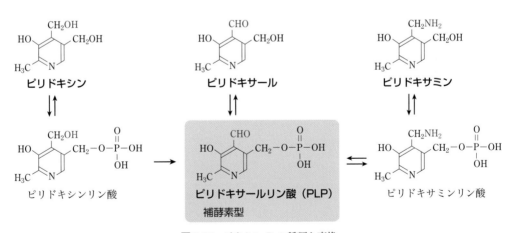

図 7.15 ビタミン B6の種類と変換

(2) 代謝

リン酸型のビタミン B6（ピリドキシンリン酸，PLP，ピリドキサミンリン酸）は，遊離型になって小腸から吸収され，肝臓に運ばれてリン酸型に変換される．ピリドキシンリン酸とピリドキサミンリン酸は，さらに PLP に変換されて補酵素として作用する[19-116]（図 7.15）．ビタ

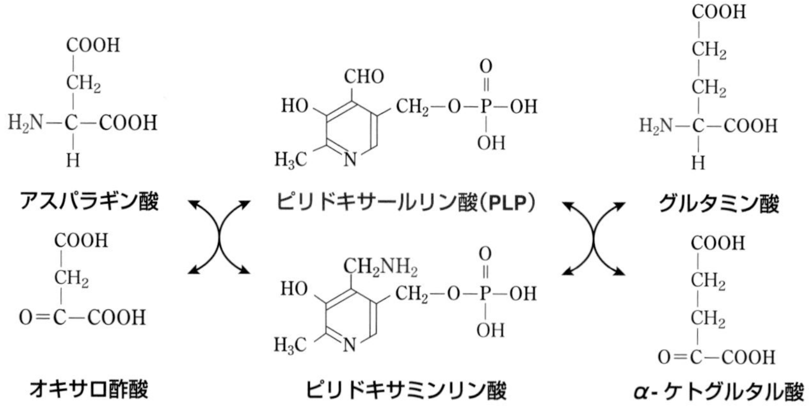

図 7.16 アスパラギン酸アミノトランスフェラーゼ反応とビタミン B₆ の補酵素作用

ミン B₆ は，腸内細菌によっても産生される[25-84].

（3）生 理 作 用

　ビタミン B₆ は，アミノ基転移反応の補酵素としてアミノ酸代謝に関与する[22-84, 26-85, 30-78, 32-79]．PLP
は，アスパラギン酸アミノトランスフェラーゼやアラニンアミノトランスフェラーゼなどの補
酵素である（図 7.10 ⑧⑬⑰，図 7.16）．また，PLP は，グリコーゲンホスホリラーゼの反応に
も補酵素として必要である（図 7.10 ①）.

（4）供給源・必要量の変動と欠乏症

　ビタミン B₆ は，ニンニク，レバー，魚介類，豆類に多く含まれる．

　たんぱく質摂取量が増えると，体内のアミノ酸代謝が活性化するために，ビタミン B₆ の必
要量が増える[18-116, 20-85, 24-84, 25追-80, 26-79, 27-80, 29-85, 31-77, 33-79, 35-77]．すなわち，ビタミン B₆ の要求量は，たんぱく質摂取
量に比例する[36-77]．また，たんぱく質の異化が亢進した場合も，ビタミン B₆ の必要量が増加
する[29-85].

　ビタミン B₆ が不足すると，皮膚炎になりやすくなる[16-114].

7.6.5 葉　　酸

（1）種　類

　葉酸（プテロイルグルタミン酸）の補酵素型は**テトラヒドロ葉酸**（THF）である（図 7.17）.

（2）代謝と生理作用

　葉酸は，食品中では補酵素型（ポリグルタミン酸型）で，たんぱく質と結合して存在してい

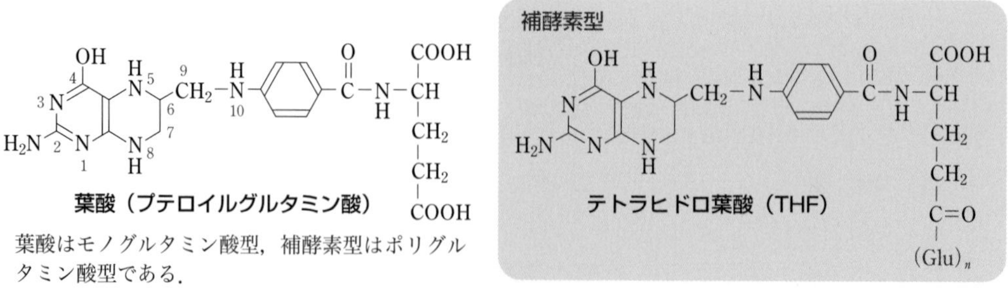

葉酸（プテロイルグルタミン酸）

葉酸はモノグルタミン酸型，補酵素型はポリグル
タミン酸型である．

補酵素型

テトラヒドロ葉酸（THF）

図 7.17 葉酸の種類

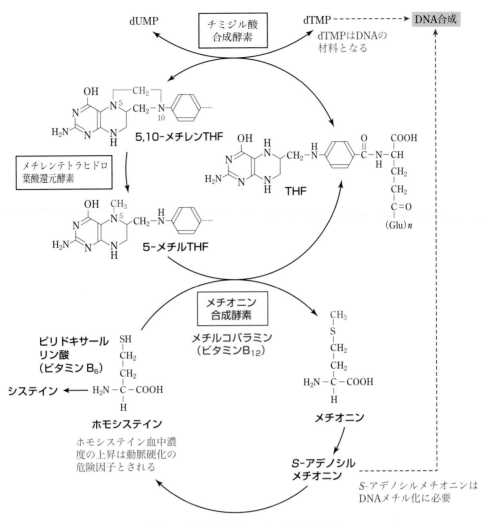

図 7.18　葉酸とビタミン B$_{12}$の補酵素作用

る．消化の過程でモノグルタミン酸型であるプテロイルグルタミン酸になり，吸収され
る[30-72]．

　THF は，メチル基（-CH$_3$），メチレン基（-CH$_2$-）などの一炭素単位の転移反応の補酵素で
ある．5-メチル THF はメチル基をホモシステインに受け渡すことによって，メチオニンを生
成する（図 7.18）．さらに，メチオニンから生成する S-アデノシルメチオニンは，メチル基供
与体としてデオキシリボ核酸（DNA）のメチル化に必要である．また，5,10-メチレン THF
は，DNA 合成に必要なデオキシチミジン一リン酸（dTMP）の生成に必須である．このよう
に，核酸の合成には，葉酸が関与している[30-78, 36-77]．

（3）　供給源と必要量の変動

　葉酸は，レバー，ウナギ，枝豆，アスパラガスなどに多く含まれる．

　核酸の合成が亢進すると，葉酸の必要量（利用される量）は増加する[22-84, 25-85, 29-85]．

（4）　欠 乏 症

　葉酸が欠乏すると，**巨赤芽球性貧血**が生じる[19-116, 21-84, 23-84, 24-76, 27-76]．この貧血は，DNA の合成障害

によって起こるため，鉄摂取量を増やしても貧血は改善せず，葉酸必要量も低下しない[20-85]．

　また，葉酸が不足すると，血中のホモシステイン濃度が増加する[17-116, 21-85, 27-86, 31-80, 33-79]．血中ホモシステイン濃度の上昇は，動脈硬化症などの心血管疾患のリスクや，新生児の神経管閉鎖障害発症のリスクを高める．そのため，妊婦や妊娠を予定する者は，食事以外の葉酸強化食品やサプリメントを利用して，400 µg の葉酸の付加的な摂取を勧告されている．

7.6.6　ビタミン B$_{12}$

（1）種　類

　ビタミン B$_{12}$（コバラミン）は，分子内にコバルトを持つ赤色のビタミンである[16-114, 23-83, 29-87, 32-78, 34-77, 36-77]．補酵素型には，**メチルコバラミン**[19-116]と**アデノシルコバラミン**がある（図7.19）．

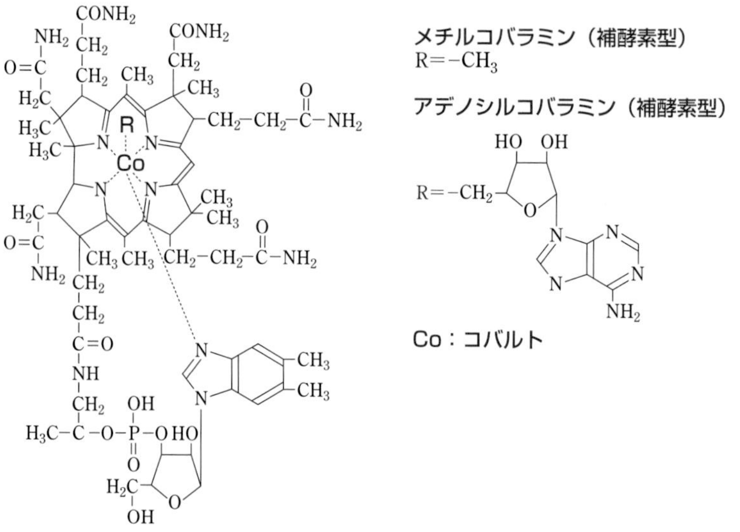

図 7.19　ビタミン B$_{12}$の構造

（2）吸　収

　ビタミン B$_{12}$は，食品中ではたんぱく質と結合している[23-83]．ビタミン B$_{12}$は，胃内で唾液たんぱく質であるハプトコリンと結合する．ハプトコリンが十二指腸で分解されると，ビタミン B$_{12}$は，胃壁細胞から分泌された糖たんぱく質である**内因子**[23-83, 31-81]と結合する．そして，ビタミン B$_{12}$・内因子複合体は，回腸にある輸送担体によって吸収される[23-83, 25追-78, 34-77, 35-77]（図7.20）．このように，ビタミン B$_{12}$の吸収には，胃液に含まれる内因子が必要である[16-109, 20-79, 27-79, 28-79]．

（3）生 理 作 用

　ヒトでビタミン B$_{12}$を補酵素として要求する酵素は，メチルコバラミンを補酵素とするメチオニン合成酵素（図7.18）と，アデノシルコバラミンを補酵素とするメチルマロニル CoA ムターゼ（図7.10 ⑮，図7.21）の 2 つである．

（4）供給源と欠乏症

　ビタミン B$_{12}$は，貝類，魚介類，レバーに多く含まれる．

　ビタミン B$_{12}$の欠乏は葉酸欠乏症状を引き起こすため，DNA 合成が低下して[22-84, 27-86, 31-80] 巨赤

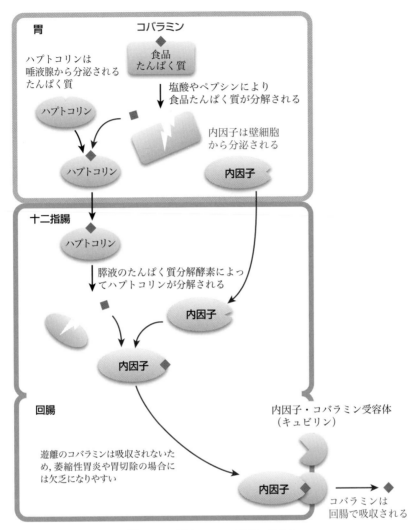

図 7.20　ビタミン B_{12} の吸収の仕組み

芽球性貧血になる[20-76, 23-83, 23-84] 23-83.　これを，**悪性貧血**と呼ぶ[33-79]．また，欠乏症として，下肢の知覚障害やメチルマロン酸尿症も知られている．

7.6.7　パントテン酸

（1）種類と吸収

パントテン酸の補酵素型は，**補酵素 A（CoA）**である（図 7.22）．パントテン酸は，食品中では補酵素型で存在し，小腸で遊離型のパントテン酸になって吸収される．

（2）生理作用

パントテン酸は補酵素 A の構成成分であるため[34-77]，アシル CoA やアセチル CoA の構成成分として[28-85]，脂質代謝や糖質代謝に関与している[30-78]（図 7.10）．ホスホパンテテインは，脂肪酸合成酵素のアシル基キャリアたんぱく質ドメインに含まれている（図 6.11）．

（3）供給源と欠乏症

パントテン酸はレバー，納豆，魚介類，きのこ類などに多く含まれ，通常不足することはな

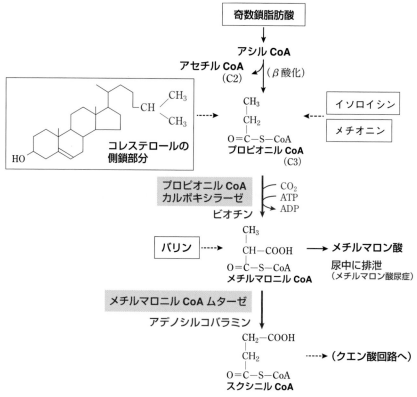

図 7.21　奇数鎖脂肪酸，分枝アミノ酸，コレステロール側鎖の代謝におけるビタミン B_{12} とビオチンの補酵素作用

いが，欠乏症として手足のしびれや痛みが知られている[17-116].

▎7.6.8　ビオチン

（1）吸　収

　ビオチンは，食品中ではたんぱく質に結合して存在し，消化管内で遊離型のビオチンになって吸収される.

（2）生理作用

　ビオチンは，カルボキシ基（-COOH）転移反応の補酵素である[26-85, 27-86]．脂肪酸合成におけるアセチル CoA カルボキシラーゼ（図 7.23），糖新生時にピルビン酸からオキサロ酢酸を生成するピルビン酸カルボキシラーゼ[30-78]（図 7.10 ⑦），奇数鎖脂肪酸や分枝アミノ酸（分岐鎖アミノ酸）から生成するプロピオニル CoA をメチルマロニル CoA に変換するプロピオニル CoA カルボキシラーゼ（図 7.10 ⑯，図 7.21）の補酵素として，糖質や脂質の代謝に関与する.

（3）供給源と欠乏症

　生の卵白を大量に摂取すると，卵白たんぱく質のアビジンとビオチンが消化管内で結合して，ビオチンが吸収されず，脱毛や皮膚炎などのビオチン欠乏症になる（卵白障害）[31-73, 32-79, 36-77]．しかし，ビオチンはレバー，卵黄，豆類など多くの食品に含まれるため，通常はほぼ不足しない.

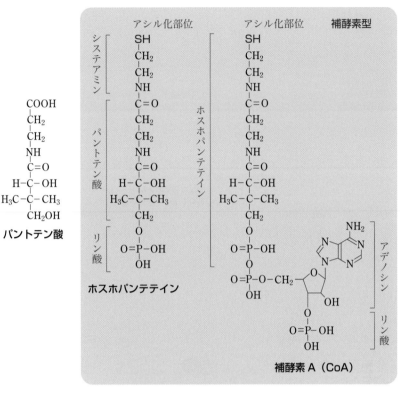

図 7.22　パントテン酸の構造

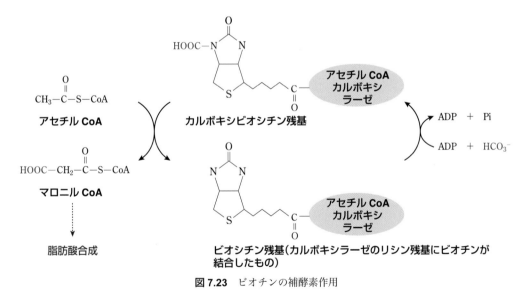

図 7.23　ビオチンの補酵素作用

7.7　ビタミンC

（1）種　類

　ビタミンCには，還元型の**アスコルビン酸**と，酸化型のデヒドロアスコルビン酸があり，相互に変換することによって酸化還元反応を進める（図7.24）.

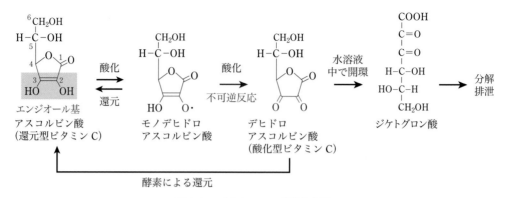

図 7.24　ビタミン C の抗酸化作用

アスコルビン酸の抗酸化作用は，エンジオール基（二重結合と 2 つの水酸基）に由来する．デヒドロアスコルビン酸は，細胞内の抗酸化酵素によってアスコルビン酸に還元されるため，細胞内のビタミン C の 95％以上はアスコルビン酸として存在する．

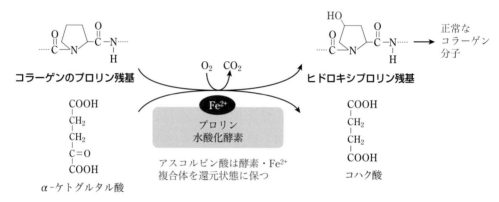

図 7.25　水酸化反応におけるビタミン C の作用

（2）代　謝

ビタミン C は，小腸で能動輸送によって吸収されて，肝臓や副腎，脳などに高濃度に貯えられる[16-115]．アスコルビン酸は，体内で酸化されてデヒドロアスコルビン酸になり，さらに酸化されて尿中に排泄される他，余剰のアスコルビン酸はそのまま尿中に排泄されるため，体内に蓄積しにくい[33-80]．

ビタミン C を合成できる哺乳類は多いが，ヒトは進化の過程でビタミン C を合成する酵素を欠損している[23-89]ため，グルコースからビタミン C を合成することができない[16-115]．

（3）生 理 作 用

ビタミン C には抗酸化作用（還元作用）がある[26-85, 33-80]．ビタミン C は，ビタミン E ラジカルをビタミン E に還元することによって[34-77, 35-77]ビタミン E の消費を軽減するため[20-84]，ビタミン C 不足はビタミン E の必要量を増加させる[25追-85]．

ビタミン C は，コラーゲンの生合成においてプロリンやリシンの水酸化反応を促進する（図 7.25）．このため，ビタミン C は，コラーゲンの生成に必要である[18-116, 21-85, 22-84, 28-85]．

さらに，ビタミン C は小腸での鉄吸収時に三価鉄（Fe^{3+}）から二価鉄（Fe^{2+}）への還元を助ける．よってビタミン C の十分な摂取は，非ヘム鉄の吸収率を上昇させる[18-111, 19-117, 21-84, 33-80]．

（4）　供給源と欠乏症

　ビタミン C は，新鮮な野菜や果物に豊富に含まれる．

　血中ビタミン C 濃度は，ストレスや喫煙により低下する[16-115]．ビタミン C の欠乏症は，出血を特徴とする**壊血病**である[16-114, 17-116, 26-85]．壊血病は，コラーゲンの合成障害によって起こると考えられる．また，ビタミン C の欠乏は，骨形成不全も引き起こす[20-84]．

　過剰なビタミン C は尿中に排泄されるため，「日本人の食事摂取基準（2020 年版）」では，ビタミン C の耐容上限量は定められていない[16-115]．

8 ミネラルの栄養

学習のねらい

①ミネラルには，多量ミネラルと微量ミネラルがある.

②カルシウム，リン，マグネシウムは骨や歯の構成元素である.

③ナトリウム，カリウム，塩素は体液の浸透圧や酸塩基平衡を調節し，カルシウムと
　マグネシウムは神経や筋肉の機能を維持する.

④銅，亜鉛，マンガン，セレンは抗酸化酵素の構成元素であり，鉄はヘモグロビン，
　ミオグロビン，シトクロムなどの構成元素である.

⑤ヨウ素は甲状腺ホルモンの構成成分であり，モリブデンはキサンチンオキシダーゼ
　の構成元素である.

8.1 ミネラルの種類

　人体を構成する元素のうち，水，糖質，脂質，たんぱく質を構成する酸素，炭素，水素，窒素を主要元素という．人体における構成割合は酸素 65%，炭素 18%，水素 10%，窒素 3%で計 96%となり，残りの 4%を構成する主要元素以外の元素を**ミネラル**（**無機質**）という（表8.1）．人体における含有量の多いカルシウム，リン，カリウム，硫黄，ナトリウム，塩素，マグネシウムは**多量ミネラル**と呼ばれ[25-86]，含有量の少ない鉄や亜鉛，銅，クロムなどの元素は**微量ミネラル**と呼ばれる[29-86]（成人における含有量 10 g 以下，1 日の摂取量 100 mg 未満）．ミネラルは身体構成成分としてだけでなく，身体機能調節成分としても機能している.

8.2 多量ミネラルの栄養

8.2.1 カルシウム

（1）分布と生理作用

　カルシウムは人体における含有量がもっとも多いミネラルで，成人では体重の約 2%含まれる．その約 99%が骨や歯に分布し，**ヒドロキシアパタイト**（$3Ca_3(PO_4)_2 \cdot Ca(OH)_2$）の構成元素として骨や歯を形成している[34-78]．残りの約 1%は血液中や他の組織に分布し[36-78]，筋肉の収縮や神経刺激の伝達，血液凝固，酸塩基平衡などに関与している．体内カルシウム蓄積量は成長とともに増加し，思春期から 20 歳頃に最大となる[20-86].

（2）カルシウムの吸収

　カルシウムはおもに小腸上部で能動輸送により吸収される[28-86]．活性型ビタミン D は，カ

表8.1　ミネラルの種類と特徴

元素名(記号)		おもな生理作用	欠乏症と過剰症
多量ミネラル	カルシウム (Ca)	・骨や歯の形成 ・筋肉の収縮 ・血液凝固	(欠) くる病, 骨軟化症[16-114, 17-116, 25-48, 25追-76], 骨粗鬆症[19-109, 25追-76], テタニー (過) 高カルシウム血症[24-76], 腎臓結石, 尿路結石[36-68], ミルクアルカリ症候群[20-86, 29-76]
	リン (P)	・骨や歯の形成 ・高エネルギーリン酸化合物や補酵素の構成元素 ・体液の浸透圧や酸塩基平衡の調節	(過) カルシウム吸収阻害[20-86, 24-86]
	カリウム (K)	・体液の浸透圧や酸塩基平衡の調節	(欠) 筋力低下, 不整脈
	硫黄 (S)	・含硫アミノ酸の構成元素	
	ナトリウム (Na)	・体液の浸透圧や酸塩基平衡の調節	(過) 高血圧[19-109, 24-86, 25追-76]
	塩素 (Cl)	・体液の浸透圧や酸塩基平衡の調節	
	マグネシウム (Mg)	・骨や歯の形成 ・酵素の活性化	(欠) 筋力低下, テタニー
微量ミネラル	鉄 (Fe)	・ヘモグロビン, ミオグロビンの構成元素 ・シトクロム, 鉄含有酵素の構成元素	(欠) 鉄欠乏性貧血 (過) ヘモクロマトーシス[17-118, 29-76]
	フッ素 (F)	・骨や歯の石灰化 ・ヒドロキシアパタイトの耐酸性向上[34-78]	(過) 斑状歯[17-117]
	亜鉛 (Zn)	・スーパーオキシドジスムターゼ, DNAポリメラーゼの構成元素	(欠) 成長阻害, 味覚障害[17-117, 29-87], 創傷治癒障害[25追-76]
	銅 (Cu)	・スーパーオキシドジスムターゼの構成元素	(欠) 成長阻害, 白血球の減少[20-87], メンケス病[31-82] (過) ウィルソン病[17-117, 26-33]
	ヨウ素 (I)	・甲状腺ホルモンの構成元素	(欠) 甲状腺腫[17-117, 19-109, 25-86] クレチン病[24-76, 26-40] (過) 甲状腺腫[25追-76]
	マンガン (Mn)	・スーパーオキシドジスムターゼの構成元素	(欠) 成長阻害, 骨形成異常
	セレン (Se)	・グルタチオンペルオキシダーゼの構成元素	(欠) 克山病[17-117, 20-76, 34-78], カシン・ベック病
	モリブデン (Mo)	・キサンチンオキシダーゼの構成元素	(欠) 昏睡, 頻脈, 頻呼吸
	クロム (Cr)	・インスリン作用の増強	(欠) 耐糖能の低下[20-87]

ルシウムの吸収に必要なカルシウム結合たんぱく質の遺伝子発現を活性化し[17-99], カルシウムの吸収を促進する[18-97, 18-117, 19-99, 20-86, 21-85, 28-86, 36-76].

　カルシウムの吸収率は身体的な要因によって変化する (表8.2). 乳幼児期におけるカルシウムの吸収率は約40%であるが, 加齢とともに低下し[16-117, 18-117, 24-86, 28-86], 成人における吸収率は25～30%である. また, 閉経後の女性ではエストロゲンの減少によってカルシウムの吸収率が低下する[16-110]. 一方, 生理的な要求量が高まる成長期や妊娠期, カルシウムの摂取量や体内

表 8.2　カルシウムの吸収率に影響する要因

	吸収率　上昇	吸収率　低下
身体的要因	体内カルシウム量の不足， 生理的要求量の増加（成長期，妊娠期，授乳期）	加齢，閉経
食品成分	ビタミン D，アミノ酸（リシン，アルギニン）， 乳酸，乳糖，カゼイン	シュウ酸，フィチン酸， 食物繊維，リン

量が不足している場合には吸収が促進される[18-111,][23-85,][31-74]．

　食品成分もカルシウムの吸収率に影響する[23-77]（表 8.2）．野菜に含まれるシュウ酸や穀類や豆類に含まれるフィチン酸は，カルシウムと結合して不溶性のシュウ酸カルシウム，フィチン酸カルシウムとなるため吸収を阻害する[28-86,][32-81]．食物繊維やリンの過剰摂取もカルシウムの吸収を抑制する[18-117,][20-86,][24-86,][32-81]．

（3）　カルシウムの代謝

　筋肉や神経の機能維持に重要な血中カルシウム濃度は，**副甲状腺ホルモンのパラトルモン（PTH）**，**活性型ビタミン D**，甲状腺ホルモンの一つである**カルシトニン**の作用によって一定（約 10 mg/100 mL）に保たれている[18-117]（図 8.1，8.2）．

　カルシウムの摂取不足などにより血中カルシウム濃度が低下すると，副甲状腺ホルモンの分泌が亢進する[25-86,][32-80]．副甲状腺ホルモンは，骨のカルシウムを血液中に移行させる**骨吸収**を促進する[29-86,][34-78][32-80]とともに，腎臓でのカルシウム再吸収を促進し，血中カルシウム濃度を上昇させる[20-40,][23-85,][32-80]．さらに副甲状腺ホルモンはビタミン D の活性化も促進する[23-85,][32-80][25-85]．活性型ビタミン D は小腸でのカルシウム吸収を促進するとともに，腎臓での再吸収も促進し，血中カルシウム濃度を上昇させる[17-99]．一方，血中カルシウム濃度が上昇するとカルシトニンの分泌が亢進する[26-87,][32-80]．カルシトニンは骨吸収を抑制することで血中カルシウム濃度を低下させる[18-88,][22-41,][28-86,][31-33,][31-82]．

　女性ホルモンの**エストロゲン**は骨吸収を抑制するが[16-110]，閉経後に分泌が減少すると骨吸

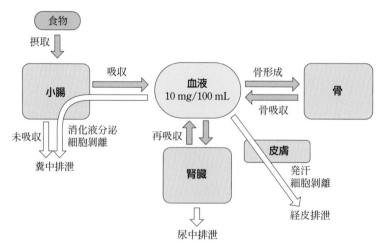

図 8.1　カルシウムの代謝

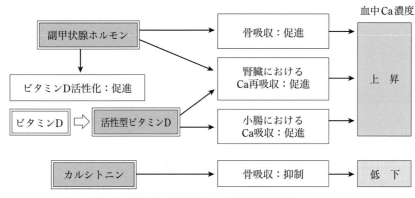

図 8.2　血中カルシウム濃度の調節

収が促進され骨量低下の原因となる．運動は骨形成を促進する[31-82]．

　カルシウムの排泄は尿中だけでなく，消化液分泌や上皮細胞剥離に伴う糞中排泄，発汗に伴う経皮排泄もある[16-117, 20-86]．

(4)　欠乏症と過剰症

　カルシウムが欠乏すると，成長期では**くる病**，成人では**骨軟化症**となり[16-114, 17-116, 25-48, 25追-76]，**骨粗鬆症**の原因にもなる[19-109, 25追-76]．**テタニー**は血中カルシウム濃度の低下が原因で起こる筋肉のけいれんである．カルシウムの過剰症としては高カルシウム血症や腎臓結石などがある[18-117, 23-85, 24-76]．胃潰瘍などの治療において，牛乳と制酸剤を長期間飲用することにより高カルシウム血症や腎不全となる**ミルクアルカリ症候群**が起こることがある[20-86, 29-76]．

(5)　供給源となる食品

　牛乳やチーズなどの乳製品はカルシウムを多く含み，その吸収率も高いことからカルシウムの供給源としてすぐれた食品である．干しえびや煮干し，小松菜などの緑黄色野菜，豆腐などの大豆製品もカルシウム含量が高い．

8.2.2　リ　　　　ン

(1)　分布と生理作用

　リンは成人では体重の約 1% 含まれ，その約 85% がリン酸カルシウム，リン酸マグネシウムとして骨や歯を形成している[29-86]．残りの約 15% はあらゆる組織や体液中に分布し，核酸，細胞膜のリン脂質，ATP などの高エネルギーリン酸化合物，NAD や FAD などの補酵素の構成元素[26-87, 36-78]として細胞の機能を維持し，リン酸として体液の浸透圧や酸塩基平衡の調節などに関与している．

(2)　リンの代謝

　体液中のリン濃度は，副甲状腺ホルモンのパラトルモンと活性型ビタミンDによって維持されている．小腸でのリンの吸収は，カルシウムと同様に活性型ビタミンDで促進され[23-86]，体液中のリン濃度が上昇する．副甲状腺ホルモンは尿中へのリンの排泄を促進し[31-33]，体液中のリン濃度を低下させる．

(3)　過　剰　症

　リンは動物性食品や植物性食品に豊富に含まれ，さらに食品添加物としてリン酸が加工食品

に広く用いられている．リンは小腸でのカルシウムの吸収率を低下させるため[20-86, 36-78], 24-86, ，リンの過剰摂取によるカルシウムの吸収阻害に注意しなければならない．

■ 8.2.3　カリウム

（1）分布と生理作用

　カリウムは成人では体重の約0.2％含まれ，その98％が細胞内液，2％が細胞外液に存在する．細胞内液の主要な陽イオンとして，体液の浸透圧や酸塩基平衡の調節などに関与している[15-117, 16-116, 18-121, 23-87, 30-81]．カリウムの摂取量を増やすと血圧の上昇が抑制される[19-109, 22-86, 24-86]．

（2）欠乏症

　カリウムはいも類，果物，海藻などの植物性食品に多く含まれる．通常の食生活で不足することはないが，下痢や多量の発汗により低カリウム血症となると食欲不振，筋力低下や不整脈などの症状がでる．「日本人の食事摂取基準」では高血圧予防を目的とした目標量が設定されている．

■ 8.2.4　ナトリウム

（1）分布と生理作用

　ナトリウムの体内存在量は成人で約100gであり，その50％は細胞外液，40％が骨，10％が細胞内液に存在している．細胞外液の主要な陽イオンとして，体液の浸透圧や酸塩基平衡の調節などに関与している[15-117, 16-116, 18-121, 23-87, 29-88, 30-81]．

（2）ナトリウムの代謝

　ナトリウムはそのほとんどが食塩として摂取されているが，ナトリウムの必要量は成人男女で1日約600mg（食塩相当量1.5g）であり[18-121]，通常の食生活ではつねに過剰のナトリウムを摂取している．摂取したナトリウムのほぼすべてが小腸で吸収され[18-121]，その大部分が尿中に排泄されるため，尿中ナトリウム排泄量には食塩摂取量が反映される[16-116, 18-121]．副腎皮質ホルモンの**アルドステロン**は，腎臓におけるナトリウムの再吸収を促進するホルモンであり[16-87, 18-88, 18-121, 21-40, 25追-39, 31-33]，これによりナトリウムの尿中排泄量が調節されている．

（3）過剰症

　疫学調査において食塩摂取量と**高血圧**の発症には正の相関が認められ，ナトリウムを過剰摂取すると血圧が上昇する[19-109, 24-86, 25追-76]．

■ 8.2.5　マグネシウム

（1）分布と生理作用

　マグネシウムの体内存在量は成人で約25gであり，その50〜60％が骨，20〜30％が筋肉，残りが他の組織や体液中に分布する[24-86, 34-78], 31-82．血中マグネシウム濃度は，骨からのマグネシウムの溶出量と腎臓での尿中排泄量の調節によって一定に保たれている[23-86]．マグネシウムは，エネルギー代謝や脂肪酸代謝，たんぱく質の生合成などに関与する多くの酵素の活性化に必要な元素である．

（2）欠乏症と過剰症

　マグネシウムは植物性食品に多く含まれ欠乏することはまれであるが，低マグネシウム血症の症状として嘔吐，筋力低下，テタニーなどがある．また，慢性的な欠乏は心疾患や糖尿病などの生活習慣病のリスクを高めるとされる．サプリメントなどによるマグネシウムの過剰摂取

は下痢を引き起こす[29-86].

（3）　供給源となる食品

　マグネシウムはゴマやアーモンドなどの種実類，わかめやひじきなどの海藻類，未精製の穀類などに多く含まれる.

8.3　微量ミネラルの栄養

■ 8.3.1　鉄

（1）　分布と生理作用

　鉄の体内存在量は成人男性で約4gであり，その多くはたんぱく質と結合して存在している（表8.3）. 体内の鉄の60〜70％が赤血球の**ヘモグロビン**に結合し[28-87, 30-79]，血液中の酸素の運搬に関与している. 3〜5％の鉄は筋肉の**ミオグロビン**に結合し，筋肉における酸素の利用と貯蔵に関与している[21-86, 30-80, 36-79]. 約1％の鉄はシトクロムや**鉄含有酵素**の構成元素として存在し，エネルギー代謝や酸化還元反応に関与している[30-80]. これらの鉄は**機能鉄**と呼ばれる. 機能鉄以外の20〜30％の鉄は**貯蔵鉄**として**フェリチン**や**ヘモシデリン**に結合し，肝臓や脾臓，骨髄に蓄えられている[21-86, 35-78, 27-87]. 貯蔵鉄量は機能鉄量に比べて少なく[24-85, 28-87]，体内総鉄量に対する貯蔵鉄量の割合は男性で約30％，女性では12％程度である[20-87, 33-81].

表8.3　鉄の存在部位と割合

形　態	存在部位と結合たんぱく質	体内総鉄量に対する割合(男性)
機能鉄	血液：ヘモグロビン	60〜70％[33-81]
	筋肉：ミオグロビン	3〜5％
	シトクロムや**鉄含有酵素**	約1％
貯蔵鉄	肝臓，脾臓，骨髄：**フェリチン**，**ヘモシデリン**	20〜30％

（2）　鉄 の 吸 収

　鉄の吸収率は15％程度とされるが[28-87]，摂取する**ヘム鉄**と**非ヘム鉄**の割合や他の食品成分，身体的要因によって変化する.

　ヘム鉄とは畜肉や魚肉のヘモグロビンやミオグロビンなどに由来する鉄で，それ以外の非ヘム鉄に比べて吸収率が高い[17-118, 19-117, 24-85, 25追-86, 33-81, 35-78]. 非ヘム鉄は植物性食品や卵，乳製品に含まれ，ヘム鉄に比べて吸収率が低く，他の食品成分によって吸収率が変化する[26-78, 30-80]. 食品中の非ヘム鉄の多くは三価鉄であり，胃酸や小腸に存在する還元酵素によって二価鉄に還元され，二価イオン輸送担体によって吸収される[15-85, 35-78, 30-72]. **ビタミンC**は三価鉄を二価鉄に還元することで吸収率を高める[18-111, 19-117, 21-84, 32-81]. 動物性たんぱく質の摂取も非ヘム鉄の吸収率を高める作用がある[19-117, 25追-86, 32-81]. 一方，シュウ酸，フィチン酸，お茶のタンニン，食物繊維は非ヘム鉄と結合し，その吸収を阻害する[16-116, 17-118, 21-86].

　生理的要求が高まる妊娠期，成長期，鉄欠乏時には，非ヘム鉄，ヘム鉄ともに吸収率が高まる[19-117, 21-86, 23-77, 24-85, 28-79, 30-80, 31-73, 33-81].

(3) 鉄の代謝

　小腸で吸収された鉄は，鉄輸送たんぱく質の**トランスフェリン**と結合して血液中を輸送され[22-85, 23-86, 30-80]，機能鉄として利用されるか貯蔵鉄として蓄えられる（図8.3）．鉄の摂取量が不足したり，出血などによって損失量が増加すると，貯蔵鉄が減少し機能鉄として利用される[17-118]．フェリチンは血液中にも存在し，潜在性鉄欠乏の状態では貯蔵鉄量の減少を反映して血清フェリチン値は低下する[19-117, 26-87, 25追-86]．さらに鉄欠乏が進行すると，血清鉄（トランスフェリンと結合した鉄）が減少して血清鉄飽和度が低下した後，血中ヘモグロビン値も低下し，非貯蔵性組織鉄が減少する[25追-86]（表8.4）．

　赤血球の寿命は平均120日であるが[19-84]，分解された赤血球の鉄はヘモグロビンの合成に再利用される[17-118, 23-86, 24-85, 28-87, 33-81]．また，閉経前は月経血による鉄の損失を補う必要があるが，閉経後には鉄の必要量は減少する[21-86]．

(4) 欠乏症と過剰症

　鉄が欠乏するとヘモグロビンの合成が低下し**鉄欠乏性貧血**となる．鉄を過剰に摂取した場合は吸収されずに糞中に排泄される[25-86]ため，鉄の過剰症はまれであるが，吸収機能の異常亢進や過度の輸血などによって鉄が過剰になり，肝臓や膵臓，心臓に鉄が沈着した状態を**ヘモクロマトーシス**という[17-118, 27-87, 29-76, 35-78]．

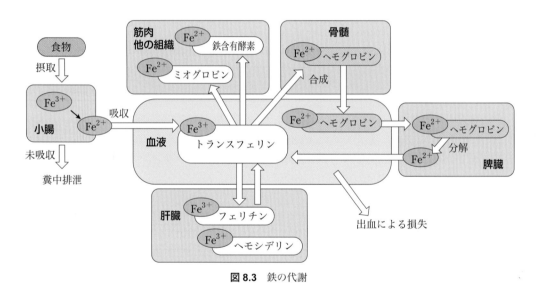

図8.3　鉄の代謝

表8.4　鉄欠乏状態の変化

	潜在性鉄欠乏	早期鉄欠乏性貧血	鉄欠乏性貧血	
貯蔵鉄	減少	消失	消失	消失
血清フェリチン値	低下	低下	低下	低下
血清鉄飽和度	正常	低下	低下	低下
血中ヘモグロビン値	正常	正常	低下	低下
非貯蔵性組織鉄	正常	正常	正常	低下

（5）　供給源となる食品

　畜肉では特にレバーの鉄含量が高く，赤身魚やあさりなどの魚貝類，鶏卵などの動物性食品も鉄を多く含む．植物性食品では小松菜やホウレンソウなどの緑黄色野菜，豆腐などの大豆製品，あおのりやひじきなどの海藻類の鉄含量が高い．

8.3.2　亜　　鉛

（1）　分布と生理作用

　亜鉛の体内存在量は成人で約 2 g であり，50〜60％が筋肉に存在し，残りは骨，肝臓，腎臓，皮膚，血液に多く含まれる．

　亜鉛は，銅亜鉛-**スーパーオキシドジスムターゼ**（Cu, Zn-SOD）や DNA ポリメラーゼ，RNA ポリメラーゼ，アルカリホスファターゼなど多くの**亜鉛含有酵素**の構成元素であり[20-87, 22-85, 29-87, 30-79]，たんぱく質合成などに必要なミネラルである．

（2）　亜鉛の吸収

　亜鉛の吸収率は他の食品成分によって影響され，フィチン酸，シュウ酸，食物繊維，銅，鉄は亜鉛の吸収を阻害する[26-87, 27-79]．

（3）　欠乏症と過剰症

　亜鉛が欠乏すると，成長阻害，食欲不振，**味覚障害**，免疫機能低下，創傷治癒障害などの症状がみられる[17-117, 24-86, 25追-76, 29-87]．また，亜鉛の過剰摂取は銅の吸収を阻害する．

（4）　供給源となる食品

　亜鉛はかきなどの魚貝類，肉類，種実類や未精製の穀類に多く含まれる．

8.3.3　銅

（1）　分布と生理作用

　銅の体内存在量は成人で約 80 mg であり，肝臓，脳，腎臓，心臓に多く含まれる．

　銅は，銅亜鉛-**スーパーオキシドジスムターゼ**（Cu, Zn-SOD）や**シトクロムオキシダーゼ**などの**銅含有酵素**の構成元素である[16-116, 20-87, 22-85, 27-87, 29-87, 30-79, 36-79]．血液中の銅は，銅輸送たんぱく質である**セルロプラスミン**と結合している[20-87, 22-85, 28-87, 29-87, 30-79]．セルロプラスミンは鉄の代謝に関与する酵素であり，二価鉄を三価鉄に酸化してトランスフェリンへの結合を促進し，ヘモグロビンの合成に必要とされる．

（2）　欠乏症と過剰症

　銅が欠乏すると，成長阻害，白血球の減少[20-87]，鉄剤不応性貧血などの症状がみられる．また銅には先天的な代謝異常があり，**メンケス病**は吸収機能障害による銅の欠乏症[31-82]，**ウィルソン病**は排泄機能障害による銅の過剰症である[17-117, 26-33, 29-76]．メンケス病では毛髪のちぢれ，発育ならびに知能発達の遅延などが，ウィルソン病では肝臓や腎臓，脳に銅が沈着し，肝障害，腎不全，脳神経障害などが起こる．

（3）　供給源となる食品

　銅はレバーや魚貝類，種実類や豆類に多く含まれる．

8.3.4　ヨ　ウ　素

（1）　分布と生理作用

　ヨウ素の体内存在量は成人で 15〜20 mg であり，その 70〜80％が甲状腺に存在してい

る[23-86, 29-87]．ヨウ素は**甲状腺ホルモン**の**チロキシン**と**トリヨードチロニン**の構成元素として[22-85, 26-87, 27-87, 30-79, 36-79]，エネルギー代謝やたんぱく質の合成に関与している．

(2) 欠乏症と過剰症

　ヨウ素の欠乏によって**甲状腺腫**を発症する[17-117, 19-109, 25-86]．胎児期ならびに乳幼児期におけるヨウ素の欠乏では，成長障害とともに精神発達障害を伴う甲状腺機能低下症（**クレチン病**）を起こす[24-76, 26-40]．ヨウ素の過剰摂取によっても，甲状腺腫や甲状腺機能障害が起こる[25追-76]．

(3) 供給源となる食品

　ヨウ素は海藻類に多く含まれ，海藻を食べる食習慣のある日本人では欠乏症はほとんど起こらない．

8.3.5 マンガン

　マンガンの体内存在量は成人で約 15 mg であり，マンガン-**スーパーオキシドジスムターゼ**（Mn-SOD）やピルビン酸カルボキシラーゼなどの**マンガン含有酵素**の構成元素として作用している[20-87, 22-85, 27-87, 29-87]．さらに糖や脂質代謝における酵素の活性化や骨形成にも関与しており，マンガンが欠乏すると成長阻害や骨形成異常，血液凝固異常などが起こる．マンガンは茶葉や種実類，豆類の含量が高く，植物性食品に広く含まれるが動物性食品には少ない．

8.3.6 セレン

　セレンの体内存在量は成人で約 10 mg であり，重要な抗酸化酵素である**グルタチオンペルオキシダーゼ**の構成元素である[20-87, 22-85, 29-87, 30-79, 36-79]．セレンが欠乏すると成長障害，筋肉萎縮，肝障害，免疫機能低下などが起こる．セレンはレバーや魚介類，穀類に含まれるが，穀類中の含量は生育した土壌中のセレン濃度によって変動する．中国の低セレン地域で発生した心筋障害（**克山病**（ケシャン））や軟骨代謝異常症（**カシン・ベック病**）は，セレン欠乏が原因とされる[17-117, 20-76, 34-78]．

8.3.7 モリブデン

　モリブデンの体内存在量は成人で約 10 mg であり，キサンチンオキシダーゼ，亜硫酸オキシダーゼ，アルデヒドオキシダーゼなどの構成元素として酸化還元反応に関与している．通常の食生活で不足することはないが，モリブデンを含まない完全静脈栄養の長期施行により，昏睡，頻脈，頻呼吸などの症状が報告されている．レバー，種実類，豆類に多く含まれる．

8.3.8 クロム

　クロムの体内存在量は成人で約 2 mg であり，インスリン作用の増強，正常な糖代謝，脂質代謝を維持するのに必要なミネラルである[27-87, 31-82]．欠乏すると**耐糖能**の低下，体重減少や昏迷などが起こる[20-87]．クロムは海藻類，種実類，豆類に多く含まれる．

9 水と電解質の代謝

学習のねらい

①水は成人の体重の約 60% を占め，その割合は年齢や体脂肪量の影響を受ける.

②体内への水の供給には飲料水，食物由来の水，代謝水による供給があり，排泄には
尿（可避尿と不可避尿），不感蒸泄，糞便からの排泄がある.

③細胞外液のおもな電解質は Na^+，Cl^-，HCO_3^- であり，細胞内液には K^+，HPO_4^{2-}
が多い.

④電解質は，体液の浸透圧や酸塩基平衡を調節する.

⑤体液が不足の状態を脱水，体液が増えて組織間液が過剰の状態を浮腫という.

9.1 水の代謝

9.1.1 水の分布

水は人体にもっとも多く含まれる成分で，成人男性で体重の約 60%，成人女性で約 55% を
占める[19-113, 34-79]．体重に占める水の割合は年齢とともに低下し[19-113]，新生児で約 80% であるが，
高齢者で 50% 程度に低下する．また，脂肪組織に含まれる水は他の組織に比べて少ないため，
男性に比べて体脂肪の多い女性は体重に占める水の割合が低く[19-113]，やせ型の人は肥満型の
人に比べて水の割合が高い[22-86, 35-79]（図 9.1）.

体内の水には**電解質**などのさまざまな物質が溶けており，これを**体液**という．体液の約 2/3
は**細胞内液**として存在し，成人男性では体重の約 40% を占める[19-113, 35-79]．残りの約 1/3 は組織間
液や血漿，リンパ液などの**細胞外液**として存在する[19-113, 28-88, 25-87, 33-82, 27-88]（図 9.2）．高齢者における
加齢に伴う水分の低下は，おもに細胞内液の減少による[27-88].

9.1.2 水の出納

（1）水の供給

1 日に飲料水として 800〜1200 mL，食物中の水として約 1000 mL が摂取される[24-87]（表
9.1）．水の吸収は，グルコースを一緒に摂取することで促進される[21-79]．体内で糖質，脂質，
たんぱく質を酸化分解して生成される水を**代謝水**といい[21-87, 26-88, 24-87]，代謝水は水の供給に含ま
れる[28-88]．代謝水の量は栄養素の種類によって異なり[25-87, 33-82]，1 g 当たりの生成量は脂質がもっ
とも多い（糖質 0.56 mL/g，脂質 1.07 mL/g，たんぱく質 0.41 mL/g）[32-82, 35-79]．エネルギー 100
kcal 当たり 10〜15 mL であり，1 日に生成される代謝水は 200〜300 mL となる[29-88].

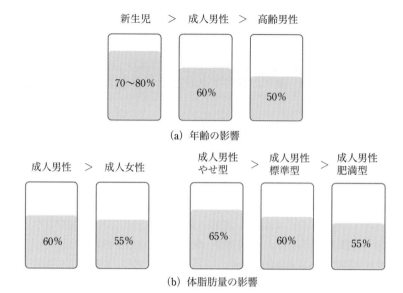

（a）年齢の影響

（b）体脂肪量の影響

図 9.1　人体の水分に及ぼす年齢と体脂肪量の影響

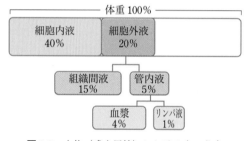

図 9.2　人体（成人男性）における水の分布

表 9.1　成人における 1 日の水の出納量

供給・排泄		出納量（mL）
供給量	飲料水	800〜1200
	食物中の水	1000
	代謝水	200〜300
	合　計	2000〜2500
排泄量	尿	1000〜1500
	不可避尿	500
	可避尿	500〜1000
	不感蒸泄	900
	皮膚から	600
	肺から	300
	糞便中の水	100
	合　計	2000〜2500

発汗や下痢によって失われる水分は，ここには記載されていない．

（2）水の排泄

　1 日に尿として 1000〜1500 mL の水が排泄される[15-117]．体内で生じる老廃物を排泄するには 1 日約 500 mL の尿が必要であり，これを**不可避尿**という[15-117, 21-87, 22-86]．摂取する水の量によって排泄される尿の全体量は増減するが，不可避尿の量は一定である[24-87, 26-88, 27-88, 29-88, 32-82, 35-79]．

　皮膚や肺からはつねに水が蒸発しており，これを**不感蒸泄**という．皮膚から蒸発する水は 1 日約 600 mL，肺から呼気中に蒸発する水は 1 日約 300 mL である[29-88]．不感蒸泄の量は気温が高いと増加する[25追-87, 26-88]．発汗は不感蒸泄には含まれず[21-87, 33-82]，不感蒸泄では発汗と異なり電解質の損失はない[25-87, 32-82, 34-80]．

　消化管内には摂取した飲料水や食物中の水以外に，消化液として 1 日当たり約 8 L の水が分

泌されている[22-86]．そのほとんどが小腸と大腸で吸収され[25追-87, 29-88]，糞便中に排泄される水は1日約100 mLである[29-88]．

　1日に必要な水の量は，水の排泄として避けることのできない不可避尿と不感蒸泄を合わせた約1400 mLとなる[35-79]．この必要量から代謝水を差し引いた水の量が，1日に摂取しなければならない**不可避水分摂取量**となる[32-82]．

9.2　電解質の代謝

▌9.2.1　体液の電解質組成

　体液の電解質組成は細胞内液と細胞外液で大きく異なる（図9.3）[36-80]．細胞外液のおもな電解質はナトリウムイオン（Na^+）と塩化物イオン（Cl^-），重炭酸イオン（HCO_3^-）であり，細胞内液にはカリウムイオン（K^+），リン酸水素イオン（HPO_4^{2-}）が多く含まれる[15-117, 16-116, 18-121, 23-87, 29-88, 30-81, 34-80]．

▌9.2.2　電解質の機能

　体液に含まれる電解質は，体液の**酸塩基平衡**と**浸透圧**を維持するとともに，体液量の調節，神経刺激の伝達や筋肉の収縮などに関与している．

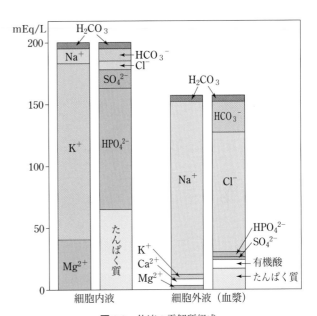

図9.3　体液の電解質組成

（1）　酸塩基平衡の維持

　電解質によって体液のpHはほぼ一定に維持され，血漿はおもに重炭酸緩衝系の作用によってpH7.35〜7.45の範囲に保たれている[23-30, 34-80, 36-80]．しかし，肺や腎機能の低下，嘔吐や下痢などが原因で電解質のバランスが崩れ，血漿のpHが酸性に傾く状態（アシドーシス）あるいはアルカリ性に傾く状態（アルカローシス）になる場合がある（表9.2）[36-80]．

表9.2　アシドーシスとアルカローシスの分類とおもな原因

分　類	おもな原因	血漿pH
呼吸性アシドーシス	・肺機能低下によるCO_2排泄不足	低下
代謝性アシドーシス	・下痢による腸液（HCO_3^-）の損失 ・腎機能低下による水素イオンの排泄不足 ・糖尿病によるケトン体の増加 ・強度の筋肉運動による乳酸の蓄積	低下
呼吸性アルカローシス	・過呼吸によるCO_2排泄過剰	上昇
代謝性アルカローシス	・嘔吐による胃液（HCl）の損失 ・利尿薬投与等によるカリウムイオンの欠乏	上昇

（2）体液量の調節

　水の摂取量の過不足などによって体液量が変化すると，それに伴って細胞外液の浸透圧が変化する．変化した浸透圧をもとに戻す作用によって体液量も調節される（図9.4）．下垂体後葉から分泌される**抗利尿ホルモンのバソプレッシン**は，水分が不足して細胞外液の浸透圧が上昇すると分泌が促進される[21-40, 28-88, 33-82]．　バソプレッシンは腎臓における水の再吸収量を増やし，尿量を減少させるホルモンで[16-87, 17-87, 19-87, 20-88, 25-87, 25追-39, 25追-87, 31-33, 34-79]，浸透圧の維持，体液量の調節に重要な役割を果たす．また，細胞外液の浸透圧上昇により，視床下部の口渇中枢が刺激されて口渇感が起こり水分摂取量も増加する．

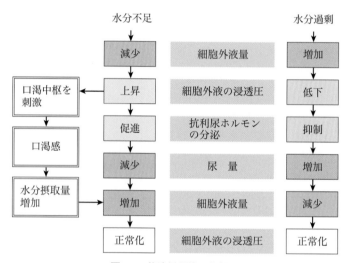

図9.4　体液量調節の仕組み

9.2.3　ナトリウム・カリウムと高血圧

　疫学調査では食塩摂取量と**高血圧**の発症に正の相関が認められ，ナトリウムの過剰摂取によって血圧が上昇するとされる[25追-76]．しかし，食塩摂取が血圧に及ぼす影響には個人差があり，高血圧の発症には遺伝的要因の関与も大きいと考えられている．

　一方，カリウムの摂取量を増やすことで血圧の上昇が抑えられ[19-109, 22-86, 24-86]，カリウムの摂取不足は高血圧を引き起こすとされる．カリウムの降圧作用は，ナトリウムの排泄促進，交感神経の抑制，血管拡張作用などによるものと考えられている．

9.3　脱水と浮腫

9.3.1　脱　　水

　体液が不足した状態を**脱水**といい，原因として発熱や運動による多量の発汗，嘔吐，下痢などがある．体液の1〜2％が不足しただけで口渇感を感じるようになり，4〜6％不足すると頭痛や吐き気，体温上昇などの症状がみられる[24-87]．乳幼児では腎機能が未発達なので脱水が起こりやすい[20-88]．

　脱水には**等張性脱水**，**高張性脱水（水分欠乏型脱水）**，**低張性脱水（塩分欠乏型脱水）**があ

る（図 9.5）．等張性脱水が，体液の水分と電解質が同じように失われた場合の脱水であるの
に対し，高張性脱水は体液中のおもに水分が失われた脱水[31-25]で，水の摂取が制限された場
合などに起こる．細胞外液が濃縮されて電解質濃度が上昇して高張となり[20-88, 27-88, 33-82, 34-80]，細胞内
から細胞外へ水が移動する[21-87, 25-87, 26-88]．低張性脱水は，水分と電解質が失われた後に，水のみ
摂取し，電解質を補給しなかった場合に起こる脱水である[24-87, 28-88, 32-82, 34-80]．細胞外液の電解質濃度
が低下して低張となり，細胞外から細胞内へ水分が移動する[20-88, 21-87]．細胞外液の浸透圧が低下
するため，腎臓における水の再吸収が抑制されて尿への水の排泄が増加し，さらに脱水が悪化
する．

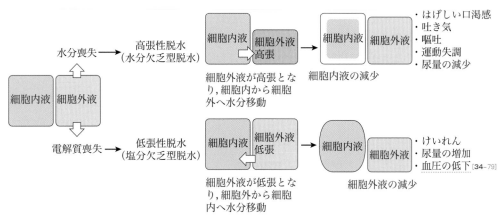

図 9.5　高張性脱水と低張性脱水

9.3.2　浮　　　腫

　体液が過剰になると組織間液が増加する．組織間液が過剰になった状態を**浮腫**とい
い[20-88, 27-88, 34-79]，原因として心機能不全，腎障害などがある．また，血清アルブミン値が低いと
血液のコロイド浸透圧が低下し，血液中の水が組織間へ移動して浮腫が起こる[25追-87, 34-79]．

10 食物の摂取と食生活スタイル

学習のねらい

①食欲は，間脳視床下部に存在する摂食中枢と満腹中枢によって調節される．

②食欲は，栄養素，ホルモン，味覚などの感覚，ストレス，アルコールなどによって影響を受ける．

③体内のさまざまな現象には日内リズムがあり，タイミングも重要である．

10.1 食欲と空腹感

　私たちの体は恒常性を維持するために，摂食を制御している．それを司るのは間脳視床下部（図A.8）に存在する**摂食中枢**と**満腹中枢**である[26-77, 28-77, 29-42, 35-69]．空腹感は，不快感を伴う感覚である[22-77, 28-77]．一方，食欲は，出生以後の食経験によって形成される感覚である[22-77, 28-77, 34-68]．

　食欲は迷走神経の影響を受ける[28-77, 29-77]．胃に食物がないと，摂食中枢が興奮して[22-77]空腹感を感じる．食欲は，血中グルコース濃度の影響を受ける[25追-77]．動脈中と静脈中のグルコース濃度の差が小さいと摂食中枢が興奮し，その差が大きいときには満腹中枢が興奮して満腹感が生じる[22-77, 28-77, 29-77]．つまり，血中グルコース濃度の上昇により満腹感が生じる[33-70, 35-69]．また，空腹時には血中の遊離脂肪酸が上昇して，空腹感を感じる[26-77, 33-70, 34-68, 35-69, 36-69]．味覚は摂食行動に影響を与え[27-77]，アルコールも食欲に影響を与える[25追-77]．また，食欲や摂食行動は，ストレスの影響を受ける[25追-77, 29-77]．つまり，食欲は大脳機能の影響を受けている[25追-77]．

　摂食行動はホルモン分泌の影響を受ける[28-77]．たとえば，インスリンは食欲を抑制する[33-70]．セロトニンも食欲を抑制する[31-71]．また，レプチンの脂肪組織からの分泌は[36-17]，体脂肪量の影響を受け[35-69]，体脂肪率が上昇すると増加する[29-77]．レプチンは食欲を抑える作用があるため[22-77, 25追-77, 26-77, 30-28, 33-70, 34-68]，摂食を抑制する[26-77]．エネルギーの過剰摂取により体脂肪が増えると，レプチンにより食欲が抑えられて肥満にならないようにはたらく．しかし，レプチンがだんだん効かなくなるため，ますます太ってしまう場合がある．グレリンは食欲を増進させる[33-70, 35-69]．グレリンは胃から分泌され，絶食により濃度が増加する．

10.2 体内リズムの重要性

　現代の日本では食生活の欧米化に伴い生活習慣病が増加してきている．生活習慣病になる前に予防しようという考えから，前段階の未病であるメタボリック・シンドロームという状態を

定義するようになってきた．これはエネルギーの過剰摂取による内臓脂肪の蓄積とインスリン抵抗性を示す状態である．近年エネルギー摂取は減少してきているのにメタボリック・シンドロームとされる人が増えてきている．こうした現象は，何をどれだけ食べるかだけでなく，食べ方も健康にとって重要であることを示している．食べ方として，朝食欠食や夜食症候群，シフト・ワーク，孤食化，咀嚼，食の情報化によるフードファディズム（食品の健康に対する効果を過大に信じること）などが考えられる．その中で食事をとるタイミングが健康に与える影響が明らかにされるようになってきた．夜勤する人に冠状動脈疾患や肥満などの病気が多いことは以前から知られており，シフト・ワーカーとがんの関連も指摘されてきた．

10.2.1　日周性のリズム

体には，短いリズムから年間リズムまでさまざまなリズムがある．食ともっとも関係があるのが1日のリズムである．体の中には，多くの日周性のリズムがあることが分かっている．そのうち，遺伝子に制御された内在的リズムを**概日リズム（サーカディアンリズム）**と呼んでいる．ヒトの概日リズムは約24時間である[34-22]．図10.1に示すように，夜中に成長ホルモンの分泌が多いことが知られており，細胞分裂を盛んに行うのも夜と考えられている．メラトニンは，概日リズムに関係し[32-22]，夜間に分泌が増加する[32-25]．糖質コルチコイドホルモンであるコルチゾールは起床前からピークを迎え，起床後低下するが，このコルチゾールの日内リズムは摂食サイクルの影響を受けている[31-71]．体温は，活動期に高く睡眠中に低下するため，早朝の体温はもっとも低い[32-22][35-22]．生理現象に日周性のリズムがあるため，それに関連する疾患の発生にも日周リズムを示すものがある．起床後から午前中は突然死，心筋梗塞，脳梗塞などが起きやすい「魔の時間」である．これは，午前中に血液凝固が亢進し，線溶が低下することに加え，血圧の上昇なども加わりこれらの疾患発症につながるためである．病気の起きる時間帯だけでなく，死ぬ時間にも死因により日周性のリズムがあることが分かってきた．精神的，身体的にパフォーマンスの高くなる時間帯も知られていて，午後から夕方にかけて高いといわれている．これらの約24時間のリズムのうち遺伝子に情報が書かれた内在的な時計を概日リズムと呼び，受動的なリズムである日周リズムと区別している．ほとんどの日周性のリズ

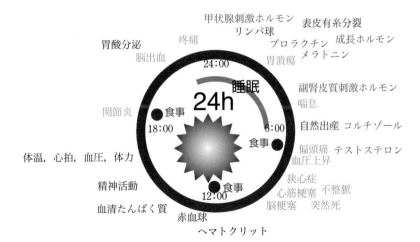

図 10.1　日周性を示す生理機能と疾患
それぞれがもっともピークを示す時間帯を示す．黒字：生理機能，赤字：ホルモン濃度，灰字：疾患

ムは，内在的な時計に制御されている．

10.2.2 概日時計

哺乳類の生物時計研究は，はじめ脳の視床下部の視交叉上核（SCN）が日内リズムを調節することを解明した．SCN の時計は，光の刺激を受けてリズムを調整している．その後，末梢の臓器も時計を持っていることが分かった．現在では，すべての細胞が独自の約 24 時間の時計を持っていて，それが臓器の時計となり，臓器間を同調させる因子を介して統合的な時計を形成していると理解されている．食物の消化・吸収にも日内リズムがある[27-77][31-71]．太陽光により同調を受けた SCN の時計が自律神経系や内分泌系を介して末梢組織を制御し，それによって体全体の時計が統御されている．

細胞の概日リズム（サーカディアンリズム）の形成には遺伝子が関与する[27-27]ことを述べたが，これは時計遺伝子の転写の負のフィードバック制御によってなされている（図 10.2）．時計遺伝子である転写因子の Clock・Bmal 1 が 6 塩基の E-box に結合して，時計遺伝子である Per，Cry の転写を活性化する．合成された Per，Cry は Clock・Bmal 1 による転写活性化を抑制する．そして，Per，Cry が減少することにより再び転写活性化が起きる．この周期が約 24 時間である．細胞間で微妙なずれが生じるが，同調因子によって微調節すれば正確な時計と

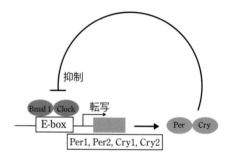

図 10.2 細胞内の概日時計の発振メカニズム 時計遺伝子のネガティブ・フィードバック制御により，たんぱく質の量が約 24 時間の増減リズムを示すことになる．

して機能する．同調作用を有するものが太陽光であったり，後で述べる食事である．

生物が内在的時計（概日時計）を持たなければならない理由として「未来予測性」と「機能的分業」が考えられる．前者は，おもに餌の獲得と捕食から逃れるためになくてはならない．後者は，多くの複雑な細胞機能の時間的分業を可能にする．細胞増殖は一般に夜に行われ，昼は活動に必要な分化機能が行われる．多くの代謝は，代謝経路の一部を他の代謝と共有しているため，時間的分業を行わないとスムーズに流れることができなくなる．代謝的矛盾を回避するために，時間的機能分業は必須の機能である．両方の理由とも食に関連した，生存に重要な機能である．

10.3 時間栄養学

明暗のサイクルはそのままでも，摂食タイミングを逆転させると消化器系のリズムが逆転してくることが分かった．消化酵素の活性には日内リズムがあり[31-71]，これは食事の影響を受け[29-77]，消化器系では摂食による同調作用は光の作用より強いことが分かった（図 10.3）．食事は内臓にとってもっとも強い同調因子であることが理解されるようになった．太陽光に合わせて規則正しい食事をとっている限り体の時計は太陽の光に同調している．しかし，現代社会では，そのような生活をする人の方がまれで，むしろ職業柄難しい人が多くなってきている．体内リズムは摂食行動によって影響を受ける[26-77][34-68]ため，現代人にとって食事の時間が体の時

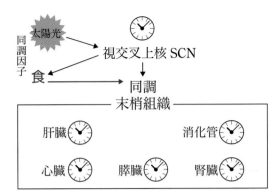

図 10.3　食事と光が同調因子として体内時計を制御する
現代人にとっては食が体内時計の強い同調因子として末梢臓器の時計を制御する.

計を制御するもっとも重要な役割をすることになった.

　時間栄養学には, 2 つの側面がある. 一つは, このタイミングで食べるとよい, などといわれるような側面である. もう一つの面は, 摂食のタイミングが体内時計を制御するなどの, 体内時計の正常化作用（場合によっては悪化作用）のためのタイミングである.

10.3.1　概日時計の異常と疾患

　シフト・ワーカーなど職業柄不規則な生活をする人に疾患が多いことが知られていたが, そのメカニズムが徐々に明らかにされてきた. 時計遺伝子をノックアウトしたマウスでは, メタボリック・シンドロームを示し, 他の時計遺伝子をノックアウトしたマウスでは, 腫瘍の発症率が高くなることが示された. 正常なラットでも不規則な食生活をさせると脂質代謝に異常が生じ, 規則正しい生活にすると高脂肪食を給餌したマウスの肥満が起こらなくなることも示された. これらの結果から, 不規則な食生活によって生体リズムの乱れが生じ[27-77], それが疾患に結びつくメカニズムが明らかにされた.

10.3.2　食事のタイミングが体内時計を制御するメカニズム

　食事のタイミングは, 神経系, 液性因子（ホルモンなど）, 運動（活動）, 体温, 栄養素そのものが仲介していることが分かっている. 摂食後に増加するインスリンは, 肝臓などの内臓の時計を同調させる因子であることが分かってきた. 睡眠の間は絶食していることになり, 絶食後の最初に食べる朝食が体内時計を同調させるもっとも重要な食事となる. したがって, 朝食欠食では, むしろ過体重になる傾向があったり, 学校の成績がふるわなかったりすることが知られている. ここで注意しなければいけないことは, 活動期（つまり摂食期）のインスリンは肝臓時計を正常化させるが, 休息期のインスリンは肝臓時計を悪化させることである. このことは, 夜食で太るのは, エネルギーが消費されず蓄積されるだけでなく, 肝臓の時計を乱してしまうためであることを示している.

　食事因子として, 糖質とたんぱく質が肝臓の強い同調因子としてはたらいていることが示されている. 栄養素そのものが直接体内時計にはたらきかけることも知られており, 培養細胞にグルコースを処理すると同調作用がみられる. アミノ酸にも単独で同調作用があることが分かってきた. 一方, 脂質は同調因子としてはたらかず, 高脂肪食は一日の長さ（周期）を変えてしまう. 他の栄養素にも同調作用が知られているが, 量的に糖質とたんぱく質の影響が大きい.

11 消化吸収と摂食

┌─ 学習のねらい ──────────────────────────────
①消化器系には，口，食道，胃，小腸，大腸，肝臓，胆のう，膵臓が含まれる．
②消化は，神経系や消化管ホルモンによって調節される．
③栄養素はおもに小腸で受動輸送（単純拡散，促進拡散）もしくは能動輸送によって吸収される．
④水溶性の栄養素はおもに門脈を経由し，脂溶性の栄養素はおもにリンパ管を経由して，それぞれ血液中に運ばれる．
⑤大腸内の細菌は食物繊維を利用して短鎖脂肪酸を生成する．生成した短鎖脂肪酸は大腸上皮細胞のエネルギー源として利用される．
└──

11.1 消化吸収の定義と概念

11.1.1 定　　義

　体を構成する栄養素および日常生活を営むためのエネルギーを獲得するためには，毎日必要量の食物を摂取しなければならない．しかしながら，栄養素の多くは高分子化合物であり，そのままでは体内に取り込むことができない．食物を体内に取り込むために，私たちは高分子化合物を低分子化している．この体内に取り込まれる大きさまで食物を分解する過程を消化といい，消化された物質が消化管の上皮を通過して体内に取り込まれる過程を吸収という．

11.1.2 基本概念

　栄養素を消化吸収するうえで各物質の化学特性，特に，水に対する挙動が重要である．栄養素は水溶性栄養素と脂溶性栄養素に分けることができ[22-78]，栄養素の水への溶解度が消化吸収に大きく影響する．消化においては，各消化酵素が水に溶解しているため，栄養素が水に溶解もしくは分散していることが大切である．吸収においては，細胞膜の基本構造がリン脂質の二重層である[18-106, 19-106]ため，水溶性栄養素の移動に際しその膜は障壁となる．そのため，膜に備わった特異的な経路が必要となる．一方，脂溶性栄養素は，細胞膜を通過していくように吸収される．水溶性栄養素の場合，溶解度の違いで吸収される割合が異なるため，水への溶解度は吸収に重要な因子となる．さらに，体内輸送する際にも水溶性栄養素と脂溶性栄養素の間で違いを生ずる．体内輸送するためには水に可溶であること，もしくは水に分散していることが重要である．

11.1.3 消化作用の分類

　消化には機械的（物理的）消化，化学的消化および生物学的消化の３種がある．

(1) 機械的（物理的）消化

機械的（物理的）消化とは，咀嚼（そしゃく），胃腸の蠕動（ぜんどう）運動によって食塊を粉砕・混合することである[29-78]．食物の細分化，消化液との混合，かつ水への溶解もしくは分散を促進する．

(2) 化学的消化

化学的消化は消化液による消化を指し，消化酵素による加水分解作用，酸による分解や溶解，アルカリによる中和，胆汁による脂質の乳化などが含まれる．

(3) 生物学的消化

生物学的消化は，主として大腸内の腸内微生物による分解・発酵のことを指す．消化されずに大腸に到達した物質が腸内細菌によって分解される．

11.2 消化器系の構造と機能

11.2.1 消化器の構造（図 11.1）

消化管は口から肛門に至る曲がりくねった長い管で，詳細には口から食道，胃，小腸（十二指腸，空腸，回腸）と続き大腸（盲腸，上行結腸，横行結腸，下行結腸，S状結腸，直腸），肛門へ至る[35-27]．消化された栄養素の大部分は小腸で吸収される．小腸粘膜は多数のひだ，絨毛（じゅうもう），さらに微絨毛によって吸収表面積が200 m²以上（テニスコート1面分の面積）に達する．

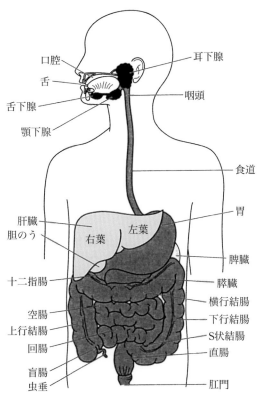

図 11.1 消化器官の全体像

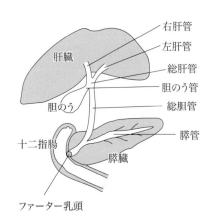

図 11.2 胆のう，膵臓周辺の位置関係

■ 11.2.2　胆のう・膵臓 (図 11.2)

　　胆汁は胆汁酸塩，コレステロール，リン脂質，ビリルビンが含まれた混合液であり，胆のうは，この胆汁を貯蔵・濃縮する器官である．胆汁の分泌量は 1 日当たり 0.5〜1.0 L であり，食物由来の脂肪の分解産物などが十二指腸に流入すると，消化管ホルモンであるコレシストキニンが胆のうを収縮させ，胆汁を十二指腸へ放出させる[19-108, 20-80, 22-41, 25-36]．胆のうから分泌された胆汁は，総胆管を経て十二指腸に分泌される．

　　膵臓は，膵液を分泌する外分泌腺としての機能と，生体内ホルモンを分泌する内分泌腺としての機能を併せ持つ．膵液は腺房細胞と導管上皮細胞で作られた重炭酸イオン (HCO_3^-) を多量に含み弱アルカリ性 (pH 8.5 程度) である．また，主要栄養素を消化する酵素が含まれている．膵液は腺房腔という隙間に分泌され，導管に入る．導管は次々に合流し，膵管へと至り，最終的に総胆管と合流しファーター乳頭から十二指腸に開口する[16-85] (図 11.2)．膵臓の内分泌機能をおもに担当するのはランゲルハンス島である．ランゲルハンス島には α 細胞，β 細胞および δ 細胞があり，それぞれグルカゴン，インスリンおよびソマトスタチンを生成し，内分泌する[15-87, 17-87, 24-39]．

■ 11.2.3　肝臓の構造と機能

　　肝臓は人体組織の中で単体としては最大の組織であり，湿重量は体重の約 1/50 である．肝臓は，横隔膜直下の右上腹部にあり[17-85]物質代謝の中心となる臓器であるが，胆汁を産生する消化腺でもある．肝臓は大きく右葉と左葉に分かれ，左葉は右葉より小さい[17-85] (図 11.1)．さらに細分化すると最小の機能単位は肝小葉と呼ばれ，多くの肝細胞と各種毛細管から成る (図 11.3)．肝小葉は中心静脈の周りに形成され，中心静脈は肝静脈に流入し，さらに下大静脈へと続く[16-86]．肝臓に流入する血管には門脈と肝動脈がある．門脈からは小葉間静脈を経て消化管から吸収された栄養素が供給され，肝動脈からは小葉間動脈を経て酸素が供給される[17-85]．

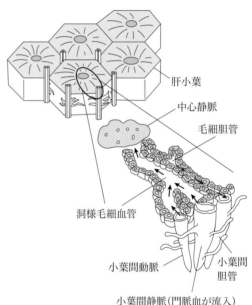

肝小葉
中心静脈
毛細胆管
洞様毛細血管
小葉間動脈
小葉間胆管
小葉間静脈(門脈血が流入)

図 11.3　肝小葉の構造およびその血管走行

門脈と肝動脈は肝門部でそれぞれが 2 つに分かれ，左葉と右葉に入っていく[16-86]．肝細胞で産生された胆汁は毛細胆管に分泌され小葉間胆管を経て胆管へ流れる．肝細胞に囲まれた毛細管壁にマクロファージの一種であるクッパー細胞が存在し，異物処理を行っている[16-86]．

■ 11.3　消化液による管腔内消化

■ 11.3.1　口腔内消化 (唾液)

　　食物の消化は咀嚼による物理的消化と唾液による化学的消化からはじまる．咀嚼は食塊の破

砕のみならず唾液分泌を増加させる[26-78]．唾液はおもに大唾液腺（舌下腺，顎下腺，耳下腺）から分泌され[31-30]，α–アミラーゼが含まれている[18-111]．そのため，でんぷんの消化は口腔内からはじまる[24-77]．しかし，でんぷんがα–アミラーゼによって消化されても単糖であるグルコースは生ぜず，麦芽糖，オリゴ糖が生ずる[25-77][31-72]．また，唾液はたんぱく質の消化酵素を含まない[25追-79]．

11.3.2　胃内消化（胃液）

食道を通過した食塊は噴門を経て胃に入る[34-28]．胃では胃底部，胃体部を経て，幽門より排出されて十二指腸へ入る（図 11.4）．胃の壁は 3 層の筋層（斜走筋，輪状筋，縦走筋）から成る．これらの収縮・弛緩が胃の蠕動運動となり，内容物の撹拌と輸送を行う[16-85]．

胃体部にある主細胞からはペプシノーゲン，壁細胞からは胃酸，副細胞からは粘液が外分泌される．G 細胞からはガストリンが内分泌される[23-38][24-39][25-36][25追-35][25追-78][32-26]．外分泌液をまとめて胃液と呼び，1 日当たり 2〜3 L 分泌される．胃液の主成分である胃酸の実態は塩酸であるた

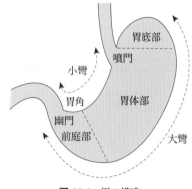

図 11.4　胃の構造

め，その pH は 1〜2 である．ペプシノーゲンは胃酸で活性化されてペプシンと呼ばれるたんぱく質消化酵素となる[23-38][26-78]．ペプシノーゲンのような物質を，酵素前駆体あるいはチモーゲンという[34-69]．ペプシンはエンドペプチダーゼの一種である．エンドペプチダーゼはたんぱく質ペプチド鎖の非末端を加水分解するため，分解産物はいずれもペプチド鎖のままである．そのため，たんぱく質の胃内消化ではアミノ酸はあまり産生されない[20-79]．胃液にはたんぱく質消化酵素が含まれる一方で糖質の消化酵素は含まれない[24-78]．G 細胞から内分泌されたガストリンは壁細胞のガストリン受容体に結合し，壁細胞からの胃酸の分泌を促進する[23-38][25-36][34-28]．また，胃の壁細胞からはビタミン B_{12} 吸収に必要な内因子（キャッスル因子）も分泌される[25追-35][33-72]ため，胃液の分泌はビタミン B_{12} の吸収に必要である[20-79]．

11.3.3　小腸管腔内消化（膵液・胆汁）

小腸の長さは 6〜7 m とされ，消化管の中でもっとも長い．小腸は，十二指腸，空腸，回腸の 3 部位に分けられる．小腸では，摂取された食物の約 9 割が消化吸収される．吸収効率を上げるため，小腸粘膜には多数の絨毛があり，さらに 1 つの細胞に多数の微絨毛が存在しているが，栄養素の吸収を主目的としていない大腸粘膜には絨毛が存在していない[16-85]．十二指腸には総胆管と膵管が合流しているため，胆汁と膵液が十二指腸内に注ぎ込まれ，消化粥は小腸粘膜の分泌物（腸液），膵液，胆汁と混合・消化される（管腔内消化）．胃からの排泄速度は脂質や水溶性食物繊維の存在によって遅くなるため，摂取した食物が小腸に到達するまでの時間は，脂質の量が多いほど長くなる[18-111][21-79][24-77][28-79]．

（1）膵液

膵液は腺細胞で産生され，膵管・総胆管を経て十二指腸に分泌される[16-85]．膵液の分泌は，十二指腸への食物の流入によってコレシストキニンを介して促進され，絶食によって抑制される[22-79][25追-79]．膵液に含まれる膵液 α–アミラーゼは，でんぷん中の α–1, 4 結合を無作為に切断す

るため，分解産物はオリゴ糖が多く，単糖はほとんどない．膵液リパーゼは，エマルション化
されたトリアシルグリセロールの1位および3位の脂肪酸を加水分解し，2-モノアシルグリセ
ロールと脂肪酸に分解する[24-78]．膵液中のたんぱく質分解酵素は，エンド型のトリプシン，
キモトリプシンとエキソ型のカルボキシペプチダーゼであるが，いずれも不活性型であるプロ
酵素（チモーゲン）として分泌される[22-79][31-72]．膵液中のヌクレアーゼは，食物の細胞内に含ま
れる核酸をヌクレオチドまで分解する．

（2）胆　汁

　胆汁は肝臓で生成・分泌され，胆汁酸塩，電解質，アミノ酸，ビリルビン，リン脂質，コレ
ステロールから成り[16-86][33-30]，消化酵素は含まれていない[17-85][24-78][26-78][33-30][25追-79]．胆汁は胆のうに貯蔵
された後，5〜20倍に濃縮される．胆汁酸塩は両親媒性のため，強力な界面活性作用を示し，
脂溶性ビタミンやコレステロールの吸収を促進する[25-77]．そのため，胆汁の分泌不足はビタ
ミンEの吸収率を低下させる[16-110]．また，水に溶ける短鎖や中鎖の脂肪酸は，胆汁酸塩の有
無に関係なく消化・吸収される[23-77]．このため，中鎖脂肪酸は長鎖脂肪酸に比べて吸収が速
い[18-111]．また，脂溶性ビタミンの吸収には脂肪とのミセル形成が必要であるため，脂肪の多
い食事では脂溶性ビタミンの吸収が促進される[20-79]．役目を終えた胆汁酸は，回腸下部にあ
る輸送体を介して能動的に回収され[21-79][36-27]（分泌されたうちの95〜98%），門脈を経て肝臓に
戻る．これを腸肝循環という．

11.3.4　小腸膜消化

　管腔内消化によって糖質は二糖からオリゴ糖にまで分解される．その後，小腸粘膜細胞の管
腔内に面している微絨毛上（刷子縁膜）にある二糖類分解酵素（マルターゼ，ラクターゼ，ス
クラーゼ，トレハラーゼ[25追-78]など）により単糖にまで分解される．これを膜消化と呼び，直
後に小腸内へ吸収される．たんぱく質は管腔内消化によってオリゴペプチドまで分解されてお
り，刷子縁膜上のアミノペプチダーゼによって膜消化される．糖質は単糖として吸収され
る[23-77]のに対し，たんぱく質はアミノ酸もしくは一部ペプチド（ジペプチドおよびトリペプ
チド）として吸収される[25-77]．

　管腔内消化によって生成した長鎖脂肪酸と2-モノアシルグリセロールは，胆汁酸塩とミセ
ルを形成して吸収される．吸収された長鎖脂肪酸と2-モノアシルグリセロールは，吸収上皮
細胞中でトリアシルグリセロールに再合成される．トリアシルグリセロールは，コレステロー
ル，リン脂質，脂溶性ビタミンとともにキロミクロンに取り込まれ，リンパ管経由で輸送され
る[23-78][34-28]．一方，腸管から吸収された中鎖脂肪酸や短鎖脂肪酸はトリアシルグリセロールに再
合成されず，そのまま門脈へ運ばれる[24-78][25-77]．

11.4　管腔内消化の調節

11.4.1　脳相・胃相・腸相

　管腔内消化は脳，胃および小腸が密接に関わりあって調節されている（図11.5）．脳による
調節（脳相）とは，食物摂取前の視覚や嗅覚などの刺激や食物摂取時に感じる味覚ならびに口
腔内への物理的刺激による消化器の機能的な変化（梅干しを見る，食べるなどすると唾液分泌

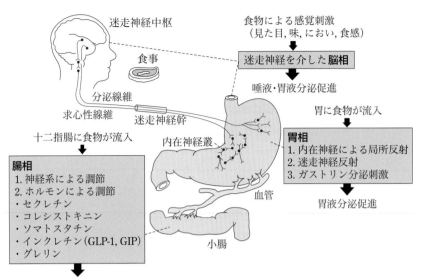

脳相：感覚刺激によって，脳より迷走神経を介して唾液分泌や胃液分泌を促進する．た
とえば，空腹時においしそうなにおいを感じて，唾液が出てきたり，胃が動いた
り（胃液分泌が促進）することがこれにあたる．
胃相：胃に食物が流入した刺激によって，内在神経による局所反射，迷走神経の反射，
ガストリン（消化管ホルモン）分泌刺激が生じ，胃液分泌が促進する．つまり，
胃に食物が入ってきたことによる刺激で胃液分泌を調節している．
腸相：十二指腸に食物が入ってきた刺激によって，神経系を介した調節および消化管ホ
ルモン分泌を介した調節が行われ，胃液分泌の抑制，胃内容物の排出抑制，膵液
分泌の促進，胆のう収縮による胆汁分泌の促進が生ずる．つまり，胃から十二指
腸に食物が流入することで，胃における消化を終え，小腸における消化にシフト
させている．また，胃から十二指腸に一気に内容物が流入しないようにコント
ロールしている．

図 11.5 脳相，胃相，腸相

量が増加するなど）を指す．胃内の調節（胃相）とは，食物が胃に流入したときに，迷走神経
および内在神経叢を介して胃の機能が変化することを指す[35-70]．腸内の調節（腸相）とは，
胃内容物が十二指腸に移行したときの消化管ホルモンなどを介した胃液分泌の抑制，膵液や胆
汁の分泌促進などを指す．

▌11.4.2　自律神経系による調節

　自律神経系は，自身の意思とは無関係に中枢神経からの刺激を内臓や皮膚に伝える神経であ
る．自律神経系には交感神経と副交感神経があり，それぞれ各器官に配置され，拮抗的に作用
する．一般的に，副交感神経の興奮によって消化管機能は亢進し，交感神経の興奮によって副
交感神経による作用が抑制される[35-70]．胃液分泌も神経系の支配を受けており，迷走神経
（副交感神経の一つ）が興奮すると高まる[24-77][32-26]．そのため，味覚刺激による迷走神経の興
奮[25追-79]や，胃への食物流入による迷走神経の刺激が胃液の分泌を促進する[20-80][24-77]．

▌11.4.3　消化管ホルモンによる調節

　消化管では20種類以上の消化管ホルモンが産生・分泌されている．消化管ホルモンは，消
化管粘膜に存在する内分泌細胞で産生される．内分泌細胞は消化産物の影響を受けて消化管ホ

ルモンを分泌し[24-78]，消化液の分泌や消化管運動を調節している．

　食物が胃内に流れ込むと，胃内 pH の上昇，食塊の物理的刺激，または迷走神経刺激によってガストリンが胃の G 細胞から分泌される[19-108, 24-77, 25-36, 28-78, 29-78, 32-71]．ガストリンは胃液分泌[20-80, 25-36, 25-77, 27-78]，および，胃の蠕動運動を促進する[30-71]．その後，十二指腸に送られた消化粥は酸性であるため，酸性刺激によって十二指腸粘膜上の S 細胞からセクレチンの分泌が促進される[28-78, 29-78, 32-71]．セクレチンは膵臓から十二指腸内への重炭酸イオンの分泌を促進する[19-108, 20-80, 22-79, 28-78, 30-71]ため，酸性であった消化粥は中和される．また，セクレチンは胃におけるガストリン分泌と胃液分泌を抑制する[20-80, 30-71, 32-71]．つまり，胃における消化を終えるように調節している．小腸では I 細胞からコレシストキニンと呼ばれる消化管ホルモンも産生・分泌される．コレシストキニンは，脂質，ペプチドまたはアミノ酸によって I 細胞が刺激を受けると分泌され[24-78, 25-36, 32-71]，胆のうを収縮させて胆汁を放出させる[19-108, 20-80, 22-41, 25-36, 29-78]．また，コレシストキニンは膵液酵素の分泌も促進する[19-108, 22-79, 25-36, 25追-79, 35-70]．

11.5　栄養素の吸収

　消化管の管腔側は上皮細胞に覆われ[20-21]，体外と体内を区別している．これらの上皮細胞は異物が生体内に侵入することを防ぐと同時に，栄養素の吸収も行う．栄養素の大半は十二指腸および空腸上部で吸収される．しかしながら，他の部位の上皮細胞も特定の栄養素の吸収能を持つ．胃ではアルコールおよびある種の薬剤，回腸では胆汁酸塩やビタミン B_{12}，大腸では水分と一部の電解質および腸内細菌の代謝産物が吸収される．水分は約 90％ が小腸で吸収され，残り約 10％ が大腸で吸収される．消化された栄養素が最終的に体内に吸収される経路には，吸収上皮細胞の中を通る細胞内輸送と細胞間隙を通る傍細胞輸送の 2 経路がある．細胞内輸送では，微絨毛膜と基底膜（血管，リンパ管側）を通過する必要がある．この際の輸送方式は受動輸送と能動輸送に分けられる．

11.5.1　吸 収 機 構

（1）　受動輸送（単純拡散・促進拡散）

　受動輸送とは，細胞内外の輸送物質の濃度勾配に従った，エネルギー（ATP）を利用しない輸送機構で，輸送担体を必要としない単純拡散と輸送担体を必要とする促進拡散に分けられる（図 11.6）．

　単純拡散では細胞膜の細孔やチャネル，分子間隙を物質が通過するため，膜の両側に存在する物質の濃度勾配に従って移動する．そのため，細胞内外の物質濃度差が大きいほど拡散速度は増加する[33-71]．この輸送機構では，ナイアシン，ビタミン B_6 の他，脂肪酸，脂溶性ビタミンなども輸送される[15-85]．促進拡散は濃度勾配に従った物質移動が単純拡散よりも速い[33-71]．しかしながら，輸送担体が有限であるため，輸送する物質が高濃度になると飽和現象がみられる．この機構で輸送される代表的な栄養素は，フルクトース[26-78]，アスパラギン酸，グルタミン酸である．フルクトースは輸送担体として微絨毛膜側に GLUT 5，基底膜側に GLUT 2 を必要とする[31-73, 33-71]（図 11.7）．

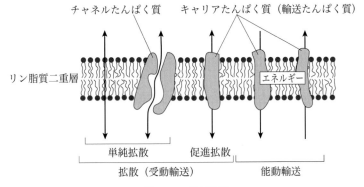

図 11.6 吸収機構

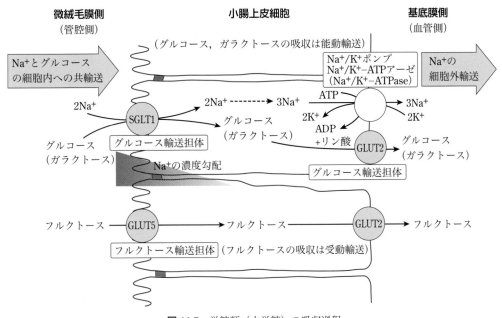

図 11.7 単糖類（六単糖）の吸収過程

（2） 能 動 輸 送

　能動輸送は細胞内外の濃度勾配に従わず，エネルギー（ATP）と輸送担体を利用する輸送機構である（図11.6）．輸送速度が大きく，濃度勾配に逆らって輸送することができる．この機構で輸送される代表的な栄養素には，D-グルコース，D-ガラクトース，ほとんどのアミノ酸，多くの水溶性ビタミン，ナトリウムイオン（Na^+），カリウムイオン（K^+）がある．促進拡散と同様に輸送担体を必要とし，飽和現象や競合阻害がみられる．先述のフルクトースとグルコースでは吸収の仕組みが異なり，刷子縁膜の輸送担体は SGLT 1 である[30-72][31-73]（図11.7）．基底膜側の細胞膜上に Na^+ を細胞外に能動輸送する酵素 Na^+/K^+-ATP アーゼが存在し，ATP を利用して Na^+ を細胞外に輸送している．この結果，細胞内の Na^+ 濃度は低く保たれ，小腸上皮細胞では，細胞内外の Na^+ の濃度勾配を利用して糖やアミノ酸が輸送される[16-106]．したがって，アミノ酸やグルコース（ガラクトースも同様）の吸収は，ナトリウムによって促進される[23-78]．ジペプチドおよびトリペプチドも細胞内外のイオンの濃度勾配を利用して輸送され

る．輸送担体として PepT1 を必要とし，H^+ とともに輸送される[28-79][33-71]．

11.5.2　吸収後のゆくえ

（1）門脈経由

　アミノ酸，単糖類，グリセロール，短鎖脂肪酸，中鎖脂肪酸，ミネラル，水溶性ビタミンなどの水溶性栄養素は小腸上皮細胞から毛細血管に輸送され，門脈に集合し，肝臓を経由して心臓に到達する[20-78][22-78]．短鎖脂肪酸や中鎖脂肪酸は水溶性であるため，キロミクロンに取り込まれずに門脈を経て肝臓に輸送される[20-78][30-72]．大腸で発酵により生成した短鎖脂肪酸も門脈を経て肝臓に輸送される．

（2）リンパ管経由

　長鎖脂肪酸，2-モノアシルグリセロール，コレステロール，リン脂質，脂溶性ビタミンなどの脂溶性栄養素は小腸上皮細胞から吸収される．吸収された長鎖脂肪酸と 2-モノアシルグリセロールはトリアシルグリセロールに再合成され，その他の脂溶性栄養素とともにキロミクロンを形成する．キロミクロンはリンパ管に輸送され，静脈（左鎖骨下静脈）を経由して心臓に到達する[20-78][22-78]．

11.5.3　消化吸収率

　消化吸収率とは，摂取した栄養素が吸収された割合を示す[25-78][31-74]．消化吸収率には見かけの消化吸収率と真の消化吸収率がある．見かけの消化吸収率は次の式で求められる（5.9.2 (2) 参照）．

$$見かけの消化吸収率（\%）＝吸収量／摂取量 \times 100$$

$$＝（摂取量－糞便中排泄量）／摂取量 \times 100$$

（吸収量は摂取量と糞便中排泄量の差から算出できる．）

　糞便中排泄量には食品の未消化物量の他に内因性損失量を含む．内因性損失量とは，消化液中の成分，剥離した消化管粘膜の細胞，腸内細菌などに由来し，食べ物を摂取しなくても排泄される糞便量である[21-80]．そのため，無たんぱく質食を摂取した場合にも，糞便中に窒素化合物は排泄される[25-78]．したがって，真の消化吸収率は，糞便中内因性排泄量を考慮して算出する[25-78][31-74][32-72][36-70] ため，次の式で求められる．

　　真の消化吸収率（\%）＝［摂取量－（糞便中排泄量－糞便中内因性排泄量）］／摂取量 \times 100

　算出式の比較から明白なように，真の消化吸収率は見かけの消化吸収率よりも高値を示す[16-110][25-78][31-74]．また，見かけおよび真の消化吸収率は，食品の形態や種類，調理によって大きく影響される[21-80]．

11.6　食物繊維・難消化性糖質の発酵・吸収

11.6.1　食物繊維の定義と分類

　食物繊維の定義や測定方法は国際的に統一されていないが，わが国では「ヒトの消化酵素で消化されない食物中の難消化性成分の総体」と定義され，酵素・重量法により測定されている．この方法では難消化性の高分子がすべて含まれる．しかし，英国などでは定義に植物細胞壁の構成成分以外を含めていない．近年，日本食物繊維学会ではルミナコイドという用語を採択し，「ヒトの小腸内で消化・吸収されにくく，消化管を介して健康の維持に役立つ生理作用

を発現する食物成分」と定義している．現状，わが国で一般的に使用されている食物繊維とルミナコイドを同義ととらえて問題ない．便宜上，これ以降は食物繊維と記述する．わが国の定義にあてはまるものはセルロース，ヘミセルロース，ペクチンなど植物由来の多糖類が多いが，甲殻類に含まれる多糖類であるキチンやその誘導体であるキトサンのような動物由来の食物繊維も存在する．さらにナタデココセルロースのような微生物が生成したものもある[26-56]．単糖が3〜9個重合した難消化性のオリゴ糖も食物繊維とされる．多様な食物繊維が存在するが，一般的に水への溶解性をもとに分類され，水溶性食物繊維と不溶性食物繊維に分けられる．

11.6.2 水溶性食物繊維と不溶性食物繊維の種類とはたらきの違い

水溶性食物繊維の主要なものとしてペクチン，ガム質（グアーガムやアラビアガムなど）が挙げられる．水に溶けた際に粘度が増加することから，加工食品において増粘剤として利用される．この特性は生体内でもさまざまな効果を示す．水溶性食物繊維が小腸に存在すると，共存するグルコースやコレステロールの吸収速度が低下し緩やかになるため，水溶性食物繊維には血糖値の上昇抑制作用や血中コレステロール値低下作用がある[26-56][30-76] [29-79]．多くの水溶性食物繊維は大腸において腸内細菌の発酵基質として利用される．この発酵により大腸内の有用菌が増加する．この能力を持つ食品成分をプレバイオティクスと呼ぶ[32-76]．大腸内発酵により乳酸や短鎖脂肪酸などが供給されると大腸内 pH は低下する．pH の低下は腐敗化合物を産生する菌の増殖を抑制し，カルシウムや鉄の溶解性を上昇させてミネラル吸収促進をもたらす．また，短鎖脂肪酸には大腸の蠕動運動を促進させる作用もある[32-76]．このような大腸環境の改善に対するアプローチはプレバイオティクスに限らない．大腸内の有用菌を食品成分として直接摂取する場合はプロバイオティクスと呼ぶ．また，両者を組み合わせて相乗効果を狙う概念をシンバイオティクスと呼ぶ．

不溶性食物繊維の主要なものとしてセルロース，ヘミセルロースが挙げられる．不溶性食物繊維の特徴は，かさ高く，保水性を示すことである．したがって，加工食品において保水剤として利用される．生理的には大腸で内容物の体積を保ち水分を保持するため，便量を増加させる．増加した大腸内容物は消化管を圧迫刺激することで，大腸の蠕動運動を促進させ，便通を改善させる[30-76]．また，不溶性食物繊維の中には陽イオン交換能や吸着作用を持つものがあり，それらはコレステロール排泄促進作用や Na$^+$ 排泄による降圧作用を示す[32-76]．

11.6.3 エネルギー換算の考え方

食物繊維をはじめとする難消化性糖質は小腸で消化されず大腸に到達し，40兆個に及ぶ腸内細菌が糖質源として代謝し，利用する[27-82]．これを大腸発酵という．大腸発酵によって短鎖脂肪酸（酢酸，プロピオン酸，酪酸）などの有機酸の他，水素やメタンなどのガス（屁の素）などが生成される[29-78]．生成された短鎖脂肪酸は大腸から吸収され，一部利用された後，門脈を経て肝臓やその他の組織でエネルギー源となる[30-76]．そのため，食物繊維はエネルギー価を有するものがある．大腸で完全に発酵された場合，エネルギー価は約 2 kcal/g である．各食物繊維の発酵性の違いによりエネルギー価も異なる．水溶性食物繊維のように腸内細菌によって発酵を受けやすい食物繊維はエネルギー源としての利用効率は高いが，1 g 当たり 4 kcal を超えることは決してない[16-110]．おおまかに水溶性食物繊維で 2 kcal/g，発酵されないもしくは発酵されづらい食物繊維の場合，それぞれ 0 ないし 1 kcal/g と概算される．

12 情報伝達

学習のねらい

①細胞間情報伝達は，神経伝達物質による神経系，ホルモンによる内分泌系，生理活性物質によるパラクライン・オートクラインに分類される．

②細胞内情報伝達は，ステロイドホルモンなどの情報を伝える核内受容体や，インスリンなどの情報を伝える細胞膜受容体を利用する．

③ホルモンはペプチドホルモン，ステロイドホルモン，アミノ酸誘導体ホルモンに分けられ，生体の恒常性維持に機能している．

12.1 細胞間情報伝達

　組織，器官，器官系はそれぞれの間で互いに協調して，からだ全体の機能の恒常性（ホメオスタシス）を保っている．ヒトでは，おもに神経系と内分泌系がホメオスタシスを調節している．そこでは，細胞間でのシグナル伝達が重要な役割を果たしている．このシグナル伝達は，シグナル伝達物質によって行われている．神経系は神経伝達物質，内分泌系はホルモンというシグナル伝達物質を利用し情報を伝達している．また，パラクライン（傍分泌）やオートクライン（自己分泌）などの局所的なシグナル伝達もある．局所的なシグナル伝達では，サイトカインなどのシグナル伝達物質が利用される．シグナル伝達物質はリガンドと呼ばれ，標的細胞に存在する受容体（レセプター）と呼ばれる特異的なたんぱく質[15-106, 24-22] と結合することによって，標的細胞へシグナルを正確に伝える．

12.1.1 神経系（神経伝達物質）

　神経系は神経細胞（ニューロン）によって構成されている．神経細胞は，細胞体から樹状突起と長い軸索をのばしている．軸索の先端で他の神経細胞の樹状突起や筋細胞などとの間で接合し**シナプス**を形成する．前神経細胞から軸索を通して，活動電位という電気信号が伝達される．それが**神経伝達物質**に置換されてシナプスに分泌されることで，シグナルが他の神経細胞や筋肉などの標的細胞に伝達される．シナプスにおいては，興奮は一方向に伝達される[15-88]（図 12.1）．代表的な神経伝達物質には，アミノ酸類，モノアミン類，さらにペプチド類，その他に一酸化窒素，一酸化炭素などの気体がある．

12.1.2 内分泌系（ホルモン）

　内分泌系は，内分泌器官の細胞で合成・分泌されたホルモンがシグナル伝達物質として血液を介して，遠隔の他の組織の細胞（標的細胞）や近傍の標的細胞に影響を与える（図 12.1）．

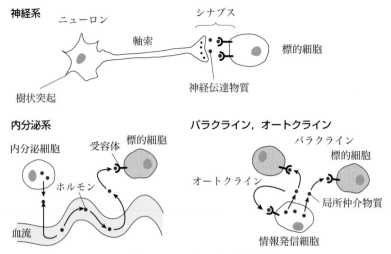

図 12.1　シグナル伝達様式

▌ 12.1.3　パラクライン・オートクライン

　シグナル伝達物質としてサイトカイン，エイコサノイド，生理活性ペプチドなどがあるが，これらはさまざまな細胞から分泌され，分泌細胞の近傍の細胞に作用する**パラクライン（傍分泌）**や，分泌した細胞自体に作用する**オートクライン（自己分泌）**など局所的にシグナルを伝達することもある（図 12.1）．ホルモンでも，近傍の細胞にパラクライン様式で作用を示すものもある．

12.2　細胞内情報伝達

　神経系，内分泌系，パラクラインなどの細胞から分泌されたシグナル伝達物質が標的細胞に作用を示すためには，標的細胞に存在する特異的な受容体に結合する必要がある．シグナル伝達物質の化学構造により，脂溶性と親水性に分類され，それぞれ核内受容体および細胞膜受容体を介して情報を伝達する（図 12.2）．

▌ 12.2.1　核内受容体

　ステロイドホルモンやチロキシンなどの脂溶性の低分子は，細胞膜を通過することができ，細胞質あるいは核に存在する核内受容体に結合して情報を伝達する[16-104, 23-25, 26-86, 32-32]（図 12.3）．核内受容体にステロイドホルモンや甲状腺ホ

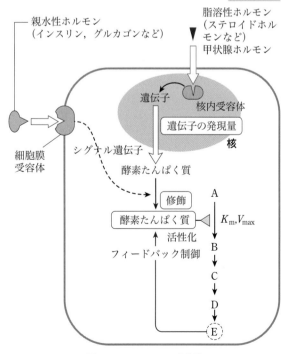

図 12.2　ホルモン–受容体

ルモンが結合すると核内受容体は転写因子とし
て作用して，遺伝子転写調節領域（プロモータ
ーやエンハンサー）に結合し転写を調節する．
すなわち，遺伝子の転写を介して酵素などのた
んぱく質の発現量を調節することにより情報を
伝達し細胞の機能を調節している[29-28]（図12.3）．

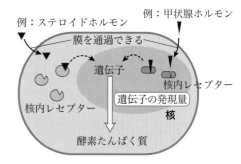

図12.3　核内受容体

■ 12.2.2　細胞膜受容体

　ペプチドホルモンなどの親水性のシグナル伝
達物質は，細胞膜を通過することができない
が，細胞膜上に存在する特異的な受容体に結合して情報を伝達する[16-106, 20-30, 31-24]．細胞膜に存在
する受容体は，細胞内への情報伝達の仕組みの違いによって，（1）**Gたんぱく質共役型**，（2）
チロシンキナーゼ型，（3）**イオンチャネル型**の3つに大きく分類される．

（1）　Gたんぱく質共役型

　多くの神経伝達物質やペプチドホルモンなどが，この**Gたんぱく質共役受容体**に結合して
作用を示す．Gたんぱく質共役受容体の特徴は，受容体たんぱく質のペプチド鎖が7回細胞膜
を貫通していることである．その細胞質内部分にα-，β-，γ-サブユニットから成るGたん
ぱく質が結合している．アドレナリン，ノルアドレナリンやグルカゴンなどのシグナル伝達物
質がこの受容体に結合すると，受容体と共役しているGたんぱく質が活性化し[27-24, 31-24, 32-32]，
ATPを**cAMP**（**サイクリックAMP**，**環状AMP**）に変換するアデニル酸シクラーゼを賦活化
する[21-29, 23-25, 24-28, 29-28]．cAMPは，cAMP依存性たんぱく質リン酸化酵素（プロテインキナーゼA）を
アロステリックに活性化するはたらきを持つ[20-26, 21-24, 22-24]．この結果，細胞内で特定の酵素たん
ぱく質がリン酸化[20-26]され活性が制御され，代謝を調節する（図12.4）．分泌されて細胞に情
報を与えるホルモンなどを**ファーストメッセンジャー**という[21-29]のに対して，細胞外からの
情報を細胞内で伝達するcAMPなどを**セカンドメッセンジャー**という[20-30, 23-25, 31-24, 32-32]．これ以外に，

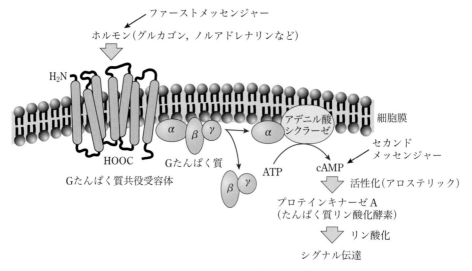

図12.4　Gたんぱく質共役受容体

Gたんぱく質共役受容体ではないが，ナトリウム利尿膜一回貫通型のペプチド受容体では，cGMP（サイクリックGMP）がセカンドメッセンジャーとしてはたらく[15-106, 28-28]．cAMPやcGMPは，ホスホジエステラーゼによってAMPおよびGMPに分解される[23-25]．

　活性化されたプロテインキナーゼAは，糖代謝においてたんぱく質のリン酸化カスケードを介してグリコーゲンホスホリラーゼのリン酸化を引き起こし活性化して，グリコーゲンの分解を促進して血糖値を上昇させる．一方でグリコーゲン合成酵素をリン酸化して不活性化し，グリコーゲンの合成を抑制する．また，脂質代謝においてホルモン感受性リパーゼをリン酸化して活性化して，トリアシルグリセロールの分解を促進する[34-26]．

　共役しているGたんぱく質の種類によって，活性化したGたんぱく質が細胞膜に存在するホスホリパーゼC（PLC）を活性化することもある．ホスホリパーゼCは，リン脂質の一種であるホスファチジルイノシトール4,5-二リン酸（PIP_2）[28-22]を分解して，セカンドメッセンジャーであるジアシルグリセロール（DG）とイノシトール1,4,5-三リン酸（IP_3）を産生する．IP_3は，小胞体からセカンドメッセンジャーとしてはたらくCa^{2+}[15-106, 22-25] [21-24]を動員し細胞内濃度を上昇させる．Ca^{2+}はカルモジュリンと結合して，カルモジュリン依存性キナーゼなどの酵素活性を制御する．また，DGはCa^{2+}とともにプロテインキナーゼCを活性化して，細胞機能を調節する．

（2）チロシンキナーゼ型

　インスリンの受容体であるインスリン受容体などは，細胞膜を一回貫通したペプチド鎖が組み合わさった**チロシンキナーゼ型受容体**である[24-23, 25-22, 29-28, 32-32]．細胞外領域にリガンド結合ドメインがあり，細胞内領域にチロシンキナーゼドメインを持っている．リガンドが結合するとチロシンキナーゼドメインが活性化され，標的たんぱく質のチロシン残基をリン酸化し，シグナルが伝達される（図12.5）．

（3）イオンチャネル型

　イオンチャネル型受容体では，リガンドが結合するとイオンチャネル部分が開き，イオンの移動が引き起こされる．たとえば，神経伝達物質であるアセチルコリンが細胞膜上の受容体に結合する[20-30]と，Na^+イオンチャネルが開き，Na^+の細胞内への流入により脱分極が起こり，細胞膜電位が正の方向に変化し[31-24]，活動電位としてシグナルが伝達される（図12.6）．

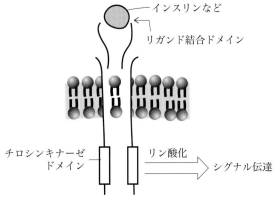

図12.5 チロシンキナーゼ型受容体

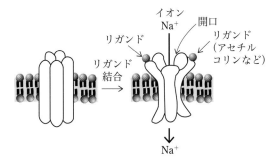

図12.6 イオンチャネル型受容体

12.3 内分泌（ホルモン）

　からだ全体の機能のホメオスタシス維持において中心的な役割を担っている内分泌系は，**ホルモンを産生し分泌する腺や器官である**．ホルモンはその化学構造から，**ペプチドホルモン，ステロイドホルモン，アミノ酸誘導体ホルモン**に分類される（表 12.1）．また，内分泌系によるホルモンの分泌は階層的に制御されており，**視床下部**が内分泌系の中枢としてはたらいている．視床下部より分泌されるホルモンは放出ホルモンであり，**下垂体**のホルモン分泌を促進または抑制している．下垂体から分泌されるホルモンは刺激ホルモンであり，末梢の内分泌腺や器官に作用してホルモンの放出を促進する．一方，ホルモン分泌が過剰になったときには，過剰なホルモンが視床下部または下垂体に作用して，放出ホルモンまたは刺激ホルモンの分泌を抑制する**フィードバック機構**が存在している（図 12.7）．

表 12.1 ホルモンの分類

	内分泌器官	ホルモン	標的組織	おもなはたらき
ペプチドホルモン	視床下部	副腎皮質刺激ホルモン放出ホルモン（CRH）	下垂体前葉	副腎皮質刺激ホルモンの放出促進
		甲状腺刺激ホルモン放出ホルモン（TRH）		甲状腺刺激ホルモンの放出促進
		成長ホルモン放出ホルモン（GHRH）		成長ホルモンの放出促進
		成長ホルモン抑制ホルモン（GHRIH）（ソマトスタチン）		成長ホルモンの放出抑制
		性腺刺激ホルモン放出ホルモン（GnRH）		性腺刺激ホルモンの放出促進
		プロラクチン放出ホルモン（PRH）		プロラクチンの放出促進
		プロラクチン抑制ホルモン（PIH）		プロラクチンの放出抑制
		メラニン細胞刺激ホルモン放出ホルモン（MRH）	下垂体中葉	メラニン細胞刺激ホルモンの放出促進
		メラニン細胞刺激ホルモン抑制ホルモン（MRIH）		メラニン細胞刺激ホルモンの放出抑制
	下垂体前葉	副腎皮質刺激ホルモン（ACTH）[15-106, 25-42]	副腎皮質	グルココルチコイドの分泌促進
		甲状腺刺激ホルモン（TSH）[20-40]	甲状腺	甲状腺ホルモンの分泌促進
		成長ホルモン（GH）[25-36, 32-33, 35-32, 36-26]	肝臓，全身	インスリン様成長因子–1（IGF–1）の分泌促進
		卵胞刺激ホルモン（FSH）[15-86]	卵巣，精巣	卵巣：卵胞の成熟 精巣：精子形成促進
		黄体形成ホルモン（LH）[15-86]	卵巣，精巣	卵巣：排卵促進 精巣：男性ホルモンの分泌促進
		プロラクチン（PRL）[21-41, 35-32]	乳腺	乳腺の発達，乳汁分泌促進
	下垂体中葉	メラニン細胞刺激ホルモン（MSH）	メラニン細胞	メラニン合成促進
	下垂体後葉	オキシトシン [16-87, 18-104, 20-40, 25-42, 30-23, 34-30, 35-32]	子宮，乳腺	子宮収縮，乳汁分泌促進
		バソプレッシン [16-87, 18-104, 20-39, 20-40, 25-42, 35-32, 36-32]	腎臓	水の再吸収促進

ペプチドホルモン	膵ランゲルハンス島 β細胞	インスリン [15-87, 17-87, 17-104, 18-88, 18-113, 21-28, 21-77, 21-83, 24-23, 24-29, 24-80, 25-22, 25-35, 25追-21, 26-82, 28-28, 29-27, 29-28, 32-21, 32-32]	肝臓，筋肉，脂肪	血糖値の低下
	膵ランゲルハンス島 α細胞	グルカゴン [15-87, 16-100, 17-87, 18-88, 21-42, 22-41, 22-80, 24-39, 25-79, 25追-24, 25追-25, 26-26, 28-28, 30-34, 33-23, 34-26, 36-22]	肝臓	血糖値の上昇
	膵ランゲルハンス島 δ細胞	ソマトスタチン [25-36, 32-33, 35-32]	膵ランゲルハンス島	グルカゴン，インスリンの分泌抑制
	胃	グレリン [33-29, 33-70, 35-69, 36-26]	視床下部	食欲の刺激
		ガストリン [15-87, 19-108, 20-80, 21-41, 23-38, 24-39, 24-77, 25-36, 25-77, 25追-35, 28-78, 29-78, 30-71, 32-28, 32-71, 35-70, 36-26]	胃，膵臓	胃酸分泌，膵消化酵素分泌促進
	十二指腸（S細胞）	セクレチン [15-87, 18-104, 19-108, 20-80, 22-41, 23-38, 24-39, 24-77, 25-36, 25追-35, 28-78, 29-78, 30-71, 32-26, 35-70, 36-27]	膵臓	重炭酸イオンの分泌促進
	十二指腸（I細胞）	コレシストキニン [19-108, 20-80, 22-41, 22-79, 24-78, 25-36, 25追-79, 28-78, 35-70]	膵臓，胆のう	膵消化酵素分泌促進，胆のう収縮
	小腸（L細胞） 十二指腸（K細胞）	インクレチン（GLP-1, GIP）[25-36, 33-29]	膵ランゲルハンス島	インスリン分泌促進
	甲状腺傍濾胞細胞	カルシトニン [17-87, 18-88, 21-42, 22-41, 23-30, 26-87, 28-86, 30-34, 30-39, 31-33, 31-82, 32-80, 34-37, 36-32]	腎臓，骨	血中カルシウム減少
	副甲状腺	副甲状腺ホルモン（PTH）[17-104, 18-117, 19-87, 20-40, 24-37, 25-86, 26-39, 29-86, 31-33, 32-80]	骨，腎臓，腸	骨吸収，血中カルシウム増加
	脂肪組織	レプチン [19-105, 22-77, 24-82, 25追-77, 26-77, 29-77, 30-28, 31-28, 32-25, 33-29, 33-70, 34-68, 35-69, 36-17]	視床下部，肝臓，筋肉	摂食抑制 糖取込み促進
ステロイドホルモン	副腎皮質	グルココルチコイド（コルチゾール）[17-104, 19-105, 31-34, 33-76]	全身	血糖上昇，血圧上昇，ストレス応答
		ミネラルコルチコイド（アルドステロン）[20-40, 21-40, 22-40, 25-42, 26-40, 30-23, 31-33, 32-30, 33-33]	腎臓	ナトリウムの再吸収促進 カリウム排泄促進
	精巣・副腎皮質	アンドロゲン [15-87, 17-87, 23-47, 26-45, 36-32]	精巣，全身	男性の二次性徴，精子形成促進
	卵巣	エストロゲン [15-86, 32-37, 34-37]	子宮，全身	女性の二次性徴，性周期
	卵巣・胎盤	プロゲステロン [15-86, 24-48, 30-401]	子宮，乳腺	妊娠成立，維持
アミノ酸誘導体ホルモン	甲状腺	甲状腺ホルモン（トリヨードチロニンT3・チロキシンT4）[17-104, 19-105, 21-42, 22-28, 23-25, 24-88, 25追-24, 26-87, 27-89, 30-34]	全身	代謝の活性化
	副腎髄質	アドレナリン，ノルアドレナリン [15-29, 18-101, 18-104, 19-104, 19-105, 20-40, 21-41, 21-42, 22-41, 24-31, 25追-28, 29-26, 30-23, 31-22, 31-24, 33-76, 34-26, 34-71, 35-32, 36-26]	肝臓，筋肉，心臓，脂肪	血糖上昇，血圧上昇，ストレス応答
	松果体	メラトニン [15-87, 17-87, 18-101, 30-22, 32-22, 33-25]	視床下部	睡眠作用

▍ 12.3.1　視床下部ホルモン

　　視床下部は，視床下部から分泌するホルモンもしくは神経シグナルによって下垂体によるホルモンの分泌を制御している．視床下部ホルモンおよび下垂体ホルモンはすべてペプチドホル

モンで，視床下部放出ホルモンと視床下部抑制ホル
モンによって，下垂体前葉と中葉からの下垂体ホル
モンの分泌を調節している．一方，下垂体後葉のホ
ルモン分泌は，視床下部ホルモンではなく，神経シ
グナルによって調節されている（図12.8）．

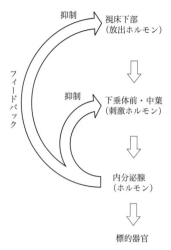

図 12.7　ホルモン分泌のフィードバック機構

12.3.2　下垂体ホルモン

（1）　副腎皮質刺激ホルモン

　視床下部ホルモンの**副腎皮質刺激ホルモン放出ホ
ルモン**（corticotropin-releasing hormone：CRH）
は，下垂体前葉の**副腎皮質刺激ホルモン**（adreno-
corticotrophic hormone：ACTH）の分泌を促進す
る．ACTH は副腎皮質に作用し，副腎皮質ホルモ
ン（グルココルチコイドと性ホルモン）の生成・分
泌を促進する[15-106, 25-42]．また，ACTH や CRH の分泌は，グルココルチコイドや性ホルモンによ
るフィードバック調節によって抑制される．

（2）　甲状腺刺激ホルモン

　視床下部ホルモンの**甲状腺刺激ホルモン放出ホルモン**（thyrotropin-releasing hormone：
TRH）は，下垂体前葉の**甲状腺刺激ホルモン**（thyroid stimulating hormone：TSH）の分泌を促
進する．TSH は甲状腺に作用し，甲状腺ホルモンの分泌を促進する．TSH の分泌は，血液中
の甲状腺ホルモンによるフィードバック調節により抑制される．バセドウ病は，TSH 受容体
を活性化する自己抗体が産生する自己免疫疾患の一つであり，血液中の甲状腺ホルモンの濃度
が上昇しているが，TSH 濃度は低下している[20-40]．

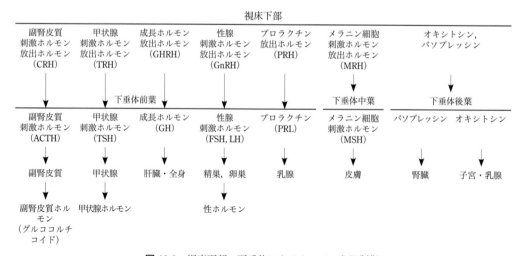

図 12.8　視床下部・下垂体によるホルモン分泌制御

（3）　成長ホルモン

　下垂体前葉からの**成長ホルモン**（growth hormone：GH）の分泌は，視床下部ホルモンであ
る**成長ホルモン放出ホルモン**（growth hormone releasing hormone：GHRH）によって促進さ

れ，**成長ホルモン抑制ホルモン**（growth hormone release-inhibiting hormone：GHRIH；別名：ソマトスタチン）によって抑制される[25-36, 32-33, 35-32]．GH は，細胞の分裂・増殖を促して骨の伸長などの成長作用とたんぱく質合成促進による筋肉の成長，糖新生の促進による血糖値の上昇[31-34, 36-26]，エネルギー不足のときの脂肪酸遊離などの代謝調節作用を示す．GH は，からだのほとんどすべての器官に直接または間接的に作用する．間接的にはたらく場合は，肝臓などからの**インスリン様成長因子-1**（insulin-like growth factor-1：IGF-1）の分泌を介して作用を示す．

(4)　卵胞刺激ホルモン・黄体形成ホルモン

卵胞刺激ホルモン（follicle stimulating hormone：FSH）と**黄体形成ホルモン**（luteinizing hormone：LH）は，総称して**性腺刺激ホルモン**（ゴナドトロピン：gonadotropin）ともいわれる糖たんぱく質ホルモンである[15-86]．**視床下部ホルモンの性腺刺激ホルモン放出ホルモン**（gonadotropin releasing hormone：GnRH），別名**黄体形成ホルモン放出ホルモン**（luteinizing hormone releasing hormone：LHRH）は，下垂体前葉の性腺刺激ホルモン産生細胞での合成と分泌を促進する．LH は，排卵・黄体形成を促し，プロゲステロンの分泌を促進する[31-34]．FSH は，卵巣では未成熟の卵胞の成熟を，精巣では精子の形成を促す．FSH は LH とともに，卵巣からのエストロゲンの合成・分泌を誘導する．

(5)　プロラクチン

プロラクチン（prolactin：PRL）の分泌は，視床下部ホルモンの**プロラクチン放出ホルモン**によって促され，**プロラクチン抑制ホルモン**によって抑制され，分娩と同時に下垂体前葉のプロラクチン分泌産生細胞で分泌される[21-41, 35-32]．プロラクチンは，妊娠中にエストロゲンやプロゲステロンによって発達した乳腺の発育，乳汁の生成と分泌を促進する[19-89, 22-41]．

(6)　メラニン細胞刺激ホルモン

下垂体中葉から分泌される**メラニン細胞刺激ホルモン**（melanocyte-stimulating hormone：MSH）の分泌は，視床下部ホルモンの**メラニン細胞刺激ホルモン放出ホルモン**によって促進され，**メラニン細胞刺激ホルモン抑制ホルモン**によって抑制される．MSH は，皮膚の黒色素細胞に作用しメラニン形成を促進する．

(7)　バソプレッシン，オキシトシン

下垂体後葉から分泌される**バソプレッシン，オキシトシン**[16-87, 18-104, 20-40, 25-42, 35-32]は，下垂体ではなく視床下部の室傍核もしくは視索上核の神経細胞で合成され，下垂体後葉にのびた神経終末で分泌される．

●**バソプレッシン**　バソプレッシンは，抗利尿ホルモン[17-104]とも呼ばれるペプチドホルモンで，脱水のため血液が濃縮されて，血漿浸透圧が上昇すると分泌される[30-23, 34-30]．腎臓の遠位尿細管に作用して水分の再吸収を促進し，尿量を減らす[16-87, 17-87, 18-86, 19-87, 20-88, 21-41, 25追-39, 31-33, 32-33, 33-33, 34-79, 36-32]．バソプレッシンの分泌不全では多尿となり，分泌過剰では高張尿となる[20-39]．

●**オキシトシン**　オキシトシンは，妊娠末期の子宮収縮[31-34]と陣痛を刺激し，出産に寄与する．また，分娩後の乳腺からの乳汁分泌を促す射乳促進作用がある[18-88, 19-105, 21-42, 32-39]．

12.3.3　松果体ホルモン

(1)　メラトニン

メラトニンは脳の松果体においてトリプトファンからセロトニンを経て生合成され[18-101, 30-22]，

分泌されるアミノ酸誘導体ホルモンである．その分泌には概日リズムがあり，昼間低く，夜間に高くなる[15-87, 33-25] 17-87．メラトニンは，さまざまな生体機能の概日リズムを調節し，睡眠と関係があると考えられている[32-22]．

12.3.4　膵臓ホルモン

（1）　インスリン

インスリンは，おもに食後血糖値が高くなると膵臓のランゲルハンス島の β（B）細胞で合成・分泌[15-87, 17-87]される，アミノ酸21個のA鎖と30個のB鎖の2本のペプチド鎖がジスルフィド結合（S-S結合）でつながった構造のペプチドホルモンである[24-23, 25追21]．インスリンは，プレプロインスリンという110個のアミノ酸から構成される1本鎖のペプチドとして合成され，小胞体でシグナルペプチドの切断によってアミノ酸86個の1本鎖のプロインスリンが形成される[25-22]．さらにゴルジ体でC鎖が切断され取り除かれインスリンが生成される（図5.7参照）．C鎖はインスリンとともに血中に分泌されるので，血中または尿中の濃度は，インスリンの生合成量の指標となる．

インスリン受容体はチロシンキナーゼ型受容体であり，細胞膜上に存在する[16-104, 29-28, 32-32]．インスリンが結合すると受容体の細胞内ドメインのチロシンキナーゼ活性領域が活性化し，各種酵素などのたんぱく質をリン酸化して作用を発揮する．

インスリンは筋肉，脂肪組織，肝臓などに作用する．骨格筋や脂肪組織では，グルコース輸送担体4（GLUT4）の細胞膜への移行を促し[24-29, 28-28, 32-21]，細胞膜上のGLUT4の量を増加させることにより，血中グルコースの骨格筋や脂肪組織への取り込みを促進することにより血糖値を低下させる[18-88, 18-113, 24-80, 32-75, 33-76, 34-71, 35-72]．肝臓や筋肉中において，グリコーゲン合成酵素を活性化しグリコーゲン合成を促進する[26-26]．また，ホルモン感受性リパーゼを不活性化し，脂肪組織のトリアシルグリセロールの分解を抑制する[21-28, 26-82, 29-27, 32-21]．一方で，インスリンは脂肪酸合成，コレステロール合成，トリアシルグリセロールの合成を促進する作用がある[17-104]．したがって，食後など血中インスリン濃度が高くなると，貯蔵脂質が増え[21-77]，体脂肪量の増加につながる[25-35]．また，インスリンは体たんぱく質の合成を促進する[21-83]．

（2）　グルカゴン

グルカゴンは，食間で血糖値が低くなると膵臓のランゲルハンス島の α（A）細胞で合成・分泌される[15-87, 17-87, 22-80, 24-39, 25-79, 30-34, 36-22]，アミノ酸29個のペプチドホルモンである．肝臓のGたんぱく質共役型受容体であるグルカゴン受容体にグルカゴンが結合すると，細胞内のセカンドメッセンジャーであるcAMP濃度が上昇する．これによりプロテインキナーゼAが賦活化し，リン酸化カスケードを経てグリコーゲンホスホリラーゼを活性化することにより，グリコーゲンを分解しグルコース1-リン酸の生成を促す[25追25]．すなわちグルカゴンは，グリコーゲン分解を促進するホルモンである[16-100, 18-88, 28-28, 33-23, 34-26]．グルコース1-リン酸は，肝臓ではグルコース6-リン酸を経て，グルコースに変換され血中に分泌されることにより血糖値を上昇させる．一方で，グルカゴンによって活性化されたプロテインキナーゼAはグリコーゲン合成酵素をリン酸化することにより不活性化[26-26]し，グリコーゲン合成を抑制する．また，グルカゴンは肝臓における糖新生を促進する[25追24]．これらの作用によって，グルカゴンは血糖値を数分以内に上昇させる作用がある[21-42, 22-41]．

12.3.5　消化管ホルモン

　　消化管ホルモンは，胃や十二指腸および小腸上部の粘膜に散在する内分泌細胞で生合成され，食物やその消化物の刺激を受け[19-108, 24-78]，毛細血管内に分泌される．分泌された消化管ホルモンは，隣接する消化器系臓器である胃，小腸，肝臓および胆のうに作用し，消化酵素の分泌や消化管運動を調節するペプチドホルモンである（図12.9）．

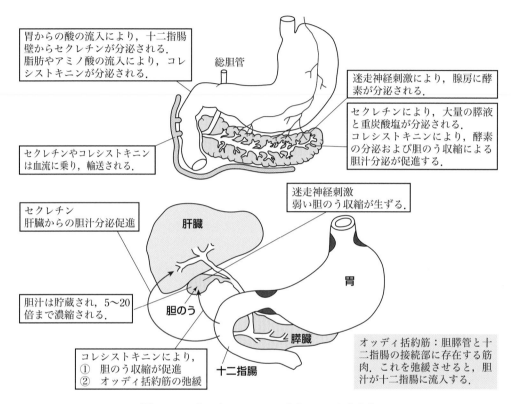

胃からの酸の流入により，十二指腸壁からセクレチンが分泌される．脂肪やアミノ酸の流入により，コレシストキニンが分泌される．

総胆管

迷走神経刺激により，腺房に酵素が分泌される．

セクレチンにより，大量の膵液と重炭酸塩が分泌される．コレシストキニンにより，酵素の分泌および胆のう収縮による胆汁分泌が促進する．

セクレチンやコレシストキニンは血流に乗り，輸送される．

迷走神経刺激
弱い胆のう収縮が生ずる．

セクレチン
肝臓からの胆汁分泌促進

肝臓

胃

胆汁は貯蔵され，5〜20倍まで濃縮される．

胆のう

コレシストキニンにより，
① 胆のう収縮が促進
② オッディ括約筋の弛緩

膵臓

十二指腸

オッディ括約筋：胆膵管と十二指腸の接続部に存在する筋肉．これを弛緩させると，胆汁が十二指腸に流入する．

図12.9　セクレチン・コレシストキニンのはたらき

（1）　ガストリン

　　ガストリンは，胃に食塊，特にたんぱく質が入ることによって分泌される[28-78, 29-78, 32-71]．胃幽門洞の粘膜上皮G細胞で生成・分泌されるペプチドホルモンで[24-39, 24-77, 25-36, 25追-35, 28-78]，胃体壁細胞のガストリン受容体に結合して[23-38]，胃酸の分泌，主細胞からのペプシノーゲンの分泌を促進する[19-108, 20-80, 21-41, 25-36, 25-77, 25追-35, 27-78, 34-28, 35-70]．また，胃の平滑筋にはたらき胃の蠕動運動を促す[15-87, 30-71]．迷走神経の興奮もガストリンの分泌を引き起こす．ガストリンの分泌は，胃幽門および十二指腸のpHが2.5以下になると抑制される．

（2）　セクレチン

　　セクレチンは，pHが4以下になると十二指腸上部のS細胞から分泌されるペプチドホルモンで[18-104, 24-39, 25-36, 25追-35]，膵臓から重炭酸イオン（HCO_3^-）を含んだ膵液の分泌を促進し[19-108, 20-80, 28-78, 30-71]，胃の消化物を中和し，膵液に含まれる消化酵素による消化を亢進する．また，胃内容物が十二指腸に移送されることにより分泌され，ガストリンの分泌を抑制することにより，胃酸分泌を抑える[15-87, 20-80, 22-79, 23-38, 24-77, 25-36, 28-78, 29-78, 30-71, 32-26, 35-70, 36-27]．

(3)　コレシストキニン

　コレシストキニンは，食物中の脂肪や脂肪酸により十二指腸と空腸上部のⅠ細胞から分泌される。ペプチドホルモンで，胆のうの収縮による胆汁の放出を促進する[19-108, 20-80, 22-41, 24-78, 25-36]．また，消化酵素を含む膵液の分泌も促進する[19-108, 22-79, 25-36, 25追-79, 28-78, 35-70]．

(4)　インクレチン

　グルカゴン様ペプチド-1（GLP-1）はグルコース依存性インスリン分泌刺激ポリペプチド（GIP）とともに**インクレチン**と呼ばれ，脂肪酸およびアミノ酸の存在によってそれぞれ小腸下部内面のL細胞および十二指腸のK細胞から分泌が促進されるペプチドホルモンである．インクレチンは，血糖値上昇に伴う膵臓β細胞からのインスリン分泌を促進する[25-36, 33-29]．

(5)　グレリン

　グレリンは，空腹になると胃から分泌されるペプチドホルモンで，視床下部に作用して食欲を刺激する[33-29, 33-70, 35-69, 36-26]．また，下垂体に作用し成長ホルモンの分泌を促進する．

12.3.6　副腎皮質ホルモン

　副腎皮質は三層構造で外側の球状帯からミネラルコルチコイド（鉱質コルチコイド），束状帯からグルココルチコイド（糖質コルチコイド），網状帯から性ホルモンが分泌される[25追-39]．これらのホルモンは，コレステロールから合成される（図12.10）．

(1)　グルココルチコイド

　グルココルチコイドの主要なものは，**コルチゾール**，コルチコステロン，コルチゾンなどがあるが，その活性の95%をコルチゾールが担っている．グルココルチコイドの分泌は視床下部ホルモンのCRHと下垂体前葉ホルモンのACTHの連携によって調節されている．このような連携によるグルココルチコイドの分泌制御は，視床下部-下垂体-副腎軸（HPA axis）といわれる．この軸を介するフィードバック調節により副腎からのグルココルチコイドの分泌は抑制される．

　グルココルチコイドは肝臓で核内受容体に結合して，糖新生を促進して血糖値を上昇させる[17-104, 19-105, 31-34]．このような作用が名前の由来になっている．またコルチゾールには血圧上昇作用もある[31-34]．

(2)　ミネラルコルチコイド

　ミネラルコルチコイドの代表は**アルドステロン**であり，ミネラルコルチコイド活性の約90%を担っている．アルドステロンは球状帯で合成・分泌され，循環血の減少，レニン-アンギオテンシン系の活性化によって調節されている（図12.11）．アルドステロンは，電解質代謝に関与し，尿細管におけるNa^+の再吸収とK^+の排泄を促進させるとともに水の再吸収を促進することによって，循環血液量の増加を引き起こし，血圧を上昇させる[20-40, 21-40, 22-40, 25-42, 31-33, 32-30, 33-33, 36-32]．循環血液量の減少は，レニン-アンギオテンシン系を活性化させ，アルドステロンの分泌を促進する[26-40, 30-23]．

12.3.7　副腎髄質ホルモン

　カテコールアミンと呼ばれる**アドレナリン**（エピネフリン）や**ノルアドレナリン**（ノルエピネフリン）は，チロシンから合成されるアミノ酸誘導体で副腎髄質のクロム親和性細胞から分泌される[15-29, 18-101, 18-104, 19-104, 20-40, 24-31, 25追-28, 29-26, 31-22, 35-32]が，その約80%はアドレナリンである（図12.12）．副腎髄

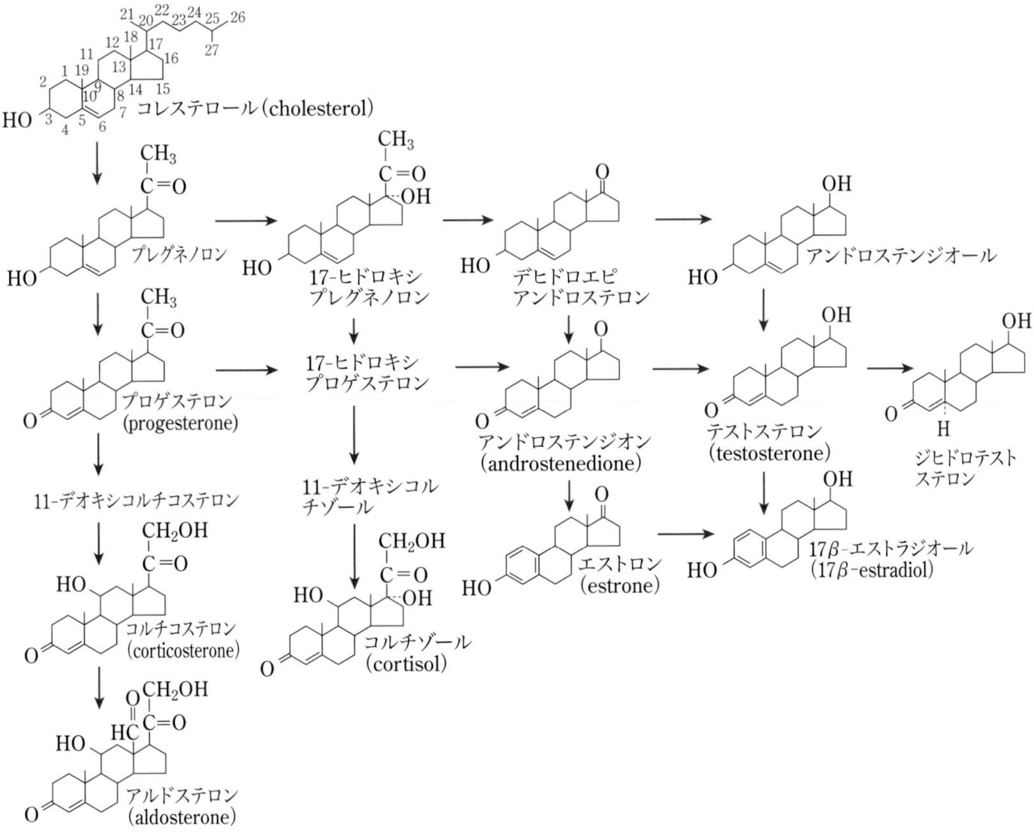

21 20 22 23 24 25 26
18 17 27
12 11 19
1 13 16
2 9 14 15
3 10 8
4 5 7
HO 6
コレステロール（cholesterol）

CH₃
C=O
HO　プレグネノロン

CH₃
C=O
OH
HO　17-ヒドロキシ
プレグネノロン

O
HO　デヒドロエピ
アンドロステロン

OH
HO　アンドロステンジオール

CH₃
C=O
O　プロゲステロン
(progesterone)

CH₃
C=O
17-ヒドロキシ
プロゲステロン

O
O　アンドロステンジオン
(androstenedione)

OH
O　テストステロン
(testosterone)

OH
O　H
ジヒドロテスト
ステロン

11-デオキシコルチコステロン

CH₂OH
C=O
OH
11-デオキシコル
チゾール

O
HO　エストロン
(estrone)

OH
HO　17β-エストラジオール
(17β-estradiol)

CH₂OH
HO　C=O
O　コルチコステロン
(corticosterone)

CH₂OH
HO　C=O
OH
O　コルチゾール
(cortisol)

CH₂OH
O C=O
HO HC
O　アルドステロン
(aldosterone)

図 12.10　副腎皮質ホルモン

質ホルモンの分泌は交感神経の支配を受けており，運動，精神的刺激，寒冷，低血糖，低血圧などのストレスによって増加する．アドレナリンとノルアドレナリンは，血圧が低下すると分泌され，心拍数増加および血圧上昇作用がある[19-105, 21-42, 22-41, 30-23]．また，肝臓でのグリコーゲン分解を促進することによって血糖値を上昇させる[33-76, 34-71]．脂肪組織においては脂肪分解を促進する[34-26, 36-26]．クロム親和性細胞に由来する褐色細胞腫が発生すると，副腎髄質ホルモンの分泌が過剰に

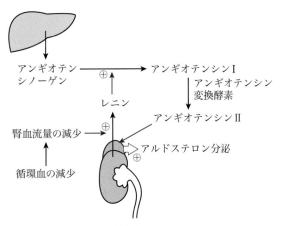

アンギオテンシノーゲン　→⊕→　アンギオテンシンI
アンギオテンシン
変換酵素
レニン　　アンギオテンシンII
腎血流量の減少　⊕　　　アルドステロン分泌⊕
循環血の減少

図 12.11　循環血-アルドステロン

なり[21-41]，高血圧，心悸亢進などの症状が出現する．アドレナリン・ノルアドレナリンは，交感神経節後線維の神経伝達物質でもあるので，内分泌系と神経系ではたらく[31-24]．

12.3.8　性ホルモン

　性ホルモンは性腺（精巣と卵巣）および胎盤と副腎皮質でコレステロールから合成されるステロイドホルモンである．性ホルモンは，男性ホルモンである**アンドロゲン**と女性ホルモンで

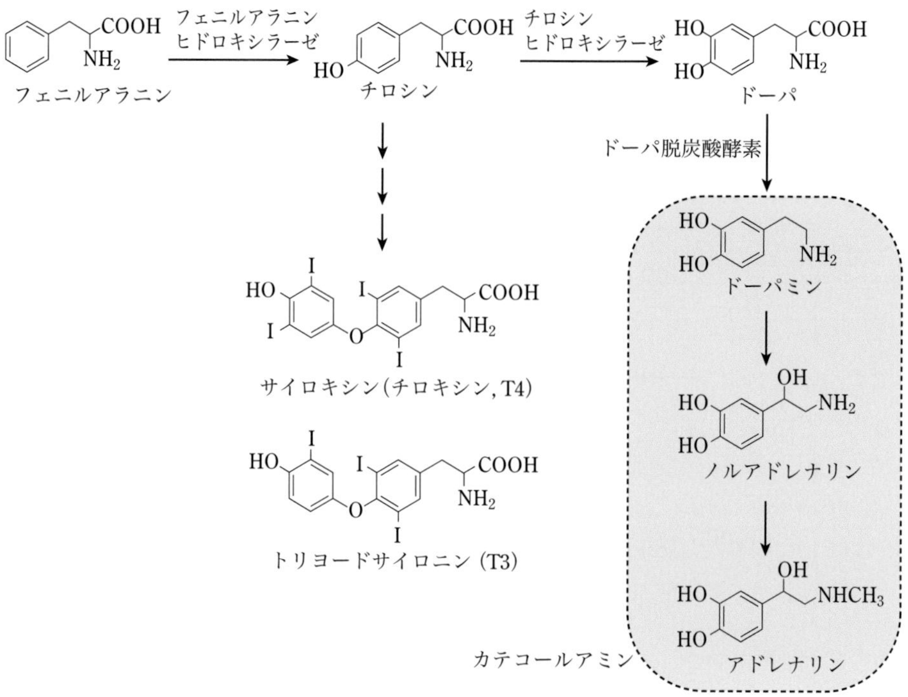

図 12.12 カテコールアミン・サイロニン代謝

ある**エストロゲン**と**プロゲステロン**である.

(1) アンドロゲン

　代表的なものはテストステロンで,他にジヒドロテストステロン,アンドロステンジオン,デヒドロエピアンドロステロンなどがある.男性では精巣のライディッヒ細胞で合成・分泌される[23-47][26-45].また,女性の卵巣や男女の副腎皮質からわずかに分泌される[15-87][17-87].アンドロゲンの分泌は下垂体前葉ホルモンの黄体形成ホルモン(LH)によって促進される.一方,アンドロゲンはフィードバック調節によって GnRH や LH の分泌を抑制する.

　アンドロゲンは,胎生期の性分化,男性外部生殖器の形成,思春期後の性徴の発現,骨格筋などでのたんぱく質合成促進による男性らしい体格の形成を促す.

(2) エストロゲン

　代表的なものは生理活性が高い β-エストラジオールで,他にエストロン,エストリオールがある.エストロゲンは,妊娠していない女性の卵巣でおもに合成・分泌されるが,妊娠中には胎盤からも大量に分泌される.卵巣におけるエストロゲンの合成・分泌は下垂体前葉ホルモンの FSH によって促進される.女性生殖器の発育,思春期後の性徴の発現,性周期前半の子宮内膜増殖と肥厚促進作用がある.また,エストロゲン分泌の上昇により,一過的な下垂体前葉の LH の分泌が起こり,排卵が誘発される[15-86].エストロゲンは骨吸収を抑制する作用があり[32-37][34-37],閉経後エストロゲン分泌が消退することにより骨粗鬆症が起こりやすくなる.

(3) プロゲステロン

　プロゲステロンは排卵後に卵巣で形成される黄体で合成・分泌され[24-48][30-40],月経周期後半の子宮内膜の増殖肥厚維持,分泌物の増加を促進して受精卵の着床を促す[15-86].また妊娠期に

は胎盤からも分泌され，LH の分泌を抑え，排卵の抑制，妊娠の維持，乳腺の発達を促進する．

12.3.9　甲状腺ホルモン

（1）　甲状腺ホルモン

　甲状腺ホルモンは，チロシンから合成されるヨウ素を 4 原子結合した[22-28,26-87]チロキシン（T4）と 3 原子のトリヨードチロニン（T3）のアミノ酸誘導体ホルモンで，甲状腺の濾胞細胞から分泌される．甲状腺ホルモンの分泌は，TSH によって促進される．一方，過剰なチロキシンは，TSH の分泌を抑制する[30-34]．甲状腺ホルモンは標的細胞の細胞膜を通過するとほとんどが T3 に変換されて，核内に存在する核内受容体に結合し標的遺伝子の転写を介して酵素，構造たんぱく質，輸送体などの合成を促進する[23-25,25追-24]．体内のほとんどすべての組織で細胞代謝活性を増加させ，基礎代謝，酸素消費量，エネルギー代謝を亢進させる[17-104, 19-105, 21-42, 24-88, 27-89, 31-34]．

（2）　カルシトニン

　カルシトニンは血中カルシウム濃度が上昇したときに，甲状腺の傍濾胞細胞から分泌されるペプチドホルモンである[17-87, 26-87, 30-34, 32-80]．逆に，血中カルシウム濃度が低下するとその分泌が抑制される．カルシトニンは破骨細胞に作用し骨吸収（骨からのカルシウム放出）を抑制するとと

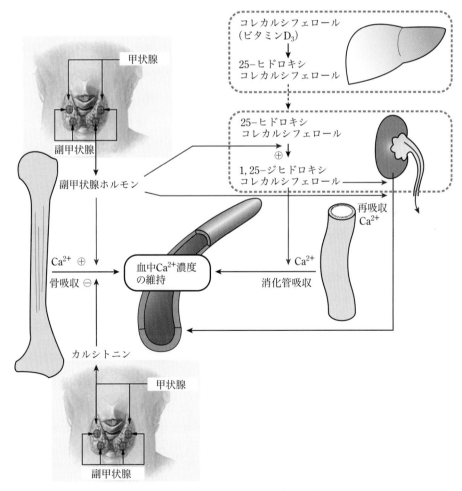

図 12.13　血中カルシウム濃度の調節

もに，尿細管でのカルシウムとリン酸の再吸収を抑制し，血中カルシウム濃度を低下させる[18-88, 21-42, 22-41, 23-30, 28-86, 30-39, 31-33, 31-82, 32-80, 34-37, 36-32]（図 12.13）．

12.3.10　副甲状腺ホルモン

副甲状腺ホルモン（parathyroid hormone：PTH）は**パラトルモン**とも呼ばれるペプチドホルモンである．副甲状腺ホルモンは血中カルシウム濃度の調節作用を持つ[18-117]（図 12.13）．血中カルシウム濃度が低下すると副甲状腺ホルモンの分泌が増加し，破骨細胞に作用し骨吸収を促進する[17-104, 19-87, 20-40, 25-86, 26-39, 29-86, 32-80]．また，腎臓での活性型ビタミン D である**1, 25-ヒドロキシビタミン D**の生成を促進することにより，血中カルシウム濃度を上昇させる[19-87, 28-86]．すなわち，カルシウムは摂取量が少なくなると吸収率が上昇する[18-111]．しかし，副甲状腺ホルモンは，腎尿細管でのリンの再吸収を抑制する[24-43, 31-33]．

12.3.11　脂肪ホルモン

脂肪組織もさまざまな生理活性因子を分泌し，総称して**アディポカイン**（アディポサイトカイン）と呼ばれる（図 12.14）．アディポカインには，小型脂肪細胞から分泌される**レプチン**や**アディポネクチン**などの善玉アディポカイン[13-71, 31-28, 18-104]がある．レプチンは，アディポカインの一つで脂肪組織から分泌されるペプチドホルモンである[18-104, 36-17]．レプチンは視床下部に作用して食欲抑制作用を示すため，分泌量の増加によって摂食が抑制される．また，エネルギー消費量を増加させる[19-105, 22-77, 25追-77, 26-77, 30-28, 31-28, 33-29, 33-70, 34-68]．脂肪蓄積量が多くなり脂肪細胞が肥大，すなわち体脂肪率が上昇するとレプチンの分泌は増加する[24-82, 29-77, 31-28]が，視床下部のレプチンに対する応答性が低下するレプチン抵抗性になり，食欲が抑制されず摂食が抑制されなくなる．また，肥大化した脂肪細胞では，アディポネクチンの分泌が減少するとともに悪玉アディポカインである炎症性サイトカイン **TNF-α**や遊離脂肪酸の分泌が起こり，インスリン抵抗性（インスリン感受性が低下）を引き起こし，糖尿病の原因となる[31-28, 33-29]．また，血栓形成を促進するプラスミノーゲン活性化抑制因子 1（PAI-1）や血圧上昇を引き起こすアンギオテンシノーゲン[31-28]などの悪玉アディポカインの分泌も上昇する（図 12.15）．

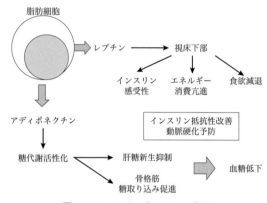

図 12.14　アディポカインの作用

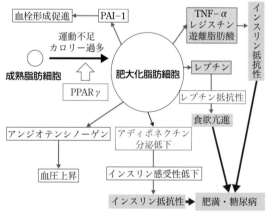

図 12.15　肥満とアディポカイン

13 核酸と遺伝子

13.1 核酸の構造と代謝

13.1.1 核酸の構造（プリンヌクレオチド・ピリミジンヌクレオチド）

核酸には，デオキシリボ核酸（DNA）とリボ核酸（RNA）がある．核酸の基本構造はペントース，塩基，リン酸から構成されるヌクレオチドである[33-20, 34-19]．アデノシン三リン酸（ATP）はヌクレオチドである[31-19]．リン酸を持たずペントースと塩基で構成された構造はヌクレオシドと呼ばれる[24-32]（図 13.1a）．ペントースには DNA では D-デオキシリボースが用いられ，RNA では D-リボースが用いられる[25追-22, 29-23]（図 13.1b）．塩基は 2 つに分類され，プリンとピリミジンがある．プリンにはアデニン（A），グアニン（G）が，ピリミジンにはシトシン（C），チミン（T）およびウラシル（U）が存在する[25追-27, 34-19]（図 13.1c）．DNA の塩基はアデニン，グアニン，シトシン，チミンから成り，RNA の塩基はアデニン，グアニン，シトシン，ウラシルから成る[28-23]．核酸はヌクレオチドのリン酸が，ペントースの 3′ 位の水酸基と 5′ 位のリン酸基間にホスホジエステル結合を形成し，5′→3′ の方向に伸長したポリヌクレオチドであり，明確な方向性を持つ．核酸の塩基は伸長に無関係のため，ペントースとリン酸が交互に結合することで主鎖が構成される[19-98, 22-30, 25追-27, 27-22]．

遺伝子の本体である DNA はおもに核に存在し，2 本の方向性を持ったポリヌクレオチドが互いに逆方向を向いて二重らせん構造を形成している．2 本のポリヌクレオチドはそれぞれ塩基を相手側に突き出している．向き合った塩基は，グアニンとシトシン[17-98, 19-98, 28-23, 30-20, 33-20]，アデニンとチミンがそれぞれ相補的塩基対を成す[24-32, 28-23, 30-20, 33-20]．DNA の二重らせん構造を保持する相補的塩基対は，水素結合によって形成されている[19-98, 25-28]（図 13.2）．

RNA は，塩基，リボースおよびリン酸から成るポリヌクレオチドであり，核と細胞質に存

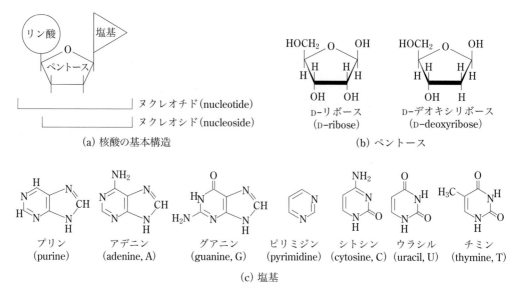

リン酸
塩基
ペントース
ヌクレオチド (nucleotide)
ヌクレオシド (nucleoside)
(a) 核酸の基本構造
D-リボース
(D-ribose)
D-デオキシリボース
(D-deoxyribose)
(b) ペントース
プリン
(purine)
アデニン
(adenine, A)
グアニン
(guanine, G)
ピリミジン
(pyrimidine)
シトシン
(cytosine, C)
ウラシル
(uracil, U)
チミン
(thymine, T)
(c) 塩基

図 13.1　ヌクレオチドとその構造

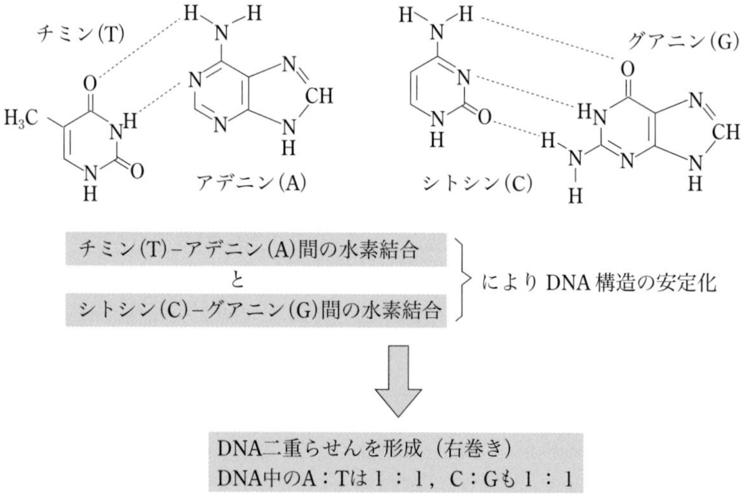

チミン(T)
アデニン(A)
シトシン(C)
グアニン(G)
チミン(T)−アデニン(A)間の水素結合
と
シトシン(C)−グアニン(G)間の水素結合
により DNA 構造の安定化
DNA二重らせんを形成（右巻き）
DNA中のA：Tは１：１，C：Gも１：１

図 13.2　核酸の構造と塩基の相補性

在する．基本的には 1 本鎖の核酸である[33-20]．リボソーム RNA（rRNA），トランスファー RNA（tRNA），メッセンジャー RNA（mRNA）などがあり，いずれも遺伝子発現に関わっている．また，細胞内で量がもっとも多い RNA は，rRNA（全 RNA の 95%）である[26-22]．

13.1.2　ヌクレオチドの代謝

ヒトは必要に応じて塩基を合成できる．また，リボースもペントースリン酸回路を介して合成できる．そのため，核酸およびヌクレオチドは必須の栄養素ではない[15-105]．体内でのヌクレオチド合成の経路には，既存の塩基が利用される経路と新規に合成する経路がある[15-105]．前者を再利用経路（サルベージ経路）[18-103]，後者を *de novo* 合成（新規に合成するという意味）という．また，プリンヌクレオチドとピリミジンヌクレオチドは別の経路で生成され

る[15-105]．食事由来の核酸は腸管内で分解され，モノヌクレオチドまたは尿酸にまで代謝されて吸収される．その後，不要分は尿中に排泄される．そのため，食事由来のプリン，ピリミジン塩基は組織中の核酸にほとんど取り込まれない．また，プリンの多い食事は血中の尿酸濃度上昇に関わっていると考えられる．

(1) プリンヌクレオチドの代謝

● ***de novo*合成** ペントースリン酸回路で合成されたリボース 5-リン酸の 1 位の炭素が ATP（エネルギー）を用いてピロリン酸化され，5-ホスホリボシルピロリン酸（PRPP）になる．ピロリン酸化は PRPP シンターゼによって触媒される（図 13.3）．PRPP はグルタミン，グリシン[16-103, 18-103]，N^{10}-ホルミルテトラヒドロ葉酸（葉酸を構成成分とする補酵素），アスパラギン酸，

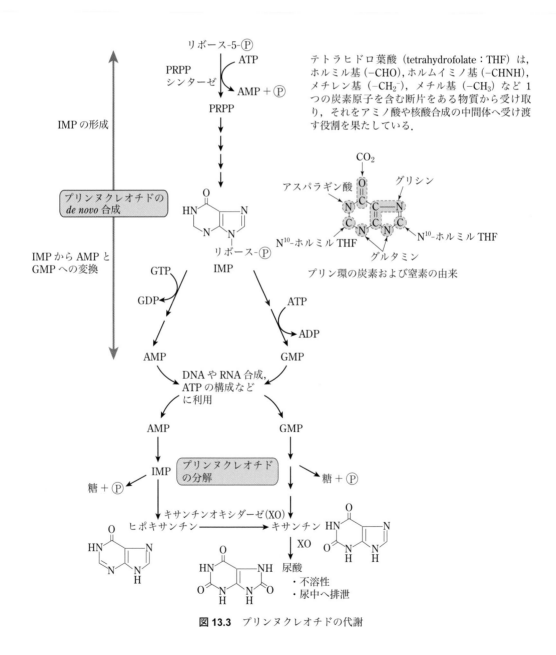

図 13.3 プリンヌクレオチドの代謝

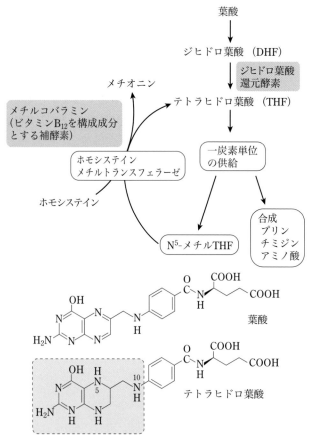

一炭素単位

－CH＝NH	N^5-ホルムイミノTHF
－CHO	N^5-ホルミルTHF
－CHO	N^{10}-ホルミル THF
＝CH－	N^5, N^{10}-メテニル THF
－CH₂－	N^5, N^{10}-メチレン THF
－CH₂	N^5-メチルTHF

葉酸

ジヒドロ葉酸　（DHF）

ジヒドロ葉酸
還元酵素

テトラヒドロ葉酸　（THF）

メチオニン

メチルコバラミン
（ビタミンB₁₂を構成成分
とする補酵素）

ホモシステイン
メチルトランスフェラーゼ

ホモシステイン

一炭素単位
の供給

N^5-メチルTHF

合成
プリン
チミジン
アミノ酸

葉酸

テトラヒドロ葉酸

テトラヒドロ葉酸は核酸やアミノ酸の代謝に関わる補酵素である．
したがって，テトラヒドロ葉酸の不足はDNA合成の阻害を引き起
こす．また，N^5-メチルテトラヒドロ葉酸はメチル基をホモシステ
インに供与することによってテトラヒドロ葉酸に変換される．この
反応にはビタミンB₁₂を構成成分とした補酵素（メチルコバラミ
ン）が必要である．そのため，ビタミンB₁₂が不足した場合もテト
ラヒドロ葉酸が不足し，DNA合成が阻害される．
テトラヒドロ葉酸は一炭素単位の供給源として機能するが，この炭
素単位は他の代謝によって合成されたホルムアルデヒドから得る．

図 13.4　葉酸とビタミン B₁₂

CO_2を素材に数段階の反応の後，イノシン一リン酸（イノシン酸，IMP）へ合成される．合成
されたイノシン一リン酸から，アデニンヌクレオチド（AMP）およびグアニンヌクレオチド
（GMP）が合成される[18-103]．PRPP はプリンヌクレオチドの de novo 合成における律速酵素で
あり，合成産物である AMP および GMP によってフィードバック阻害を受ける．
　プリンヌクレオチドの合成ではN^{10}-ホルミルテトラヒドロ葉酸を素材としている[36-77]ため，
核酸の合成が亢進すると，葉酸の利用量が増加する[25-85]．つまり，葉酸不足は，DNA および
RNA 合成に支障をきたす[22-84]．さらに，N^{10}-ホルミルテトラヒドロ葉酸の生成にビタミン B₁₂
が不可欠であり，ビタミン B₁₂の不足は，葉酸不足を介して DNA および RNA 合成に支障をき
たす[22-84]（図 13.4）．

●**サルベージ経路**　後述するプリンヌクレオチドの分解によって生成される遊離のプリン塩基を再利用する経路である．再利用されたプリン塩基を PRPP によってホスホリボシル化することで，アデニン，ヒポキサンチン，グアニンを AMP，IMP，GMP に合成する．再利用の塩基を用いるため，*de novo* 合成で必要とした ATP が不要になる．

●**分解排泄**　プリンヌクレオチドの分解で，アデノシンはイノシンとヒポキサンチンを経てキサンチンを生成し，グアノシンはグアニンを経てキサンチンを生成する．プリンヌクレオチドから生成されたキサンチン[18-103]はキサンチンオキシダーゼによって尿酸に代謝される．食品から摂取したプリン塩基も体内で尿酸にまで代謝される[15-105, 18-103, 25追-28, 31-29, 33-20, 34-19]．尿酸は強力な抗酸

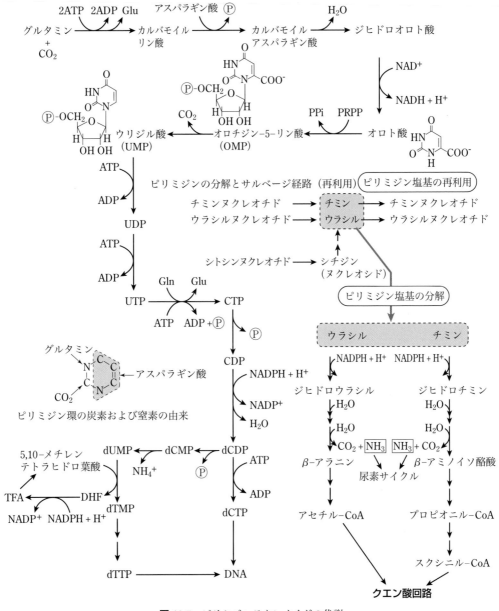

図 13.5　ピリミジンヌクレオチドの代謝

化物質であり，ヒトに有益な場面もある．しかしながら，血中尿酸濃度が飽和すると，尿酸ナトリウムが関節などで結晶化し，痛風の原因となる．

(2) ピリミジンヌクレオチドの代謝

● de novo 合成　プリンヌクレオチドの合成では PRPP のピロリン酸部分に素材を結合させて徐々にプリン骨格化していくのに対し，ピリミジンヌクレオチドの合成では先にピリミジン骨格を合成してから PRPP を結合させる（図 13.5）．最初にグルタミンからカルバモイルリン酸が合成される．次に，カルバモイルリン酸とアスパラギン酸を反応させてカルバモイルアスパラギン酸が合成される[16-103]．続いてジヒドロオロト酸を経てオロト酸が合成される．これはピリミジンヌクレオチド合成の中間体である[16-103]．このオロト酸と PRPP が反応して，ヌクレオチドが生成される．その後ウリジル酸（UMP）に変換され，さらにシチジン三リン酸（CTP）やチミジン一リン酸（TMP）などが合成されていく．

●サルベージ経路　ピリミジン塩基はプリン塩基と違い，ヒトではピリミジンヌクレオチドにほとんど再利用されない．しかしながら，一応合成経路は存在する．この経路では，ウラシルとチミンをペントースに結合させてヌクレオシドを合成し，リン酸化されてヌクレオチド（UMP と dTMP）が合成される．このリン酸化で ATP が利用される．シトシンはそのままでは利用できず，シチジン（ヌクレオシド）をウリジンにした後，再利用される．

●分解排泄　ウラシルとシトシンは β-アラニンに代謝され，チミンは β-アミノイソ酪酸に代謝される．β-アラニンおよび β-アミノイソ酪酸は，そのまま尿中に排泄されるか，アミノ基を除去されてエネルギー代謝に利用される．除去されたアミノ基側は最終的に尿素として排泄される[15-105]．

13.2 ゲノム・遺伝子・染色体

　ヒトの細胞1個が持つ DNA は約 60 億塩基対といわれており，直線では2mを超えるといわれている．この DNA 鎖を細胞の核内に収納するためには，高度に折りたたむ必要がある．この折りたたみを実行するためにヒストンと呼ばれるたんぱく質が存在する（図 13.6）．ヒストンは正電荷を有しており，負電荷を有する DNA 鎖を引き付ける．1つのヒストンに DNA 鎖が約 1.7 回巻き付けられ，ヌクレオソームを形成する．さらに，ヌクレオソームはコイル状に巻かれクロマチン繊維となる[26-22]．クロマチン繊維もコイル状に巻かれて染色体を形成する．ヒトの核内には，22種類の常染色体が2組，性染色体が2

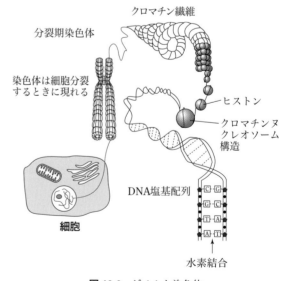

図 13.6　ゲノムと染色体

本の合計 46 本の染色体が存在する．2 本の性染色体は性別で異なり，男性は 1 本の X 染色体と 1 本の Y 染色体を持ち，女性は 2 本の X 染色体を持つ．染色体に折りたたまれた DNA のうち，たんぱく質の一次構造に関する情報を含む領域と，mRNA への転写時期と転写量を制御するプロモーターやエンハンサーなどの転写調節領域を遺伝子と呼ぶ．DNA は核内とミトコンドリア内に存在する[17-98][22-30]．核内の DNA と異なり，ミトコンドリア内の DNA は，環状 2 本鎖である[20-29]．

ゲノムとは遺伝情報の総体を指し，その生命を作る DNA の全塩基配列という意味を持つ．ヒトゲノムは核ゲノムとミトコンドリアゲノムから成る．ゲノムは 1 倍体の全 DNA 配列のため，ヒトは 2 組の核ゲノムを持つ．

13.3 遺伝子・染色体の複製

体細胞分裂で母細胞（分裂前細胞）の DNA と同じものが 2 つの娘細胞（分裂後細胞）に継承される．母細胞は分裂前に DNA を複製（染色体 DNA をもとにして同じ DNA が作られること）する[17-98]．DNA の複製では，まず DNA の 2 本鎖をほどいて 1 本鎖にする．それぞれの DNA 鎖を鋳型として，DNA プライマーゼや DNA ポリメラーゼなどのさまざまな酵素が作用して新しい DNA 鎖を合成する[28-23][29-23]．2 組の 2 本鎖 DNA は，それぞれ 2 本鎖の 1 本がもとの DNA 由来で，もう 1 本が新たに合成された DNA となる．この複製方法を半保存的複製とい

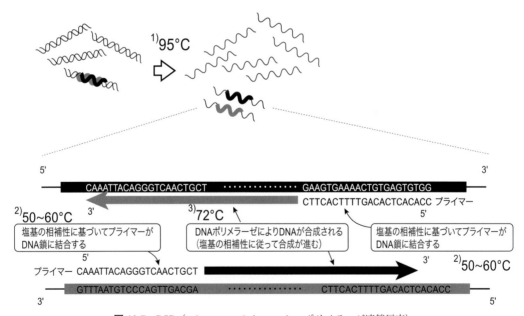

図 13.7 PCR（polymerase chain reaction, ポリメラーゼ連鎖反応）

目的とする DNA 領域を増幅するための手法をポリメラーゼ連鎖反応（PCR）法という．

1) （95℃）2 本鎖 DNA の水素結合が切れ，1 本鎖になる．
2) （50〜60℃）1 本鎖 DNA となった後，適当な温度に冷却すると，プライマー（目的とする DNA 領域の両鎖の 3′ 側に結合する相補配列；20 塩基程度）が塩基の相補性に従って，1 本鎖 DNA に結合する．
3) （72℃）DNA ポリメラーゼによりプライマーが結合した部分を起点として 1 本鎖部分と相補的な DNA が合成される．

1)〜3)を 30〜40 回繰り返すと目的とする DNA 領域が増幅する．

う．つまり，分裂直前の母細胞は通常の 2 倍の DNA を持っており，細胞周期の段階によって，DNA 量は変化する[20-29]．

　細胞分裂のたびに DNA は複製されるが，染色体末端のテロメアと呼ばれる塩基配列は，複製のたびに短くなる[20-29]ことが知られている．テロメアが短縮しきると，細胞は分裂できなくなる．がん細胞ではテロメアが短縮しないため，永続的な分裂が可能である．そのため，テロメアは細胞の老化やがんに大きく関与していると考えられている．

　ポリメラーゼ連鎖反応（PCR）法は 1983 年にキャリー・マリスによって発明された．これは増幅する DNA，各種ヌクレオチド，DNA ポリメラーゼおよび増幅したい DNA 鎖の 3′ 側に結合するプライマーを必要とし[30-20]，温度管理ができれば容易に DNA を増幅できる方法である[28-23]（図 13.7）．本法の発見は，後に続く遺伝子解析や組み換え技術の発達に大きく貢献した．

13.4　遺伝子発現

　遺伝子発現とは，DNA の遺伝情報に沿ったたんぱく質が合成され，表現型として形質に現れることを指す．つまり，生体はたんぱく質でできており，遺伝子はその設計図とみなすことができる．遺伝子発現の過程は①転写，②転写後修飾，③翻訳，④翻訳後修飾に分けられる．以下，各過程について述べる．

　DNA は核外に出ることができない．しかし，たんぱく質が合成される場所は核外のリボソームであるため，DNA の遺伝子領域を鋳型にして mRNA を合成し，核外へ情報を運び出す．この DNA から RNA への塩基情報の写し取りを転写という[25追-27]（図 13.8）．転写は，RNA ポ

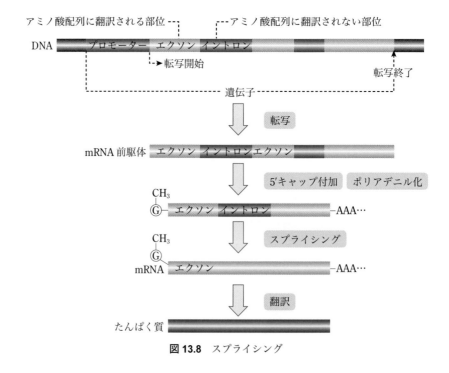

図 13.8　スプライシング

リメラーゼが目的とする構造遺伝子の上流に存在するプロモーターに結合することで開始される[22-30, 30-20]．RNA ポリメラーゼが転写開始部へ近づくと，DNA の 2 本鎖をほどいて，鋳型鎖に相補的なリボヌクレオチドを連結させて mRNA を合成する．DNA にはたんぱく質の一次構造に関する情報を持つエクソンと呼ばれる領域と，情報を持たないイントロンと呼ばれる領域が交互に存在しており，転写ではイントロンを含んだ mRNA が合成される[31-19]．RNA ポリメラーゼが転写終結部に到達すると，合成された mRNA と RNA ポリメラーゼは DNA を離れ，転写が終了する．転写によって合成された産物は，正確には mRNA 前駆体と呼ばれる．成熟した mRNA に変換するには，5′ キャップ付加と呼ばれる 5′ 末端への 7-メチルグアノシン付加，ポリアデニル化と呼ばれる 3′ 末端へのアデノシン連続付加，スプライシングと呼ばれる RNA 前駆体からのイントロン除去[20-29]が必要になる（図 13.8）．したがって，成熟した mRNA は，イントロン部分を持たず，エクソンのみから成る[22-30, 24-32, 25追-27]．一方，tRNA や rRNA はエクソンを持たない[23-29]ため，tRNA や rRNA にはアミノ酸を表すコドンが含まれていない[25追-27]．

　翻訳は，mRNA 上の 4 種類の塩基配列から，リボソーム上で 20 種類のアミノ酸配列に変換する過程である[29-23]（図 13.9）．mRNA においてアミノ酸に対応する塩基の配列をコドンと呼ぶ[17-98, 36-19]（図 13.10）．コドンは 4 種類の塩基を 3 つ組み合わせて 1 つのアミノ酸を決定する．この塩基の 3 つの組合せ，すなわちコドンは 64 通り存在する[23-29, 31-19]．これらが 20 種類のアミノ酸を決定するため，各アミノ酸に対応するコドンは複数存在する[19-98, 27-22]．コドンには翻訳の開始や終止を示すものもあり，開始コドンはメチオニンを示しているが，終止コドンはアミノ酸を指定していない[25-28]．mRNA のコドンに従い，tRNA によって特定のアミノ酸が運ばれてくる[25追-27, 29-23]．tRNA は mRNA に対するアンチコドンを持つため[22-30, 27-22, 23-29]，相補性を持つ mRNA のコドンに結合し，運ばれてきたアミノ酸が次々とペプチド結合してたんぱく質が合成される．翻訳とは，このような mRNA のコドンをもとにたんぱく質を合成する過程をいう[27-22]．翻訳後のたんぱく質は，さまざまな生化学的な反応を経て機能性たんぱく質となる．この過程を翻訳後修飾という．翻訳後

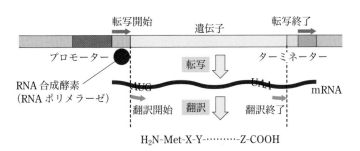

図 13.9 転写・翻訳

1番目の塩基	2番目の塩基				3番目の塩基
	U	C	A	G	
U	Phe Phe Leu Leu	Ser Ser Ser Ser	Tyr Tyr 終止 終止	Cys Cys 終止 Trp	U C A G
C	Leu Leu Leu Leu	Pro Pro Pro Pro	His His Gln Gln	Arg Arg Arg Arg	U C A G
A	Ile Ile Ile Met	Thr Thr Thr Thr	Asn Asn Lys Lys	Ser Ser Arg Arg	U C A G
G	Val Val Val Val	Ala Ala Ala Ala	Asp Asp Glu Glu	Gly Gly Gly Gly	U C A G

図 13.10 コドン表（遺伝暗号表）

修飾には，フォールディングと呼ばれるたんぱく質の折りたたみ，プロセシングと呼ばれるプロテアーゼによるペプチド鎖の切断，ジスルフィド結合，リン酸化などがある．

　DNAの塩基配列はたんぱく質の一次構造を示している．そのため，塩基配列の異常によって酵素たんぱく質の欠損が起こる場合があり[16-98]，代謝異常や疾病を発症することがある．フェニルケトン尿症はその一例である．これは後述する遺伝子多型によるものではなく[30-70]，フェニルアラニン水酸化酵素の欠損による．

13.5　遺伝形質と栄養の相互作用

13.5.1　遺伝子多型

　ヒトゲノムのサイズは約30億塩基対である．異なる生物種と塩基配列を比較すると，マウスとは70%，チンパンジーとは98.8%が一致している．ヒト同士で比較すると99.9%以上が一致している．しかしながら，この0.1%以下の差異が大きな個人差を生んでいる．ヒトゲノムの個人差は遺伝子多型と呼ばれている．遺伝子多型は，集団の中で特定部位の塩基配列が異なる構成員が1%以上存在する場合に使われる．遺伝子多型の中で，一塩基の置換によって生じた多様性がみられる遺伝子変異を遺伝子一塩基多型（SNP）と呼ぶ[21-89][25-28]．ヒトゲノム上では1000塩基に1個以上の割合でSNPが同定されており，これによって個人識別が可能なほどの個人差を有する[26-76]．また，遺伝子多型の出現頻度は，人種によって異なる[24-89][30-70]．たとえば，アルコールの代謝に関わる遺伝子では，日本人は，欧米人に比べてアルデヒド脱水素酵素2型の非活性型が多い[23-89]．しかしながら，すべての遺伝子に遺伝子多型が存在するわけではない[22-89]．また，遺伝子多型の中には，その遺伝子で作られるたんぱく質の機能に影響を与えない変異がある[21-89]．このような多型では，表現型に影響を与えない[24-89]．これらの遺伝子多型は次世代に遺伝し[25追-89]，食習慣では変わらず[22-89][25追-89]，後天的な環境要因でも変わらない[21-89][24-89]．

13.5.2　遺伝子多型と生活習慣病

　生活習慣病の発症に関連する遺伝子多型も存在する．2型糖尿病と関連する遺伝子は脱共役たんぱく質やβ3アドレナリン受容体など複数存在し[25-89]，発症に関連する複数の遺伝子多型が知られている[21-89]．また，血圧変化が食塩摂取量に過敏な人と，そうでない人がいる[25-89]が，これにもアンジオテンシノーゲン遺伝子などの多型が関わっている．

　生活習慣病の発症には環境要因（食事や運動など）と遺伝的素因の両方が強く影響している．したがって，たとえ生活習慣病に関する遺伝的素因を保持していても，生活習慣を改善すれば発症リスクは低減される[21-89]．たとえば，2型糖尿病と関連する遺伝子型を持っている人であっても，適切な食生活を送ることによって糖尿病発症のリスクを低減できる[25-89]．また，肥満の遺伝形質を持つ人であっても，適切な運動および食生活によって肥満の予防は可能である[26-76]．しかしながら，遺伝子型によって摂取した栄養素の利用のされ方に違いがあり，適正数値が万人において完全に一致することはない．

13.5.3　倹約遺伝子仮説

　近年では，先進諸国に限り飽食の時代といわれている．しかしながら，19世紀以前であれ

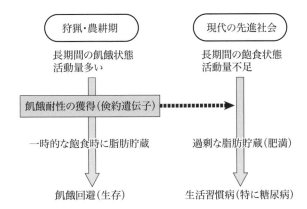

図 13.11　倹約遺伝子
狩猟民族より農耕民族の方が1日当たりのエネルギー摂取量が低かった
ため，狩猟民族より飢餓耐性を獲得した割合が多いと考えられている．
そのため，日本人は欧米人より飢餓耐性を有しており，西欧型の食事に
よって肥満を引き起こし，糖尿病を誘発しやすい．

ば先進諸国であっても慢性的な飢餓状態であった．倹約遺伝子仮説とは，過酷な飢餓状態のも
とでエネルギーを倹約できる個体が存続しているため，人類には可能な限りのエネルギーを蓄
えることができ，効率よく無駄なくエネルギーを使おうとする遺伝子の一群が存在する[22-89]
という説である（図13.11）．1962年にニールによって提唱された[30-70]．この遺伝子を倹約遺
伝子といい，基礎代謝の低下を起こすように変異した仮説的遺伝子である[24-89, 26-76, 30-70]．倹約遺
伝子の候補として脱共役たんぱく質（UCP）遺伝子，β3アドレナリン受容体遺伝子，ペルオ
キシソーム増殖因子活性化受容体γ（PPARγ）遺伝子などがある[30-70]．このような遺伝子型
を獲得した個体は，摂取したエネルギーを効率よく脂肪として貯蔵できる遺伝的素因を持つた
め，飢餓状態では有利に存続してきたと考えられる．エネルギー代謝に関与するいくつかの遺
伝子には多型が存在する[25追-89]のは，これが一因であると考えられる．一方，飽食の現代社会
において倹約遺伝子の発現は肥満に結びつきやすい．ただし，この遺伝子のみが肥満に関わっ
ているわけではない．肥満は，複数の遺伝子の変異によって発現することが多い[25-89]．

14 エネルギー代謝

14.1 肥満とエネルギー代謝の概念

　ヒトが生命活動を維持するためには，栄養素からエネルギーを摂取することが必要である．摂取された栄養素のうち，代謝されてエネルギーを産生するものは，糖質，脂質，たんぱく質である．これらの三大栄養素（エネルギー産生栄養素）と比べると，少量であるが，アルコールと酢，一部の食物繊維も，エネルギーを産生する．

　摂取した栄養素から産生されたエネルギーの大部分は，体温維持，細胞膜のイオン濃度勾配維持や身体活動などに使われている[24-26][25-24][26-23]．エネルギーの摂取量と消費量のバランスが不均衡だと，痩せや肥満などの体型の変化・疾病を引き起こす．肥満は，メタボリック・シンドロームなどの疾病を引き起こす原因の一つであり，世界的な問題となっている．一方，わが国の若年女性では，貧困が原因ではない痩せが大きな問題となりつつある．

　肥満の定義は，BMI（body mass index，体格指数）によってなされている（表 14.1）．

$$BMI = 体重(kg) \div 身長(m) \div 身長(m)$$

痩身を目的とした減量や，成長あるいは筋力トレーニングなどの増量のためには，エネルギーの摂取量と消費量をアンバランスさせることが必要である．

　エネルギーの単位として，日本ではキロカロリー（kcal）が一般的に用いられ，国際的に推奨されているジュール（J）が併記されている（1 kcal は 4.184 kJ に相当）．1 kcal とは，1気圧下で 1 kg の水を 14.5℃から 1℃上げるのに必要なエネルギー量である[25-88]．室温（17℃）の水 50 kg を体温（37.0℃）まで上昇させるためには，1000 kcal の熱量が必要である[24-26]．

表 14.1　肥満度の分類

BMI	判定
18.5以下	低体重
18.5〜25未満	普通体重
25〜30未満	肥満（1度）
30〜35未満	肥満（2度）
35〜40未満	肥満（3度）
40以上	肥満（4度）

■ 14.1.1　物理的燃焼値

　物理的燃焼値とは，**ボンブカロリーメータ**（ボンブ熱量計）を用いて，栄養素を高圧の酸素中で爆発的に燃焼させて無機物にしたときに発生するエネルギー量をいう（表14.2）．

■ 14.1.2　生理的燃焼値

　生理的燃焼値とは，栄養素がヒトの体内で燃焼した場合に，発生するエネルギー量のことをいう．生理的燃焼値が物理的燃焼値より小さい値をとる理由は2つある．一つは摂取した栄養素の消化吸収率が100％未満であること．もう一つは，たんぱく質は生体では完全燃焼されず，尿素やクレアチニンなどの有機化合物として排泄されるからである．これらの損失を考慮すると，生理的燃焼値は，糖質，脂質，たんぱく質1g当たり，4，9，4kcal（アトウォーターのエネルギー換算係数）となる（表14.2）．糖質と脂質では，物理的燃焼値と生理的燃焼値との間の差が少ないが，たんぱく質では大きくなる[21-88, 28-89, 35-81]．

表14.2　三大栄養素の物理的燃焼値と生理的燃焼値

栄養素	物理的燃焼値 (kcal/g)	消化吸収率 (%)	尿中への排泄 (kcal/g)	生理的燃焼値 (kcal/g)	アトウォーターの係数 (kcal/g)
糖　質	4.10	97	0	4.0	4
脂　質	9.40	95	0	8.9	9
たんぱく質	5.65	92	1.25	4.0	4

14.2　エネルギー消費量

　ヒトのエネルギー消費量は，基礎代謝量（basal metabolic rate：BMR, 60％），身体活動に伴うエネルギー（30％），食事による産熱（食事誘発性体熱産生, 10％）の3つから成る．これらの合計が1日当たりのエネルギー消費量（総エネルギー消費量）である．これに加えて，成長期や，妊娠・授乳期では，組織形成，母乳分泌のためのエネルギーが含まれる．

■ 14.2.1　基礎代謝量

（1）基　礎　代　謝

　基礎代謝とは生存に必要な最低限のエネルギー量であり，覚醒時における体温の維持，呼吸・循環機能，中枢神経機能，最小限の筋緊張などから構成される．基礎代謝量の測定は，早朝空腹時（食後12〜15時間経過）に快適な室内（室温など）において安静仰臥位・覚醒状態で行われる[20-89, 22-88, 27-89, 29-89, 31-83, 32-83]．基礎代謝量（kcal/日）は，基礎代謝基準値（kcal/kg体重/日）×基準体重（kg）で算定される（表14.3）．身長，体重，年齢，性別などを用いて，基礎代謝量を推定する試みも，Harris-Benedictの式など数多く行われている．ここでは，国立健康・栄養研究所の式を示す．W：体重（kg），H：身長（cm），A：年齢（歳）とすると

男性：$(0.0481 \times W + 0.0234 \times H - 0.0138 \times A - 0.4235) \times 1000/4.186$

女性：$(0.0481 \times W + 0.0234 \times H - 0.0138 \times A - 0.9708) \times 1000/4.186$

　基礎代謝量は，身体状況に応じて変動する．基礎代謝量に影響する因子を次に示す．

●**体重**　体重，特に除脂肪体重に比例して基礎代謝量は高くなる[22-87, 25-88, 26-89, 29-89, 35-80]．**除脂肪体重**

表 14.3　基礎代謝量

性　別	男　性			女　性		
年　齢 （歳）	基礎代謝基準値 （kcal/kg体重/日）	参照体重 （kg）	基礎代謝量 （kcal/日）	基礎代謝基準値 （kcal/kg体重/日）	参照体重 （kg）	基礎代謝量 （kcal/日）
1 〜 2	61.0	11.5	700	59.7	11.0	660
3 〜 5	54.8	16.2	900	52.2	16.1	840
6 〜 7	44.3	22.2	980	41.9	21.9	920
8 〜 9	40.8	28.0	1140	38.3	27.4	1050
10〜11	37.4	35.6	1330	34.8	36.3	1260
12〜14	31.0	49.0	1520	29.6	47.5	1410
15〜17	27.0	59.7	1610	25.3	51.9	1310
18〜29	23.7	64.5	1530	22.1	50.3	1110
30〜49	22.5	68.1	1530	21.9	53.0	1160
50〜64	21.8	68.0	1480	20.7	53.8	1110
65〜74	21.6	65.0	1400	20.7	52.1	1080
75以上	21.5	59.6	1280	20.7	48.8	1010

厚生労働省：日本人の食事摂取基準 (2020 年版) より

（lean body mass：LBM）とは，脂肪組織の重量を除いた体重である．除脂肪体重の大部分を占めるのは骨格筋であり，脂肪組織と比べると除脂肪体重の代謝活性は高い．除脂肪体重あるいは体脂肪率の測定には，水中体重法やインピーダンス法を用いた推定法がよく利用される．

●**性別**　同年齢，同体重では，女性よりも男性の方が基礎代謝量が大きい[22-87, 25追-88, 32-83]（表14.3）．一般に女性の方が脂肪組織の割合が多く，筋肉組織が少ないことによる．

●**年齢**　基礎代謝基準値（体重当たりの基礎代謝量）は，1〜2 歳頃がもっとも高く，その後は加齢とともに徐々に低下する[21-88, 22-87, 24-88, 25追-88, 29-89]（表 14.3）．基礎代謝量は，男性では 15〜17 歳，女性では 12〜14 歳が最大になり，加齢により低下する[26-89]．加齢に伴う基礎代謝量の低下には除脂肪体重の減少が影響している[25追-88]．

●**体格**　同じ体重では，筋肉組織の割合が多い方が，脂肪組織の割合が多い場合よりも基礎代謝は大きくなる[23-88, 27-89, 29-89, 35-80]．これは脂肪組織の代謝活性が低いためである．また同じ体重では，身長が高い方が体表面積が広く，基礎代謝量が高くなる．

●**体温**　基礎代謝量が増加すると体温も上昇する[22-87, 26-89]．逆に食事制限などを行って基礎代謝量が低下すると体温も低下する．体温が 1℃高いと，基礎代謝量が約 13％高いと考えられる．

●**季節・環境温度**　環境温度が低下すると，体温維持のために筋肉の緊張，褐色脂肪組織の活性化などの熱産生が亢進する結果，基礎代謝量が高くなる[32-83]．

●**身体活動レベル**　日常的に身体活動量が高い人では，基礎代謝が高い．これは，骨格筋などの代謝活性の高い組織が多く，脂肪組織などの代謝活性が低い組織が少ないためである．また，運動習慣のある人では，交感神経の活動レベルが高く，熱産生に関わる脱共役たんぱく質の活性が高いことも関係している．

●**栄養状態**　低栄養状態では基礎代謝は低くなる[32-83]．低栄養に対する生体の適応現象として，エネルギーとして消費される栄養素の量を低下させるためである．

●**ホルモン**　アドレナリンや甲状腺ホルモンは，エネルギー代謝を亢進させる[24-88, 27-89, 32-83]．したがって，甲状腺機能が亢進する（バセドウ病など）と甲状腺ホルモン（T3，T4）の分泌が

促進され，基礎代謝が上昇する[21-42, 22-87, 26-89, 29-89]．また，副腎，脳下垂体，生殖腺のホルモンも基礎代謝に影響する．

●**妊娠**　妊娠期では，基礎代謝は，前期で5〜10%，後期で15〜20%程度高くなる．

14.2.2　安静時代謝量

　安静時代謝量は，肉体および精神ともに緊張のない状態で，椅子に静かに座っている状態でのエネルギー消費量である．厳密な測定方法は定義されていないが，座位の状態であるため，基礎代謝量測定の際と比べて骨格筋の緊張が強く，食事誘発性熱産生の影響も受ける．したがって，安静時代謝量は基礎代謝量よりも10〜20%高くなる[25追-88, 35-80]．

14.2.3　睡眠時代謝量

　睡眠時代謝量は，睡眠時に消費されるエネルギー量であり，基礎代謝と等しい[20-89, 25追-88, 29-89]．

14.2.4　活動時代謝量

　活動時代謝量とは，身体活動によって亢進されるエネルギー代謝のことをいう．身体活動には，日常生活における仕事（生活活動）と，スポーツ活動などの身体活動（運動）の両方を含む．活動時代謝量は個人の生活習慣による差が大きく，1日の総エネルギー消費量，すなわち個人の体型の変化・維持に大きな影響を与える．

14.2.5　メッツ，身体活動レベル

　活動時代謝量の指標として，メッツと身体活動レベルの両方が用いられている．

（1）メッツ

　メッツ（METs）とは，身体活動時の全エネルギー消費量が，安静時代謝量の何倍に相当するかを示す単位である[22-88, 24-88, 28-89, 30-82, 33-83, 35-80]．メッツは，「健康づくりのための身体活動基準2013」

表 14.4　身体活動の分類例

メッツ	生活活動の例	運動の例
1.0	座位	
1.1〜	乗り物に乗って移動する，テレビ，読書，コンピュータ作業，洗濯，清掃，ゆっくりとした歩行，座位での楽器演奏	ストレッチ，ヨガ，水中歩行
3.0〜	普通歩行，電動アシスト付き自転車，家財道具の片付け，子どもの世話（立位），台所の手伝い，大工仕事，梱包，ギター演奏（立位），カーペット掃き，掃除機，身体の動きを伴うスポーツ観戦	ボウリング，バレーボール，社交ダンス，ピラティス，太極拳，自転車エルゴメーター（30〜50ワット），自体重を使った筋力トレーニング，体操，ゴルフ（手引きカート），カヌー
3.5〜	歩行（平地，ほどほどの速さ），楽に自転車に乗る，階段を下りる，軽い荷物運び，車の荷物の積み下ろし	全身を使ったテレビゲーム
4.0〜	自転車に乗る，ゆっくり階段を上がる，動物と遊ぶ，高齢者や障害者の介護，屋根の雪下ろし	卓球，パワーヨガ，ラジオ体操第一
4.5〜	耕作，家の修繕	やや速歩，ゴルフ（クラブを担いで運ぶ）
5.0〜	かなり速歩	かなり速歩，野球，ソフトボール，サーフィン，バレエ（モダン，ジャズ）
5.5〜5.9	シャベルで土や泥をすくう，子どもと走る，家具・家財道具の運搬	バドミントン

厚生労働省：健康づくりのための身体活動基準2013 より

および「健康づくりのための身体活動指針（アクティブガイド）」で用いられており，身体活動の分類例ごとにメッツ値が示されている（表14.4）．1メッツ（安静時）の身体活動による酸素消費量は約 3.5 mL/kg/分であり，体重 1 kg 当たり，1時間で約 1 kcal を消費する．1メッツの身体活動を1時間行ったときのエネルギー消費量を1メッツ・時という．

$$\text{身体活動時の全エネルギー消費量(kcal)} = \text{メッツ(METs)} \times \text{体重(kg)} \times \text{時間(時)}$$

「日本人の食事摂取基準（2020年版）」では身体活動の強度を示す指標として，メッツ値が用いられている．かつては動作強度（activity factor：Af，身体活動の全エネルギー消費量を基礎代謝量の倍数として表したもの）[22-88]が用いられていた．絶食時の座位安静時代謝量は，仰臥位で測定する基礎代謝量より約10%大きいので，以下の関係式が成り立つ．

$$\text{メッツ値} \times 1.1 \fallingdotseq \text{Af}$$

（2）　身体活動レベル

身体活動レベル（physical activity level：PAL）は，「日本人の食事摂取基準（2020年版）」で用いられている．身体活動レベル（PAL）は，1日のエネルギー消費量を1日当たりの基礎代謝量で除した指数である[20-89, 22-88, 28-89, 29-89, 33-83, 35-80]．身体活動レベルは，表14.5のように「低い（I）」，「ふつう（II）」，「高い（III）」の3つに分類されている．

$$\text{身体活動レベル(PAL)} = \text{1日当たりのエネルギー消費量} \div \text{1日当たりの基礎代謝量}$$

推定エネルギー必要量は，原則として身体活動レベル別に，以下で求められる．

$$\text{推定エネルギー必要量(kcal/日)} = \text{基礎代謝量(kcal/日)} \times \text{身体活動レベル} _{[20\text{-}89]}$$

表 14.5　身体活動レベル別にみた活動内容と活動時間の代表例

身体活動レベル	低い (I) 1.5 (1.40〜1.60)	ふつう (II) 1.75 (1.60〜1.90)	高い (III) 2.0 (1.90〜2.20)
日常生活の内容	生活の大部分が座位で，静的な活動が中心の場合	座位中心の仕事だが，職場内での移動や立位での作業・接客など，あるいは通勤・買い物・家事・軽いスポーツなどのいずれかを含む場合	移動や立位の多い仕事への従事者，あるいは，スポーツなど余暇における活発な活動習慣を持っている場合
中程度の強度(3.0〜5.9メッツ)の身体活動の1日当たりの合計時間(時間／日)	1.65	2.06	2.53
仕事での1日当たりの合計歩行時間(時間／日)	0.25	0.54	1.00

厚生労働省：日本人の食事摂取基準（2020年版）より

■ 14.2.6　食事誘発性体熱産生

食事誘発性体熱産生（diet-induced thermogenesis：DIT），または**特異動的作用**とは，食物を摂取したときのエネルギー代謝の亢進のことをいう．栄養素の消化・吸収，輸送，代謝などによってエネルギー代謝が亢進するためである．食事誘発性体熱産生により発生するエネルギーは，運動エネルギーとしては利用できないが，熱エネルギーとして体温を上昇させ

る[20-89, 25-24, 25-88, 26-23, 27-89]．食事誘発性体熱産生は，摂取した栄養素の種類によって異なり，たんぱく質ではもっとも高く，摂取エネルギーの約30%に達し，糖質では約6%，脂質では約4%である[19-115, 23-88, 28-89, 29-89, 30-82]．食事誘発性体熱産生は，日本人の日常食では，総エネルギー消費量の約10%を占める[35-80]．

14.3 臓器別エネルギー代謝

成人の基礎代謝基準値（体重1kg当たりの基礎代謝量）は，約22 kcal/kg/日であるが，体内の臓器ごとにエネルギー消費量は大きく異なる（表14.6）．

表 14.6 安静時における1日の臓器別エネルギー消費量

	臓器重量		エネルギー消費量			
	(kg)	(%)	(kcal /kg・日)	(kcal /日)	(%)	（メッツ）
肝臓	1.4	1.9	200	278	17.5	11.4
脳	1.3	1.8	240	319	20.1	13.7
心臓	0.3	0.4	440	136	8.6	25
腎臓	0.3	0.4	440	127	8.0	25
骨格筋	26	35	13	341	21.5	0.7
脂肪組織	19	26	4.5	87	5.5	0.3
その他	25	34	12	296	18.7	0.7
全身	73.3	100	21.6	1584	100	1.2

Wang, Z. M. *et al.* (2010) を改変．1.05 kcal/kg を 1 メッツとして算出．

14.3.1　心臓・腎臓

絶えず活動している心臓は，安静時の単位重量当たりのエネルギー消費量は，腎臓とならんで体内で圧倒的に高い値を示し[23-88]，基礎代謝基準値の約20倍である．臓器当たりのエネルギー消費量でも全身の約9%を占める．

腎臓も絶えず血液の濾過，再吸収，血圧・体液量・電解質の調節などを行っている臓器であるため，心臓とならんで重量当たりのエネルギー消費量は高い値を示す．臓器当たりのエネルギー消費量でも全身の約8%を占める．

14.3.2　脳・肝臓

脳，肝臓は心臓，腎臓の次に単位重量当たりのエネルギー消費量が高い臓器である．脳，肝臓の重量は心臓や腎臓の5倍近いために，脳，肝臓のエネルギー消費量は，それぞれ全身の約20%，18%を占める[15-126]．脳は，脂質を利用できないため，グルコースがおもなエネルギー源となる．また，グルコースが不足する非常時は，ケトン体を利用する[15-126]．

14.3.3　骨格筋

骨格筋は，重量当たりで比較すると基礎代謝基準値よりもむしろ安静時の消費エネルギー量は低い．しかし筋肉は体重の約35%を占めるために，筋肉のエネルギー消費量が全身のエネルギー消費量に占める割合は，約20%にのぼる．また運動を行うと，骨格筋のエネルギー消費量は，安静時に比べて数倍になり[27-89]，全身のエネルギー消費量に占める割合もすべての臓器の中で最大になる．

■ 14.3.4　脂 肪 組 織

　　脂肪組織は，臓器当たりのエネルギー消費量が骨格筋よりもさらに小さい．成人では体重の約20%を占めるが，単位重量当たりのエネルギー消費量が小さいため，全身のエネルギー消費量に占める割合は，安静時において約5%に過ぎない[21-88]．したがって，安静時のエネルギー消費量は，単位重量当たりでも臓器当たりでも脂肪組織よりも骨格筋の方が大きい[24-88, 25-88]．

　　脂肪組織は，**白色脂肪組織**と**褐色脂肪組織**に分けられ，成人ではほとんどが白色脂肪組織である[21-78]．白色脂肪組織では，細胞質に1つの大きな脂肪滴があり，エネルギー源としての脂肪の貯蔵と放出を行う[21-78]．一方，褐色脂肪組織は成長とともに減少し，細胞質に小さな脂肪滴が散在している[21-78]．ミトコンドリアを多数持ち[33-21]，脂肪酸を分解して代謝的熱産生を行う．脂肪組織は，**レプチン**や**アディポネクチン**などの生理活性物質を放出する[21-78]．

14.4　エネルギー代謝の測定法

■ 14.4.1　直接法と間接法

（1）　直 接 法

　　ヒトのエネルギーは，身体から熱として放出される．そこで，直接法では，熱を外界から遮断した部屋（代謝チャンバー）に被験者を入れ，身体から発生した熱量を，部屋を取り囲む水管の温度変化などから直接測定する[30-83, 35-80, 31-83]．測定装置としてアトウォーター・ローザ・ベネディクト熱量計などがあるが，現在はほとんど用いられていない．

（2）　間接法（呼気ガス分析法）

　　熱を測定する代わりに，ヒトが排出する二酸化炭素，吸入する酸素，それに尿中の窒素量から，発生したエネルギーを間接的に算出する方法である．測定時間中を通じて被験者を拘束しなければならない．呼気ガス中の呼吸商を測定することによって，消費されたエネルギー中の糖質酸化量，脂質酸化量が分かることが，直接法や二重標識水法にはない長所である．

（3）　二重標識水法

　　熱や呼気ガスを測定する代わりに，酸素と水の2種類の安定同位体を含む二重標識水を摂取し，一定期間ごとに尿を採取して酸素と水の安定同位体の減少速度を分析することでエネルギー消費量を算出する[21-88, 31-83]方法である．被験者を拘束する必要がないことが長所であるが，二重標識水がきわめて高価であり，実施できる施設が限られる．

■ 14.4.2　間接法（呼気ガス分析法）の実際

（1）　呼気採取用マスクを用いた間接法

　　被験者はマスクを装着し，呼気をダグラスバッグと呼ばれる呼気採集用の袋に吐き出す．一定量の呼気を採集した後，その中の酸素，二酸化炭素の組成を分析する（ダグラスバッグ法）．より時間分解能の高い方法として，呼気中の酸素，二酸化炭素ガス濃度をマスクに装着したセンサーで一呼吸ごとに分析する方法もある（ブレスバイブレス法）．運動時にはエネルギーを供給するための栄養素の分解が増加するので，二酸化炭素産生量は安静時より運動時に増加する[31-83]．また，同時に尿を採取して，尿中に排泄された窒素量も測定する．これらをもとに，体内で燃焼した糖質，脂質，たんぱく質量を計算により求め，発生した熱量を算出する．高い

時間分解能がある反面，マスクを装着した状態では，長期間にわたる生活活動や，激しい身体的接触のあるスポーツなどの測定が制限されるという欠点がある．

(2) ヒューマンカロリメータ（エネルギー代謝測定室）を用いた間接法

被験者に一定時間，測定室で生活してもらい，その間の室内のガス濃度の変化からエネルギー消費量を間接的に測定する．日常生活におけるエネルギー消費量を，長時間にわたって測定することができる長所があるが，時間分解能は呼気採取用マスクを用いた方法に劣る．

14.4.3 呼吸商と非たんぱく質呼吸商

(1) 呼 吸 商

呼吸商（RQ）は，生体内で栄養素が燃焼したときに，消費された酸素（O_2）量に対する，産生された二酸化炭素（CO_2）量の割合を指す．呼吸商は以下の式で表される．

$$RQ = CO_2排出量／O_2消費量 \text{[25追-23, 30-83, 33-83, 35-81]}$$

(2) 各栄養素の呼吸商

燃焼した栄養素によって RQ は異なる．糖質：1.0，脂質：0.7，たんぱく質：0.8であり，糖質がもっとも大きい[21-88, 30-83]．RQ が大きい場合は糖質の代謝される割合が高く，小さい場合は脂質の代謝される割合が高い[28-89, 35-81]．糖質と脂質が1：1で利用されるときの RQ は 0.85 である．

●**糖質**　グルコースだけが利用される場合：　$C_6H_{12}O_6 + 6O_2 \longrightarrow 6H_2O + 6CO_2$

$$RQ = 6CO_2／6O_2 = 1 \text{[33-83]}$$

すなわち，糖質の燃焼では，消費される酸素と発生する二酸化炭素のモル比が等しい．

●**脂質**　トリパルミチンだけが利用される場合：　$2C_{51}H_{98}O_6 + 145O_2 \longrightarrow 102CO_2 + 98H_2O$

$$RQ = 102CO_2／145O_2 \fallingdotseq 0.7$$

すなわち，脂肪の燃焼では，消費される酸素と発生する二酸化炭素のモル数は異なる[23-88, 31-83]．

●**たんぱく質**　たんぱく質中の窒素は尿中に排泄されるので，たんぱく質の消費量は尿中窒素から推定できる[33-83]．尿中窒素 1 g であれば，6.25 g のたんぱく質が燃焼したことを示す[30-83]．このとき，O_2 の消費量は 5.92 L，CO_2 の産出量は 4.75 L であるため，以下のようになる．

$$RQ = 4.75／5.92 \fallingdotseq 0.8$$

●**非たんぱく質呼吸商**　たんぱく質を除いた糖質と脂質の呼吸商である．**非たんぱく質呼吸商**を測定することで，燃焼した熱量素のうち糖質と脂質がどの程度燃焼したかが分かる．

非たんぱく質呼吸商（NPRQ）は，

$$NPRQ = （全排出 CO_2 － 尿中窒素より算出した CO_2量）／$$
$$（全消費 O_2 － 尿中窒素より算出した O_2量）$$

尿中窒素より算出した CO_2量：$4.75 ×$ 尿中窒素量

尿中窒素より算出した O_2量：$5.92 ×$ 尿中窒素量

によって求められる．NPRQ の値から，表 14.7 を用いて，混合する糖質と脂質の燃焼割合と，酸素 1 L に対する発生熱量が求められる．表 14.7 のように，非たんぱく質呼吸商は，糖質の燃焼割合が高いほど大きくなる[26-89]．

14.4.4 二重標識水法

通常の水は $^1H_2{}^{16}O$ であるが，二重標識水には，酸素の安定同位体である ^{18}O を含んだ水

表14.7　非たんぱく質呼吸商と糖質・脂質の燃焼比率，消費酸素1L当たりの熱量

非たんぱく質呼吸商	燃焼比率(%)		酸素1L当たりの発生熱量(kcal)	非たんぱく質呼吸商	燃焼比率(%)		酸素1L当たりの発生熱量(kcal)
	糖質	脂質			糖質	脂質	
0.707	0	100	4.686	0.86	54.1	45.9	4.875
0.71	1.10	98.9	4.690	0.87	57.5	42.5	4.887
0.72	4.76	95.2	4.702	0.88	60.8	39.2	4.899
0.73	8.40	91.6	4.714	0.89	64.2	35.8	4.911
0.74	12.0	88.0	4.727	0.90	67.5	32.5	4.924
0.75	15.6	84.4	4.739	0.91	70.8	29.2	4.936
0.76	19.2	80.8	4.751	0.92	74.1	25.9	4.948
0.77	22.8	77.2	4.764	0.93	77.4	22.6	4.961
0.78	26.3	73.7	4.776	0.94	80.7	19.3	4.973
0.79	29.9	70.1	4.788	0.95	84.0	16.0	4.985
0.80	33.4	66.6	4.801	0.96	87.2	12.8	4.998
0.81	36.9	63.1	4.813	0.97	90.4	9.58	5.010
0.82	40.3	59.7	4.825	0.98	93.6	6.37	5.022
0.83	43.8	56.2	4.838	0.99	96.8	3.18	5.034
0.84	47.2	52.8	4.850	1.00	100.0	0	5.047
0.85	50.7	49.3	4.862				

［ツンツ・シュブルグ・ラスクによる］

（$H_2{}^{18}O$）と，水素の安定同位体である^2Hを含んだ水（^2H_2O）が一定量混合されている[35-81]．被験者が二重標識水を摂取した後，一定期間をおいて尿中に排泄されるそれぞれの安定同位体を測定する．^2H原子については，水（^2H_2O）として尿や汗，呼気中の水蒸気中の水分子として体外に排出される．一方，^{18}O原子について

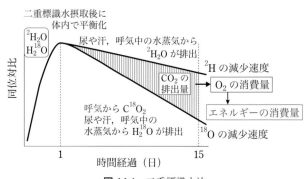

図14.1　二重標識水法

は，水（$H_2{}^{18}O$）として排出される他に，呼気中の二酸化炭素分子にも，摂取した二重標識水に由来する$C^{18}O_2$が含まれる[24-26, 25-24, 26-23]　ので，2通りの排泄経路が存在する．すなわち，^2H原子と^{18}O原子では，^{18}O原子の方が速く体内から失われることになる．この差は，体外に排出されたCO_2量を示しているので，エネルギー消費量を算出することができる（図14.1）．

　二重標識水法は，ヒトが実際に生活した空間でのエネルギー消費量を測定できることが長所である．二重標識水法は，測定期間中のエネルギー消費量の平均値を評価するものであるので，短期間（3日未満）のエネルギー消費量測定は苦手としている．

付　　　録

付録A　人体の器官

A.1　筋　　　系

　　筋肉には**骨格筋**と**心筋**，**平滑筋**の３種類がある[32-36][34-36]（図 A.1）．骨格筋と心筋は横紋筋である[19-82][27-44][30-18][36-29]．骨格筋は，意識的に動かすことができる随意筋であり，心筋と平滑筋は意識的に動かすことができない不随意筋である．消化管の蠕動（ぜんどう）運動を行うのは平滑筋であるが[19-82]，外肛門括約筋（がいこうもんかつやくきん）などは横紋筋である[19-82]．心筋はほとんど再生能力がなく，骨格筋や平滑筋には再生能力がある[17-92][31-18]．サルコペニアでは，骨格筋量が減少している[32-37]．

　　筋収縮は，筋原線維を構成する細いアクチンフィラメントと太いミオシンフィラメントが滑り込む[16-81][17-82][31-38]ことによって起きる（図 5.8）．筋肉の小胞体は滑面小胞体であり[31-38]，その小胞体に含まれるカルシウムが放出されることがきっかけとなって筋収縮が起きる[16-81][17-82][35-36]．このとき ATP をエネルギー源としている[17-82][35-36]が，クレアチンリン酸から ADP を使いすばやく ATP を作ることができる[16-81]．無酸素運動では，グリコーゲンやグルコースが解糖系によりピルビン酸まで分解されることによりエネルギーを獲得[17-82]し，そこで産生される乳酸が肝臓に戻りグルコースに変換される[16-81]（**コリ回路**）．有酸素運動では，糖や脂肪から効果的にエネルギーを獲得[17-82]している．したがって，筋グリコーゲンは，血糖の維持には利用されない[31-38]．血糖の 80% 以上が筋系に取り込まれるため，インスリンの感受性が下がると（インスリン抵抗性），メタボリック・シンドロームや糖尿病の発症につながる．また，筋肉トレーニングによって筋線維の数は変わらず太さが太くなる（筋肥大）[31-38]．筋線維のうち，遅筋線維（赤色筋線維）は速筋線維（白色筋線維）よりミオグロビンが多い[31-38]．遅筋線維

	骨格筋	心　筋	平滑筋
体内の所在	骨に付着	心臓の壁	内臓（心臓以外）や血管の壁
筋線維	横紋筋	横紋筋	平滑筋
細胞の形態	細長く単一円柱状 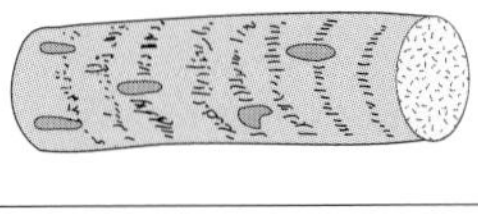	側鎖を出し細工（網目構造）を作る 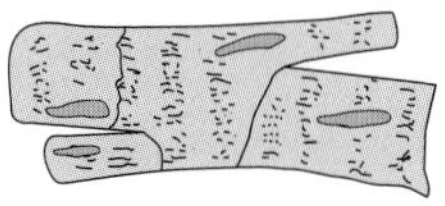	紡錘形 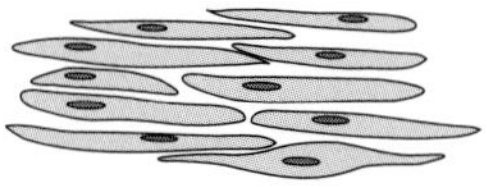
核	多　核	単　核	単　核
収縮の調節	随　意	不随意（ペースメーカーあり）	不随意
神経交配	運動神経	自律神経	自律神経

図 A.1　筋肉の種類

は持続的な収縮に適しており，速筋線維は短時間の激しい運動に適している[34-36].

A.2　呼吸器系

　呼吸とは，酸素を使いエネルギーを発生させて，二酸化炭素を排出させる過程をいう．肺で行うガス交換を，肺呼吸または外呼吸という[30-38][31-36]．一方，細胞内でクエン酸回路や電子伝達系によって酸素が二酸化炭素に変わる過程を内呼吸[18-84][30-38]と呼んでいる（図A.2）．

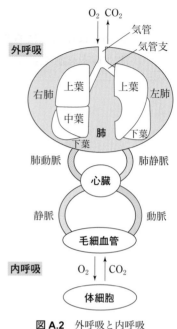

図 A.2　外呼吸と内呼吸

　呼吸器系は，外呼吸を担う鼻腔，咽頭，喉頭，気管，肺までを指す．気管が肺外気管支となり肺に入った葉肺気管支は右肺に３本，左肺に２本に分かれる[18-84]．したがって，右肺は上葉，中葉，下葉から成り，左肺は上葉，下葉から成る[29-43][30-38][32-38][35-35][31-36]．右気管支は，左気管支より垂直に近い[34-34]．アドレナリン（エピネフリン）は，気管支を拡張させる[29-43]．気管支はさらに枝分かれをして袋状の**肺胞**にたどり着く．肺胞では，肺胞上皮細胞と内皮細胞によって構成される血液・空気関門を介してガス交換が行われる．肺胞膜を介してのガス拡散能は，酸素より二酸化炭素が高い[34-34]．肺胞の内側（体外）には**肺サーファクタント**と呼ばれる界面活性剤が分泌されて[18-84]，肺胞がつぶれないように保護している．肺サーファクタントの分泌が少ない未熟児では呼吸障害が起きやすい（呼吸窮迫症候群）[24-47]．肺のコンプライアンスが大きいほど，肺は膨らみやすい[32-38]．

　呼吸の周期は，脳幹の延髄に存在する呼吸中枢により形成されている[15-84][20-41]．延髄には，中枢性化学受容器が存在する[31-36]．肺には伸展受容器が存在し，迷走神経を介して呼吸の調節が行われている[16-84]．呼吸運動は，横隔膜を上下させる**腹式呼吸**と外肋間筋の運動による**胸式呼吸**がある[17-84]．腹式呼吸では，横隔膜が収縮して下降することによって吸気が引き込まれ，横隔膜が弛緩して上がることにより呼気が出される[17-84][28-43][30-38][31-36][32-38]．胸式呼吸では，外肋間筋が収縮して肋骨を上げることにより吸気が引き込まれ，外肋間筋が弛緩することにより肋骨が下がり空気が出される[34-34]．肺活量は，全肺気量から残気量を除いたものである[31-36]．

　血液・空気関門を通して血液に入った酸素は，赤血球の**ヘモグロビン**に結合して運ばれる．ヘモグロビンには一酸化炭素が強く結合するため酸素を運搬することができず毒性を示す[18-105][24-47]ことになる．酸素分圧が上がるとヘモグロビンは酸素と結合する割合が増え[16-105]，その程度を酸素飽和度と呼ぶ．動脈血の酸素飽和度は約97%である[34-34][35-35]．末梢で血液の酸素分圧が低下すると，ヘモグロビンの酸素親和性が低下して酸素を離す[18-105][22-43]．そのため，S字状の酸素解離曲線を示すことになる[16-105]（図A.3）．二酸化炭素の分圧が高くなると，酸素飽和度（結合能力）は低くなる[28-43][30-38][32-38]．一方，ヘモグロビンは，組織で生成した二酸化炭素の輸送にも関与する[16-105]．このような末梢組織における酸素と二酸化炭素のガス交換を内呼吸という[31-36][32-38][35-35]．末梢で排出された二酸化炭素は，赤血球にある酵素によって炭酸に変化し，

それが重炭酸イオンに変えられる[18-105, 28-43, 34-34]．この重炭酸イオンが血液のpHを調節する役割を担っている．ヘモグロビンの酸素解離曲線は，血液pHが低下すると右方向に移動する[35-35]．また，肺では赤血球にある炭酸脱水酵素によって二酸化炭素を離す[16-105]．

A.3　循環器系

循環器系は，血液を全身に循環させる器官系であり，**心臓**と**血管**によって構成される．血管系は，心臓から出て行く血管を**動脈**，戻ってくる血管を**静脈**という．静脈の容量は，動脈の容量より大きい[35-29, 36-29]．肺でのガス交換をするための心臓と肺の循環系を**肺循環**と呼び，末梢組織と心臓の循環を**体循環**と呼ぶ（図A.4）．

心臓は右心房，右心室，左心房，左心室の4つの空間に区切られている．左心室の壁厚は，右心室の壁厚より厚い[34-29]．末梢の静脈血（上静脈，下大静脈）は右心房に入り[16-83]，次に右心室に入る．右心房には洞房結節がある[35-29]．右心房と右心室の間には逆流を防ぐ三尖弁がある[35-29]．右心室から出た血液は肺動脈に入り[16-83]，肺においてガス交換をした血液は肺静脈として左心房に戻ってくる[16-83]．肺循環にお

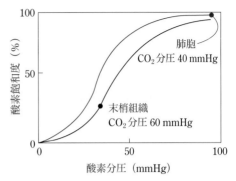

図A.3　ヘモグロビンの酸素解離曲線

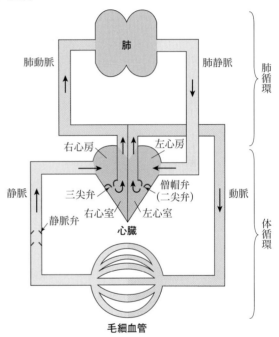

図A.4　肺循環と体循環，心臓の簡略図

いては，体循環と異なり肺動脈に静脈血が流れる[28-38, 32-28, 34-29, 35-35, 36-29]ため，肺静脈の方が肺動脈に比べ酸素分圧が高い．左心房に入った血液は次に左心室に入る．ここにも逆流を防ぐ**僧帽弁（二尖弁）**がある[15-83, 19-83]．僧帽弁を通る血液は，動脈血である[34-29]．左心室から出た血液は上行大動脈に出ていく[16-83]．心電図のQRS波は心室の興奮を示す[35-29]．心臓は，上行大動脈の基部から出る**冠状動脈**[16-83, 36-29]から酸素と栄養を得ている．この冠状動脈に動脈硬化症が起こると狭心症や心筋梗塞などを引き起こす．心筋梗塞が起きると心室細動を引き起こす[30-31]．胸管は，左鎖骨下静脈に流入する[32-28]．

心臓から出る血液量（心拍出量）は成人で安静時に約5L/分であり[20-39]，交感神経の興奮により，心拍数は増加する[32-28, 34-29]．心臓血管中枢は延髄に存在する[35-29]．心臓から出た血液は，大動脈，動脈，細動脈を経て末梢の毛細血管に至る．動脈（図A.5）は，内側から内皮細胞を含む内膜，中膜（平滑筋層），外膜の層から成っている[22-45]．内膜と中膜の間には内弾性板，

中膜と外膜の間には外弾性板がある．毛細血管からの血液は，細静脈，静脈，大静脈を経て，心臓に戻る．静脈も内皮細胞，内膜，中膜，外膜から成るが，中膜があまり発達しておらず，境目は明確でない．一部に逆流を防ぐ静脈弁がある．末梢の血管が収縮すると，血圧は上昇する[32-28]．

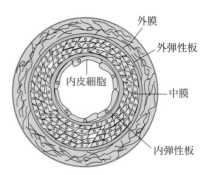

図 A.5　動脈の断面図

　上で述べた，体循環，肺循環の他に，門脈系，脳循環，胎児循環と呼ばれる循環する血管系がある．胃から大腸までの消化器系と脾臓からの静脈血は下大静脈に入らず門脈を経て[29-38]肝臓に入り，肝臓静脈が下大静脈につながる．これを門脈系と呼び，肝臓に入る血液が酸素分圧の低い静脈血である[32-28]ため，肝動脈から酸素を得ている．妊婦が胎児と胎盤を通じて行う血液循環を**胎児循環**と呼んでいる．母体から胎盤を通った血液が胎児側の臍静脈に入り[25-38]静脈管につながる[25-38]．

　胎児の右心房と左心房の間には，卵円孔と呼ばれる穴が空いている[25-38]．全身をめぐった血液は臍動脈を通って胎盤を通過して母体に戻る．

A.4　血液・リンパ系

　血液は，体重の約 8 ％を占める．血液の中で，**血球**成分（赤血球，白血球，血小板）は 45 ％を占め，残り 55 ％の液性成分は**血漿**と呼ばれる．血漿には，アルブミン，グロブリン，フィブリノーゲンなどのたんぱく質[16-84]の他，グルコース，脂質成分，ミネラルが溶けている．血漿のうちフィブリノーゲンがフィブリンに変換され不溶化し，血球成分をからめて固める血液凝固が起きる．この血球成分の塊を血餅という．血漿からフィブリノーゲンがなくなった液性成分を**血清**という．したがって，血液に凝固防止剤を加えて遠心分離すると，血漿（フィブリノーゲンが含まれる）と血球に分かれる[19-84]．血液の pH は 7.4 に調節されている．浸透圧は，0.9 ％食塩水とほぼ同じぐらいである．

　血球成分は，すべて骨髄にある造血幹細胞に由来する．酸素を運搬する赤血球が一定量に維持されるように，腎臓から分泌される**エリスロポエチン**により造血が刺激されている[17-86, 36-31] 27-47．赤芽球の分裂・増殖は，エリスロポエチンによって促進される[32-40]．エリスロポエチンは，低酸素環境下で高値を示す[19-84]．血液を赤色にしている色素たんぱく質は，赤血球のヘモグロビンである[16-82]．赤血球は中央がへこんだ円盤状の構造を持ち[35-38]，赤血球の寿命は，約 21 日である[32-40, 35-38]．赤血球にはミトコンドリアが存在せず[36-38]，赤血球数は低酸素環境下で増加する[35-38]．一方，網状赤血球は大型で幼若な赤血球である[35-38]．**白血球**には，顆粒球（好中球，好酸球，好塩基球），単球，リンパ球があり，免疫系の中心的細胞であり生体防御を担っている．好酸球はアレルギー反応に関与する[36-38]．単球が血管外へ遊走すると，マクロファージになる[32-40]．マクロファージは異物を貪食する[32-40]．B 細胞は骨髄で成熟し[36-38]，抗体を産生する[36-38]．膿は，病原細菌などの異物を処理して死滅した白血球の残骸である[16-82]．血小板は血液凝固に関与しており核を持たない[32-40, 36-38]．ABO 式血液型は，赤血球表面の糖鎖抗原があるかによって決まっている．AB 型の場合は，赤血球の表面には A 抗原と

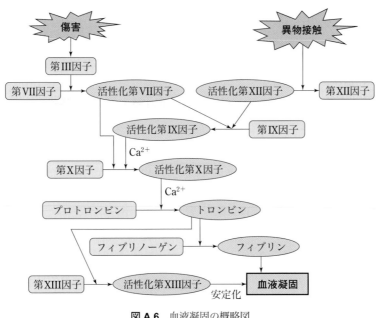

図 A.6　血液凝固の概略図

B 抗原が発現している[35-38]. A 抗原がある人が A 型となるが，血清に抗 B 抗体を持つので B
型の血液を受け入れることができない[19-84].

　血漿中には多量のアルブミンが溶けており，血液の浸透圧はおもにこのアルブミンによって
いる．グロブリンは多くのたんぱく質から成り，免疫に関わる抗体もグロブリンである．

　止血に関わる**血液凝固**には多くの因子が関わっているが，最終的にトロンビンがフィブリノ
ーゲンをフィブリンに変換させることによって起きる[19-84][25追-24]（図 A.6）．血液凝固因子のうち，
プロトロンビン（トロンビンの前駆体），第 VII 因子，第 IX 因子，第 X 因子の産生にビタミン
K が必要である[22-29][26-46][25-47]．止血が完了すると，今度はそれを溶かさないと血液が流れないた
め，線溶系というプラスミンによるフィブリンの分解が起きる．

　ヘモグロビン濃度が一定以下になると**貧血**になる．貧血はその原因からいくつかに分類され
る．鉄が不足する鉄欠乏性貧血ではスプーンネイルがみられ[22-44][23-46]，血清フェリチン値が減少
する[27-48]．ビタミン B_{12} や葉酸の不足による巨赤芽球性貧血[26-47]では大きな赤血球が出現し
神経症状を呈する[20-44]．巨赤芽球性貧血は悪性貧血といわれることもあり，胃摘出手術を受
けた人でみられる[15-9][36-39][22-44]．巨赤芽球性貧血では赤芽球の DNA 合成が障害されている[30-41]．
他にも血中ビリルビンが増加する溶血性貧血[30-41]，腎疾患により造血作用を有するエリスロ
ポエチンの産生が低下したために起きる腎性貧血[17-86][28-47][20-39]，造血幹細胞が減少する再生不良
性貧血がある[36-39]．

　血液の pH は 7.4 に厳密に調節されているが，酸性になることを**アシドーシス**（pH 7.35 以
下），アルカリ性になることを**アルカローシス**（pH 7.45 以上）という．過換気に伴う二酸化
炭素排出の増大による呼吸性アルカローシス，閉塞性換気障害による呼吸性アシドーシスがあ
る．また，頻繁な嘔吐など胃酸喪失による代謝性アルカローシス，飢餓や糖尿病によってケト
ン体生成が増加することによる代謝性アシドーシスがある[24-42][25追-41]．血液の pH が低下すると，

ヘモグロビンの酸素親和性は低下する[22-43].

　　リンパ液は，毛細血管から滲出した血漿成分が細胞間隙の**細胞間質液**（間質リンパ）となったものがリンパ管（管内リンパ）に運ばれたものであり，最終的に鎖骨下静脈に流入し[29-38, 36-29]，血液循環と混ざることになる.

A.5　泌尿器系

　　泌尿器系は，腎臓で作られた尿が膀胱で蓄えられ尿道を通って排泄される過程に関わる器官である. これらは，水分，ミネラルの恒常性にとって重要であり，高血圧とも関連が強い.

　　尿の生成は，血液の濾過による原尿の生成と，必要な成分の再吸収の2段階で行われる. 腎臓の尿を作る構造体を**ネフロン**（図 A.7）と呼び，糸球体とこれを包むボーマン嚢から成る腎小体[21-40, 32-30] 23-42. が血液（動脈血）を濾過して原尿を作る[33-33, 35-31] 34-30. 糸球体濾過量は，腎血流量の約10%である[33-33]. 作られた原尿は，近位尿細管，ヘンレ係蹄，遠位尿細管，集合管の順で再吸収される[18-86, 23-42, 35-31, 36-31]. 1本の集合管には，複数の尿細管が合流する[23-42]. 原尿として濾過されて再吸収される物質として，グルコース[17-86, 18-86, 32-30]，アミノ酸[21-40, 23-42]，重炭酸イオン，ナトリウム，カリウム，尿酸，リン酸，水などがある. 近位尿細管や集合管には，細胞膜上に水分子を選択的に通過させるアクアポリンというたんぱく質が存在し，水の再吸収を行っている[24-28]. また，不必要なアンモニアなどはこの過程で尿中に分泌される. クレアチニンやイヌリンのようにまったく再吸収されない[16-87, 18-86, 21-40, 36-31] ものもある. 尿の浸透圧の変動は，血漿の

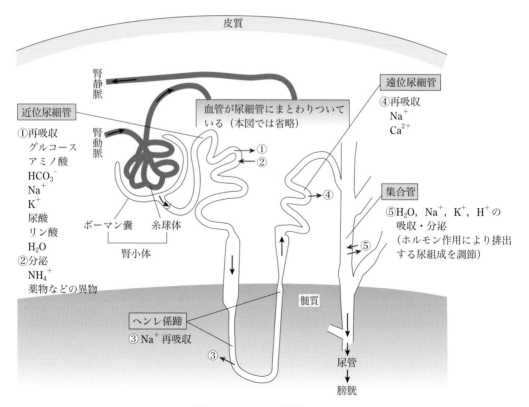

図 A.7　ネフロンの構造

浸透圧の変動より大きい[35-31].

　尿量や体液の恒常性は，**レニン-アンギオテンシン-アルドステロン系**により制御されている．発汗などによる体液の減少（血液浸透圧が増加）や全身血圧の低下に伴って，ボーマン嚢に入る血管（輸入細動脈）からレニンが分泌され[15-87, 20-39, 21-37, 25追-39, 32-30, 36-31]，さらにレニンによって肝臓で作られたアンギオテンシノーゲンからアンギオテンシンＩが作られる[21-41, 23-41, 25-25, 25追-24]．そして，アンギオテンシン変換酵素によりアンギオテンシンⅡに変換される[23-41, 24-28]．アンギオテンシンⅡは副腎皮質からの**アルドステロン**の分泌を刺激し，その結果として腎臓の遠位尿細管から集合管のナトリウムの再吸収を促し[16-87, 18-88, 23-41, 27-38, 31-33, 32-33, 33-33, 34-30, 36-32]，ナトリウムの排泄とそれに伴う水の排泄を抑えることになる．また，アンギオテンシンⅡは血管を収縮させ血圧を上昇させる[21-21, 25追-39, 34-29].

　下垂体後葉から分泌される抗利尿ホルモンである**バソプレッシン**も腎臓の遠位尿細管から集合管の水分再吸収を促進するため，高張尿が出ることになる[16-87, 18-86, 19-87, 20-39, 25追-39, 29-40, 31-33, 33-33, 36-32]．バソプレッシンは，血液浸透圧が上昇すると下垂体後葉から分泌される[21-40, 25-40, 34-30]．心房細胞から分泌される心房性ナトリウム利尿ホルモン（ANP）は，ナトリウムの排泄を促進する[28-39, 31-33, 33-33, 34-30].

　副甲状腺ホルモン（**パラトルモン**，**PTH**）は，遠位尿細管におけるカルシウムの再吸収を促進し[27-38, 36-32]，リンの再吸収を抑制する[29-40, 31-33]．腎臓では，ビタミンＤの活性化も行っており，腸管でのカルシウムの吸収に間接的に関わっている[19-86]．慢性腎不全では，エリスロポエチンの産生が低下する[20-39].

　尿のpHは血液と異なり4〜8まで変動する[26-38].

A.6　神　経　系

　神経系は，中枢神経系と末梢神経系に分けられ，前者は脳と脊髄，後者は体性神経系と自律神経系を指し，体性神経系は知覚神経（求心性神経）と運動神経（遠心性神経）がある．

　脳は脳幹，小脳，間脳，大脳より構成される（図 A.8 上）．脳幹は，延髄，橋，中脳より成り，呼吸中枢[19-88, 20-41, 27-41]，循環中枢，嚥下中枢，瞳孔反応中枢がある．延髄にある呼吸中枢は中枢性化学受容器によって制御されている[31-36]．小脳は，平衡感や眼球動作の調整を行う．間脳には，視床下部があり[20-41]，視床下部は下垂体を介するホルモンの分泌中枢や体温中枢[19-88, 31-35, 32-34]，摂食中枢[29-42, 31-71, 32-34, 33-39]，生殖中枢，概日時計中枢を持っている．大脳は，大脳基底核，大脳辺縁系，大脳新皮質から成り，大脳新皮質は，前頭葉，頭頂葉，側頭葉，後頭葉に分けられ，異なる機能を持っている（図 A.8 下）．前頭葉は，知的精神活動に関わり，運動野もここにある[19-88]．頭頂葉には，体性感覚野や味覚野がある[19-88]．側頭葉には聴覚野があり，後頭葉には視覚野（視覚中枢）がある[27-41].

　知覚神経は，脳に信号を送る上行性神経路を形成し，介在ニューロンを介して運動神経にも連絡している．**運動神経**は，神経伝達物質として**アセチルコリン**を使っている[17-88, 29-41].

　自律神経系は，不随意筋である平滑筋や臓器，腺のはたらきを制御する，意思とは無関係にはたらく神経系であり，機能が拮抗する交感神経系と副交感神経系に分けられる．中枢神経側の節前ニューロンと自律神経側の節後ニューロンにより構成されている．**交感神経系**は，脊髄

から起始する神経系である[30-36]. 節前ニューロンはアセチルコリンを神経伝達物質とするコリン作動性ニューロンである. 節後ニューロンはノルアドレナリンを神経伝達物質とする**アドレナリン作動性ニューロン**である[17-88][25追-43]. 一方, **副交感神経系**は, 節前・節後ニューロンとも**コリン作動性ニューロン**である[17-88].

交感神経系は, 瞳孔を拡大し[20-4][36-34], 粘液性唾液分泌を促進し[21-43][33-39], 気管支を拡張し[21-43][36-34], 心拍数, 心拍出量を増加させ[27-41], 小腸などの消化器系の運動や排便・排尿を抑制する[30-36][33-39][31-35]作用がある. また, 血管を拡張させ[36-34]発汗を促し[36-34]肝臓のグリコーゲン分解が促進される[36-34]. 一方, 副交感神経系は, 呼吸器系や循環器系に対して抑制的に作用し（心拍数の減少[27-41][28-38]など）, 漿液性唾液分泌を促進し[29-42], 消化器系には促進的に作用[21-43][30-36]している. 迷走神経は副交感神経線維を含む[35-34].

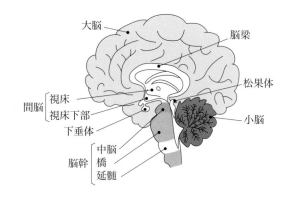

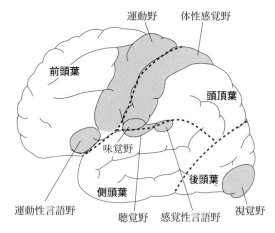

図 A.8 脳の構造. 図の左側が前, 右側が後ろ.

A.7 感 覚 器 系

感覚器には, 体性感覚, 内臓感覚, 特殊感覚がある. 体性感覚には, 皮膚感覚（触覚, 圧覚, 温覚, 冷覚, 痛覚）と深部感覚（関節感覚, 筋感覚）がある. 内臓感覚は, 内臓痛覚と臓器感覚（空腹感, 尿意, 便意）などである. 特殊感覚には, 味覚, 嗅覚, 視覚, 聴覚, 平衡覚などがある.

味覚は, 舌を中心とした口腔内（軟口蓋, 咽頭, 喉頭）に存在する味蕾[17-89]によって感じ取られる（図 A.9）. 味蕾は味覚の受容器であり[33-39], 有郭乳頭, 葉状乳頭, 茸状乳頭と呼ばれる粒状の構造体に存在し[16-90]糸状乳頭には存在しない[17-89]. 味蕾の数は, 年齢とともに増加し, 20歳頃最大となる[17-89]. 基本味として, 甘味, 塩味, 酸味, 苦味, うま味の5つがある[26-77]. うま味はグルタミン酸（昆布だし）やイノシン酸（鰹だし）などの味であり, 他の味と相乗効果を持つ. 辛味は, 味とは異なり痛覚の刺激である.

嗅覚は, 鼻腔の奥に存在する嗅細胞によって感じ取られている. 嗅細胞の神経突起が多数集まった構造をしている[17-89].

視覚は, 網膜の視細胞によって感じ取られ, 視細胞には明所で色を感じる錐体細胞（錐状体）と暗所で光を感じる桿体細胞（桿状体）がある[15-89]（図 A.10）. 桿体細胞では, 11-シスレチナールとオプシンから成るロドプシンが光を感受する. ロドプシンを構成しているビタミ

ン A のアルデヒド体である 11-*cis*-レチナールがトランス型に構造を変えることにより光を感じる仕組みである [24-46]（図 7.2）．眼球に入る光は，まず角膜を通り，前眼房，次に水晶体，そして硝子体を通り，眼球の奥の網膜に届く．瞳孔拡大筋が水晶体の外側にある虹彩 [15-89], [19-89] を動かし光の量を調節し，水晶体の周辺にある毛様体小帯が毛様体筋により収縮，弛緩することで水晶体の厚さを調節して焦点を合わせている．網膜には，くぼみ状の中心窩とその周辺に黄斑部という視力がよい部分がある [15-89]．また視神経が集まって出て行くところを視神経円板という．視神経がないため盲斑部と呼ばれる部分がある．

　外耳，中耳，内耳に区別される**聴覚器**は，鼓膜の内側に中耳の鼓室があり，鼓室の耳小骨（ツチ骨，キヌタ骨，アブミ骨）が鼓膜の振動を内耳の前庭そして蝸牛に伝える（図 A.11）．蝸牛に伝えられた振動は，内耳神経の蝸牛神経に伝えられる [24-46]．鼓室と咽頭を連絡する耳管は，鼓室内の圧力を一定に保つ [16-90]．内耳の前庭と三半規管は平衡覚を感知する．

　皮膚感覚の**触覚**は，皮膚上皮細胞の基底膜下の真皮に存在するマイスナー小体により感知される．汗腺は，交感神経系によって制御されているが，通常と異なり節後ニューロンがアセチルコリンを神経伝達物質としている [17-90]．皮膚感覚で温覚を感じると，視床下部の体温中枢 [18-90] から自律神経系を介して皮膚血管の拡張，発汗により体温を低下させる．一方，冷覚を感じると，体温中枢が内分泌系，自律神経系，体性神経系にはたらきかけ，甲状腺ホルモン放出や皮膚血管収縮 [18-90]，ふるえを通して体温を上げる．

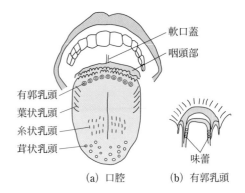

図 A.9　口腔と舌の乳頭

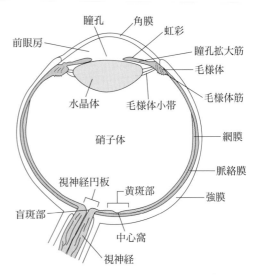

図 A.10　眼球の構造（右眼の水平断図）

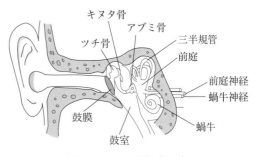

図 A.11　耳の構造（右耳）

付録 B　栄養学の歴史

● 1. エネルギー代謝に関する研究

1785 年	**ラボアジェ**は，呼吸作用と燃焼作用が同じであることを発見し，エネルギー代謝研究の基礎を築いた[20-77, 23-76, 28-76].
1849 年	ルニョーは，摂取する食物によって吸収される酸素と排泄される二酸化炭素の比が異なることを明らかにし，後にプリューガーがこれを**呼吸商**と呼んだ.
1862 年	ペッテンコーフェルとフォイトは，糖質，脂質，たんぱく質の呼吸商を測定し，エネルギー代謝量の間接的測定法の基礎を築いた.
1891 年	ルブナーは，エネルギー代謝量が体表面積に比例することを示した[16-108, 20-77, 23-76].
1902 年	**ルブナー**は，糖質，脂質，たんぱく質の生理的燃焼値をおのおの 4.1, 9.3, 4.1 kcal/g とした．さらに，食事摂取によりエネルギー代謝が高まることを明らかにし，これを**特異動的作用**と呼んだ[16-108, 20-77, 23-76, 28-76].
1903 年	**アトウォーター**は，糖質，脂質，たんぱく質のエネルギー換算係数をおのおの 4, 9, 4 kcal/g とすることを提唱した（アトウォーター係数）[15-112, 16-108, 20-77, 31-70].
1906 年	ツンツは食後 12 時間後の安静状態でのエネルギー代謝が一定であることを示し，マグヌス・レビはこれを**基礎代謝**と呼んだ.
1916 年	デュポアは，身長と体重から体表面積を算出する式を示した.
1925 年	高比良英雄は，日本人の身長と体重と体表面積との関係式を示した.
1936 年	古沢一夫は，労作強度指数としてエネルギー代謝率（RMR）を示した.

● 2. 三大栄養素に関する研究

1827 年	プラウトは，食物の栄養成分を糖質，脂質，たんぱく質に分類し，三大栄養素として位置づけた[23-76].

■ 糖　質

1810 年	ゲーリュサックらは，でんぷんやショ糖などは水と同じ割合の水素と酸素が炭素に結合していることを元素分析から明らかにした.
1831 年	ロイクスは，唾液によりでんぷんが糖に変わることを発見した.
1833 年	ペイヤンらは，麦芽からでんぷん分解酵素を分離しジアスターゼと名づけた.
1844 年	シュミットは，でんぷんやショ糖などを**炭水化物**と呼ぶことを提案した.
1856 年	**ベルナール**は，**グリコーゲン**が肝臓で生成，貯蔵されることを発見した[23-76].
1930 年	**エムデン**と**マイヤーホフ**が，**解糖系**を明らかにした.
1937 年	**クレブス**が **TCA 回路**を発見した[15-112, 16-108, 28-76, 31-70].

■ 脂　質

1814 年	シュブルイユが，脂肪は脂肪酸とグリセロールから成ることを明らかにした.
1844 年	**ベルナール**が，膵液により脂肪が脂肪酸とグリセロールに分解されることを明らかにした[20-77, 23-76, 31-70].
1905 年	**クヌープ**が脂肪酸の β 酸化を発見した.
1932 年	**バー夫妻**らが，リノール酸とリノレン酸が**必須脂肪酸**であることを示した[16-102].

■ たんぱく質

1820 年	ブラコノがゼラチンの分解物からグリシンを発見し，アミノ酸がたんぱく質の構成成分であることを明らかにした.
1836 年	シュワンが胃液からペプシンを分離した.
1838 年	ムルダーが，たんぱく質を**プロテイン**（ギリシャ語で「第 1 のもの」）と名づけた.
1840 年	リービッヒは食品中の窒素はたんぱく質に由来し[23-76, 31-70]，たんぱく質の栄養価は窒素含量に基づくものとした.

■ たんぱく質（つづき）

1932 年	**クレブス**が**尿素回路**を発見した[16-108, 28-76, 31-70].
1936 年	**ローズ**は，**必須アミノ酸**として**トレオニン**を発見し，後に必須アミノ酸 8 種とその必要量を決定した[16-108, 23-76, 28-76].
1942 年	シェーンハイマーは，窒素の同位元素を用いた実験により，生体内のたんぱく質は動的平衡状態にあることを明らかにした.

● 3. 無機質に関する研究

1747 年	メンギニは，血液中に鉄が存在することを発見した.
1748 年	ガーンは，骨の成分がリン酸カルシウムであることを発見した.
1805 年	ミッチェルが食塩の必須性を示した.
1820 年	コアンデは，甲状腺腫の治療に有効な成分がヨウ素であることを明らかにした.
1867 年	ブサンゴーが鉄の必須性を示した.
1873 年	**フォルスター**は，塩類を含まない飼料を与えたイヌが長くは生きられないことから，**無機質**が必須であることを明らかにした.
1908 年	マッカラムらは，カルシウム投与がテタニー症状を改善することを発見した[16-108, 31-70].
1922 年	ベルトランによって亜鉛の必須性が示された.
1925 年	ハルトらによって銅の必須性が示された.
1931 年	マッカラムらによってマグネシウムの必須性が示された.

● 4. ビタミンに関する研究

1884 年	**高木兼寛**が日本海軍での食事改善により脚気発生を防ぎ，脚気の原因が栄養因子であることを実証した[15-112, 16-108].
1906 年	**ホプキンス**は，糖質，脂質，たんぱく質，無機質を含む飼料を与えたシロネズミは成長しないことから，これらの栄養素以外の微量栄養素の存在を明らかにした.
1906 年	**エイクマン**が，米ぬかに脚気を予防する成分が含まれることを明らかにした[15-112, 23-76].
1907 年	**ホルスト**が，モルモットの**壊血病**が野菜を与えることで予防できることを明らかにした.
1910 年	**鈴木梅太郎**が米ぬかから抗脚気有効成分を抽出し，**オリザニン**と命名した[31-70].
1911 年	**フンク**が米ぬかから抗脚気有効成分を抽出し，**ビタミン**（vitamine「生命に必要なアミン」）と命名した[20-77, 23-76, 28-76, 31-70].
1915 年	マッカラムは，バターなどに含まれる成長促進作用のある微量栄養素を脂溶性 A，粗精乳糖などに含まれる抗麻痺作用のある微量栄養素を水溶性 B とした.
1917 年	マッカラムが，脂溶性 A に**夜盲症**の予防作用があることを発見した.
1919 年	メランビーが，**くる病**の予防作用がある脂溶性成分を発見し，後にビタミン D とされた.
1920 年	**ドラモント**が，脂溶性 A を vitamin A，水溶性 B を vitamin B，壊血病の予防因子を vitamin C とするビタミンの命名法を提案した.
1922 年	エバンスはラットの不妊防止因子を発見し，後にビタミン E とされた[31-70].
1935 年	ダムは血液凝固因子を発見し，ビタミン K とした[31-70].
1937 年	エルビエムらはニコチン酸を発見し，**ペラグラ**に有効であることが認められた.

● 5. 他の日本人の功績

高峰譲吉	1894 年	小麦ふすまの麹からジアスターゼを抽出し，タカジアスターゼと名づけた.
	1900 年	ウシの副腎から**アドレナリン**を抽出した.
佐伯　矩	1914 年	私立の栄養研究所を設立した[15-112].
	1920 年	国立栄養研究所の初代所長となった.
	1924 年	日本で最初の栄養士養成学校を設立し，ここから栄養士第 1 号が誕生した.

付録C　元素の周期表

主表

族/周期	1	2	3	4	5	6	7	8	9	10	11	12	13	14	15	16	17	18
1	1 H 水素 1.00784~1.00811																	2 He ヘリウム 4.002602
2	3 Li リチウム 6.938~6.997	4 Be ベリリウム 9.0121831											5 B ホウ素 10.806~10.821	6 C 炭素 12.0096~12.0116	7 N 窒素 14.00643~14.00728	8 O 酸素 15.99903~15.99977	9 F フッ素 18.998403162	10 Ne ネオン 20.1797
3	11 Na ナトリウム 22.98976928	12 Mg マグネシウム 24.304~24.307											13 Al アルミニウム 26.9815384	14 Si ケイ素 28.084~28.086	15 P リン 30.973761998	16 S 硫黄 32.059~32.076	17 Cl 塩素 35.446~35.457	18 Ar アルゴン 39.792~39.963
4	19 K カリウム 39.0983	20 Ca カルシウム 40.078	21 Sc スカンジウム 44.955907	22 Ti チタン 47.867	23 V バナジウム 50.9415	24 Cr クロム 51.9961	25 Mn マンガン 54.938043	26 Fe 鉄 55.845	27 Co コバルト 58.933194	28 Ni ニッケル 58.6934	29 Cu 銅 63.546	30 Zn 亜鉛 65.38	31 Ga ガリウム 69.723	32 Ge ゲルマニウム 72.630	33 As ヒ素 74.921595	34 Se セレン 78.971	35 Br 臭素 79.901~79.907	36 Kr クリプトン 83.798
5	37 Rb ルビジウム 85.4678	38 Sr ストロンチウム 87.62	39 Y イットリウム 88.905838	40 Zr ジルコニウム 91.224	41 Nb ニオブ 92.90637	42 Mo モリブデン 95.95	43 Tc* テクネチウム (99)	44 Ru ルテニウム 101.07	45 Rh ロジウム 102.90549	46 Pd パラジウム 106.42	47 Ag 銀 107.8682	48 Cd カドミウム 112.414	49 In インジウム 114.818	50 Sn スズ 118.710	51 Sb アンチモン 121.760	52 Te テルル 127.60	53 I ヨウ素 126.90447	54 Xe キセノン 131.293
6	55 Cs セシウム 132.90545196	56 Ba バリウム 137.327	57~71 ランタノイド	72 Hf ハフニウム 178.486	73 Ta タンタル 180.94788	74 W タングステン 183.84	75 Re レニウム 186.207	76 Os オスミウム 190.23	77 Ir イリジウム 192.217	78 Pt 白金 195.084	79 Au 金 196.966570	80 Hg 水銀 200.592	81 Tl タリウム 204.382~204.385	82 Pb 鉛 206.14~207.94	83 Bi* ビスマス 208.98040	84 Po* ポロニウム (210)	85 At* アスタチン (210)	86 Rn* ラドン (222)
7	87 Fr* フランシウム (223)	88 Ra* ラジウム (226)	89~103 アクチノイド	104 Rf* ラザホージウム (267)	105 Db* ドブニウム (268)	106 Sg* シーボーギウム (271)	107 Bh* ボーリウム (272)	108 Hs* ハッシウム (277)	109 Mt* マイトネリウム (276)	110 Ds* ダームスタチウム (281)	111 Rg* レントゲニウム (280)	112 Cn* コペルニシウム (285)	113 Nh* ニホニウム (278)	114 Fl* フレロビウム (289)	115 Mc* モスコビウム (289)	116 Lv* リバモリウム (293)	117 Ts* テネシン (293)	118 Og* オガネソン (294)

凡例

原子番号	元素記号[注1]
	元素名
	原子量(2022)[注2]

有機化合物の
おもな構成元素

おもなミネラル

ランタノイド

57 La ランタン 138.90547	58 Ce セリウム 140.116	59 Pr プラセオジム 140.90766	60 Nd ネオジム 144.242	61 Pm* プロメチウム (145)	62 Sm サマリウム 150.36	63 Eu ユウロピウム 151.964	64 Gd ガドリニウム 157.25	65 Tb テルビウム 158.925354	66 Dy ジスプロシウム 162.500	67 Ho ホルミウム 164.930329	68 Er エルビウム 167.259	69 Tm ツリウム 168.934219	70 Yb イッテルビウム 173.045	71 Lu ルテチウム 174.9668

アクチノイド

89 Ac* アクチニウム (227)	90 Th* トリウム 232.0377	91 Pa* プロトアクチニウム 231.03588	92 U* ウラン 238.02891	93 Np* ネプツニウム (237)	94 Pu* プルトニウム (239)	95 Am* アメリシウム (243)	96 Cm* キュリウム (247)	97 Bk* バークリウム (247)	98 Cf* カリホルニウム (252)	99 Es* アインスタイニウム (252)	100 Fm* フェルミウム (257)	101 Md* メンデレビウム (258)	102 No* ノーベリウム (259)	103 Lr* ローレンシウム (262)

注1：元素記号の右肩の"*"はその元素には安定同位体が存在しないことを示す。そのような元素については放射性同位体の質量数の一例を（　）内に示した。ただし、Bi, Th, Pa, U については天然で特定の同位体組成を示すので原子量が与えられる。

注2：この周期表には最新の原子量「原子量表（2022）」が示されている。原子量は単一の数値あるいは変動範囲で示されている。原子量が範囲で示される14元素には複数の安定同位体が存在し、その組成が天然において単一の数値で変動するため原子量が与えられない。その他の70元素については単一の数値で示された数値の最後の桁にある。

©2022 日本化学会　原子量専門委員会　（一部改変）

索　　引

（太字の頁数は重要な箇所を示す）

編著者略歴

池田彩子

1998年　名古屋大学大学院生命農学研究科
　　　　博士後期課程満期退学
現　在　名古屋学芸大学管理栄養学部 教授
　　　　博士（農学）［名古屋大学］

石原健吾

2000年　京都大学大学院農学研究科
　　　　博士後期課程修了
現　在　龍谷大学農学部 教授
　　　　博士（農学）［京都大学］

小田裕昭

1987年　名古屋大学大学院農学研究科博士
　　　　後期課程中途退学
現　在　名古屋大学大学院生命農学研究科
　　　　准教授
　　　　農学博士［名古屋大学］

栄養科学ファウンデーションシリーズ

4. 生化学・基礎栄養学 第3版　　　定価はカバーに表示

2013年2月25日　初　版第1刷
2016年6月25日　　　　第5刷
2017年9月25日　第2版第1刷
2022年1月5日　　　　第6刷
2022年9月1日　第3版第1刷
2024年3月1日　　　　第2刷

編著者　池　田　彩　子
　　　　石　原　健　吾
　　　　小　田　裕　昭
発行者　朝　倉　誠　造
発行所　株式会社 朝　倉　書　店

東京都新宿区新小川町6-29
郵便番号　162-8707
電　話　03（3260）0141
FAX　03（3260）0180
https://www.asakura.co.jp

〈検印省略〉

© 2022 〈無断複写・転載を禁ず〉　　精文堂印刷・渡辺製本

ISBN 978-4-254-61671-2　C 3377　　　Printed in Japan

カビ相談センター監修　カビ相談センター 高鳥浩介・
前大阪府公衆衛生研 久米田裕子編

カ ビ の は な し
―ミクロな隣人のサイエンス―

64042-7 C3077　　　　A 5 判 164頁 本体2800円

生活環境(衣食住)におけるカビの環境被害・健康
被害等について, 正確な知識を得られるよう平易
に解説した, 第一人者による初のカビの専門書。
〔内容〕食・住・衣のカビ／被害(もの・環境・健康
への害)／防ぐ／有用なカビ／共生／コラム

法大 島野智之・北教大 高久　元編

ダ ニ の は な し
―人間との関わり―

64043-4 C3077　　　　A 5 判 192頁 本体3000円

人間生活の周辺に常にいるにもかかわらず, 多く
の人が正しい知識を持たないままに暮らしている
ダニ。本書はダニにかかわる多方面の専門家が,
正しい情報や知識をわかりやすく, かつある程度
網羅的に解説したダニの入門書である。

前富山大 上村　清編

蚊 の は な し
―病気との関わり―

64046-5 C3077　　　　A 5 判 160頁 本体2800円

古来から痒みで人間を悩ませ, 時には恐ろしい病
気を媒介することもある蚊。本書ではその蚊につ
いて, 専門家が多方面から解説する。〔内容〕蚊と
は／蚊の生態／身近にいる蚊の見分け方／病気を
うつす蚊／蚊の防ぎ方／退治法／調査法／他

感染研 永宗喜三郎・東邦大 脇　　司・
日獣医大学 常盤俊大・法政大 島野智之編

寄 生 虫 の は な し
―この素晴らしき, 虫だらけの世界―

17174-7 C3045　　　　A 5 判 168頁 本体3000円

さまざまな環境で人や動物に寄生する「寄生虫」を
やさしく解説。〔内容〕寄生虫とは何か／アニサキ
ス・サナダムシ・トキソプラズマ・アメーバ・エ
キノコックス・ダニ・ノミ・シラミ・ハリガネム
シ・フィラリア・マラリア原虫等／採集指南

秋山一男・大田　健・近藤直実編

メディカルスタッフ
から教職員まで **アレルギーのはなし**
―予防・治療・自己管理―

30114-4 C3047　　　　A 5 判 168頁 本体2800円

患者からの質問・相談に日常的に対応する看護
師・薬剤師, 自治体相談窓口担当者, 教職員や栄
養士などに向けてアレルギー疾患を解説。〔内容〕
アレルギーの仕組みと免疫／患者の訴えと診断方
法／自己管理と病診連携／小児疾患と成人疾患

味の素 二宮くみ子・玉川大 谷　和樹編
情動学シリーズ 7

情　動　と　食
―適切な食育のあり方―

10697-8 C3340　　　　A 5 判 264頁 本体4200円

食育, だし・うまみ, 和食について, 第一線で活
躍する学校教育者・研究者が平易に解説。〔内容〕
日本の小学校における食育の取り組み／食育で伝
えていきたい和食の魅力／うま味・だしの研究／
発達障害の子供たちを変化させる機能性食品

前浜松医大 高田明和編
シリーズ〈栄養と疾病の科学〉1

摂 食 と 健 康 の 科 学

36185-8 C3347　　　　A 5 判 272頁 本体4500円

食と健康(疾病)に関する最新情報をエビデンスに
基づき提供。〔内容〕肥満の予防と治療／味覚の受
容／味覚情報の伝達と中枢処理／空腹感と満腹感
／腸と栄養, 腸内細菌との共生／精神栄養学から
みた食／ブドウ糖と脳／糖質と健康／ほか

前浜松医大 高田明和編
シリーズ〈栄養と疾病の科学〉2

血　栓　症　と　食

36186-5 C3347　　　　A 5 判 232頁 本体4000円

血栓症と肥満が相互に影響しあうことを明らかに
し, 肥満ひいては食と血栓症の関係を探る。〔内容〕
血栓症の仕組／肥満と血栓症／脂質と血栓症／腫
瘍, 深部静脈血栓症／栄養と血栓溶解／周産期の
出血と止血／最新画像診断とIVR医療機器開発

国立国際医療研究センター 植木浩二郎編
シリーズ〈栄養と疾病の科学〉3

糖　尿　病　と　食

36187-2 C3347　　　　A 5 判 256頁 本体4500円

豊富なエビデンスから両者の関係を解説。〔内容〕
腸管, 肝臓, 骨格筋, 脂肪細胞, および脳での栄
養素の代謝・蓄積／標準的食事時, 絶食・カロリ
ー制限時, および糖質制限時の全身の代謝／糖尿
病における代謝の変化／最適な食事を考える

神奈川工大 五十嵐脩・元神奈川工大 江指隆年編

ビタミン・ミネラルの科学

10251-2 C3040　　　　A 5 判 224頁 本体3800円

大学生や大学院生を対象に, ビタミン・ミネラル
について, 専門的な立場から分かりやすく解説。
両栄養素間の相互作用, 他の栄養素との関連, 疾
病との関連, 遺伝子発現への効果や最近の新しい
知見なども紹介する。

日本ビタミン学会編

ビタミン・バイオファクター総合事典

10292-5 C3540　　　　B 5 判 656頁 本体20000円

2010年刊『ビタミン総合事典』の全面改訂。近年,
さまざまな疾患・病態において複数のビタミンが
関与していることが明らかになりつつある。今回
の改訂では単なる情報のアップデートにとどまら
ず, 横断的・臨床的な話題を豊富に盛り込んだ。
健康の維持・増進に重要なビタミンとその関連物
質を総合的に理解するための一冊。〔内容〕脂溶性
ビタミン／水溶性ビタミン／バイオファクター／
臨床(循環器疾患, 骨粗しょう症ほか)／食事摂取
基準／表示・使用に関する規則

東京福祉大 澤口彰子他著

人体のしくみとはたらき

33008-3 C3047　　　　B 5 判 164頁 本体2500円

福祉・介護系学生のための解剖生理テキスト。わかりやすい図に基づく丁寧な解説で、人体の機能を理解する。〔内容〕人体の機能／骨格系／筋系／消化器系／呼吸器系／生殖器系／内分泌系／神経系／小児のからだ／生体の恒常性／他

杉崎紀子著　神﨑 史絵

か ら だ の し く み
―ナースの視点―

33009-0 C3047　　　　A 5 判 184頁 本体2200円

看護師を目指して学ぶ人のために、苦手とされやすい解剖生理、生化学を基本に身体のしくみとその変化について、わかりやすく解説。各テーマは、二色刷りのイラストとともに見開き2ページでまとめて理解しやすい構成とした。電子版あり

前筑波大 勝田 茂・筑波大 征矢英昭編

運 動 生 理 学 20 講 （第3版）

69046-0 C3075　　　　B 5 判 200頁 本体3200円

新しい知見を入れ第2版を全面改訂。〔内容〕骨格筋の構造と機能／神経筋による運動の調節／筋収縮時のエネルギー代謝／運動時のホルモン分泌／筋の肥大と萎縮／運動と呼吸・心循環／運動と認知機能／運動とサクセスフルエージング／他

乳房文化研究会・前立教大 北山晴一・
医歯大 山口久美子・京都府医大 田代眞一編

乳 房 の 科 学
―女性のからだとこころの問題に向きあう―

10279-6 C3040　　　　A 5 判 196頁 本体2400円

ちぶさ、にゅうぼう、ちち、おっぱい等、様々な呼び名のある乳房。その仕組みから発育、思春期の悩み、乳がんと再建、整形、母乳栄養や授乳、言葉の成り立ちまで。思春期の子を持つ親から妊婦、産科婦人科、保健担当者必読の書。

前日大 酒井健夫・前日大 上野川修一編

日 本 の 食 を 科 学 す る

43101-8 C3561　　　　A 5 判 168頁 本体2600円

健康で充実した生活には、食べ物が大きく関与する。本書は、日本の食の現状や、食と健康、食の安全,各種食品の特長等について易しく解説する。〔内容〕食と骨粗しょう症の予防／食とがんの予防／化学物質の安全対策／フルーツの魅力／他

安達美佐・山岡和枝・渡辺満利子・
渡邉純子・丹後俊郎著
ライフスタイル改善の成果を導く エンパワーメントアプローチ
―メタボリック症候群と糖尿病の事例をもとに―
64045-8 C3077　　　　A 4 判 128頁 本体3000円

科学的根拠に基づいた栄養学の実践プログラム。多数のワークシートやスライドに沿って、中高年対象のメタボリック症候群・糖尿病の栄養指導や、青少年対象の食育プログラムを具体的に解説。食事調査FFQW82の利用法あり。オールカラー。

福岡県大 松浦賢長・東大 小林廉毅・杏林大 苅田香苗編

コンパクト 公衆衛生学 （第6版）

64047-2 C3077　　　　B 5 判 148頁 本体2900円

好評の第5版を改訂。公衆衛生学の要点を簡潔に解説。〔内容〕公衆衛生の課題／人口動態／疫学／環境と健康／栄養と健康／感染症／健康教育／母子保健／学校保健／産業保健／精神保健福祉／成人保健／災害と健康／地域保健／国際保健／他

東大 秋田喜代美監修　東大 遠藤利彦・東大 渡辺はま・
東大 多賀厳太郎編著

乳 幼 児 の 発 達 と 保 育
―食べる・眠る・遊ぶ・繋がる―

65008-2 C3077　　　　A 5 判 232頁 本体3400円

東京大学発達保育実践政策学センターの知見や成果を盛り込む。「眠る」「食べる」「遊ぶ」といった3つの基本的な活動を「繋げる」ことで、乳幼児を保育学、発達科学、脳神経科学、政治経済学、医学などの観点から科学的にとらえる。

栄養機能化学研究会編

栄 養 機 能 化 学 （第3版）

43117-9 C3061　　　　A 5 判 212頁 本体3400円

栄養化学の基礎的知識を簡潔にまとめた教科書。栄養素の役割や機能性成分と健康維持との関係について拡充した改訂版。〔内容〕栄養機能化学とは／ヒトの細胞／栄養素の消化・吸収・代謝／栄養素の機能／非栄養素の機能／酸素、水の機能

女子栄養大 川端輝江・女子栄養大 山田和彦・
女子栄養大 福島亜紀子・仙台白百合女大 菱沼宏哉著
基礎をかためる 生 物・生 化 学
―栄養学を理解するための第一歩―
60022-3 C3077　　　　B 5 判 112頁 本体2300円

栄養学・看護学系の学生が生化学や各種栄養学を学習するにあたって、その理解に必要な生物学の基礎知識をまとめたテキスト。〔内容〕生物とは何か／生命の単位―細胞／細胞から個体へ／遺伝と変異／生化学反応と代謝／内部環境の調節

前相模女大 梶本雅俊・前東農大 川野 因・
麻布大 石原淳子編著

コンパクト 公衆栄養学 （第3版）

61059-8 C3077　　　　B 5 判 160頁 本体2600円

家政栄養系学生・管理栄養士国家試験受験者を対象に、平易かつ簡潔に解説した教科書。国試出題基準に準拠。〔内容〕公衆栄養の概念／健康・栄養問題の現状と課題／栄養政策／栄養疫学／公衆栄養マネジメント／公衆栄養プログラムの展開

前鈴峯女短大 青木 正・前会津短大 齋藤文也編著

コンパクト 食 品 学
―総論・各論―

61057-4 C3077　　　　B 5 判 244頁 本体3600円

管理栄養士国試ガイドラインおよび食品標準成分表の内容に準拠。食品学の総論と各論の重点をこれ一冊で解説。〔内容〕人間と食品／食品の分類／食品の成分／食品の物性／食品の官能検査／食品の機能性／食品材料と特性／食品表示基準／他

関西福祉科学大 的場輝佳編著
生活環境学ライブラリー4

食 物 科 学 概 論 （改訂版）

60626-3　C3377　　　　　A 5 判 180頁 本体2900円

食物科学全般にわたり平易に解説した概説書（初版2003年刊）に，新しい動向を盛り込み改訂。〔内容〕食物と生活環境／食物とからだ／病気・健康と栄養／食物のおいしさ／食物の安全性／加工と保存／消費者／他

渕上倫子編著
テキスト食物と栄養科学シリーズ5

調 理 学 第2版

61650-7　C3377　　　　　B 5 判 180頁 本体2800円

基礎を押さえてわかりやすいロングセラー教科書の最新改訂版。〔内容〕食事計画論／食物の嗜好性とその評価／加熱・非加熱調理操作と調理器具／食品の調理特性／成分抽出素材の調理特性／嗜好飲料／これからの調理，食生活の行方／他

田中敬子・爲房恭子編著
テキスト食物と栄養科学シリーズ7

応 用 栄 養 学 第3版

61661-3　C3377　　　　　B 5 判 200頁 本体2800円

〔内容〕栄養ケア・マネジメント／食事摂取基準の基礎的理解／成長，発達，加齢／妊娠期，授乳期／新生児期，乳児期／成長期（乳児期，学童期，思春期）／成人期，更年期／高齢期／運動・スポーツと栄養／環境と栄養／他

田中敬子・前田佳予子編著
テキスト食物と栄養科学シリーズ8

栄 養 教 育 論 第3版

61662-0　C3377　　　　　B 5 判 184頁 本体2700円

管理栄養士国家試験ガイドラインに対応した栄養教育論の教科書。〔内容〕栄養教育の概念／栄養教育のための理論的基礎／栄養教育マネジメント／ライフステージ・ライフスタイル別栄養教育の展開／栄養教育の国際的動向／他。

前名古屋文理大 江上いすず・和洋女子大 多賀昌樹編著
栄養科学ファウンデーションシリーズ2

応 用 栄 養 学 第3版

61659-0　C3377　　　　　B 5 判 192頁 本体2700円

簡潔かつ要点を押さえた，応用栄養学の「教えやすい」教科書。〔内容〕栄養ケア・マネジメント／食事摂取基準の理解／成長・発達・加齢（老化）／ライフステージ別栄養マネジメント／運動・スポーツと栄養／環境と栄養／他

福井富穂・酒井映子・小川宣子編
栄養科学ファウンデーションシリーズ3

給 食 経 営 管 理 論

61653-8　C3377　　　　　B 5 判 160頁 本体2600円

コアカリキュラムAランクの内容を確実に押さえ，簡潔かつ要点を得た給食経営管理の「教えやすい」教科書。〔内容〕フードサービスと栄養管理／管理栄養士・栄養士の役割／安全管理／組織・人事管理／財務管理／施設・設備管理／情報管理／他

名学大 和泉秀彦・愛知淑徳大 三宅義明・岐阜女大 和彦編著
栄養科学ファウンデーションシリーズ5

食 品 学 （第2版）

61657-6　C3377　　　　　B 5 判 184頁 本体2700円

食品学の要点を簡潔に押さえた「教えやすい」教科書。〔内容〕人間と食品／食品成分表と食品の分類／食品の主成分／食品の分類／食品の物性（コロイド，レオロジー，テクスチャー）／食品の表示と規格基準／加工・保蔵と食品成分の変化

渡邉 早苗・山田哲雄・武田ひとみ・橋詰和慶編著

スタンダード人間栄養学 基 礎 栄 養 学 （第3版）

61065-9　C3077　　　　　B 5 判 148頁 本体2600円

イラストを多用し平易に解説した教科書。2色刷。〔内容〕栄養の概念／消化吸収と栄養素の体内動態／エネルギー代謝／栄養素の代謝と役割（たんぱく質，炭水化物，脂質，ビタミン，ミネラル，水・電解質）／栄養素の発見と推進／他

前女子栄養大 渡邉早苗・関東学院大 山田哲雄・相模女大 吉野陽子・広島国際大 旭久美子編著

スタンダード人間栄養学 応 用 栄 養 学 （第3版）

61064-2　C3077　　　　　B 5 判 160頁 本体2700円

イラストを多用しわかりやすく解説した教科書。2019年国家試験ガイドラインの変更，2020年食事摂取基準改定に対応。〔内容〕栄養ケア・マネジメントの基礎／ライフステージ別栄養ケア・マネジメント／運動・ストレス，環境と栄養管理／他

前神奈川工大 石川俊次・前東海大 本間康彦・東海大病院 藤井穂波編著

スタンダード人間栄養学 臨 床 栄 養 学

61060-4　C3077　　　　　B 5 判 200頁 本体3300円

イラストを用い臨床栄養学の要点を解説した教科書。〔内容〕臨床栄養の概念／栄養アセスメント／栄養ケアの計画と実施／食事療法，栄養補給法／栄養教育／モニタリング，再評価／薬と栄養／疾患・病態別栄養ケア・マネジメント

上田成子編　桑原祥浩・鎌田洋一・澤井 淳・高鳥浩介・高橋淳子・高橋正弘著

スタンダード人間栄養学 食 品 の 安 全 性 （第2版）

61063-5　C3077　　　　　B 5 判 168頁 本体2400円

食品の安全性に関する最新の情報を記載し，図表を多用して解説。管理栄養士国家試験ガイドライン準拠〔内容〕食品衛生と法規／食中毒／食品による感染症・寄生虫症／食品の変質／食品中の汚染物質／食品添加物／食品衛生管理／資料

桑原祥浩・上田成子編著
澤井 淳・高鳥浩介・高橋淳子・大道公秀著

スタンダード人間栄養学 食品・環境の衛生検査

61055-0　C3077　　　　　A 4 判 132頁 本体2500円

食品衛生・環境衛生の実習書。管理栄養士課程の国試ガイドラインおよびモデル・コアカリキュラムに対応。〔内容〕微生物・細菌，食品衛生化学実験（分析，洗浄など）／環境測定（水質試験，生体影響試験など）／付表（各種基準など）／他

● 頻出化学用語

アールが語尾	R−C−H 構造の化合物（アルデヒド） 　　‖ 　　O	カルボキシラーゼ	二酸化炭素を付加する酵素
アイソ	①異なる，②別の	カルボニル基	−C− 　‖ 　O
アシド，アシッド	酸　性	カルボン酸	−R−C−OH 構造の化合物 　　‖ 　　O
アシル基	①脂肪酸の，② $CH_3(CH_2)_n$−C− 　　　　　　　　　　　　‖ 　　　　　　　　　　　　O	キナーゼ	リン酸化酵素
アセチル基	①酢酸の，② CH_3−C− 　　　　　　　‖ 　　　　　　　O	グリコ	糖の
アミド	R−C−N−R″ 構造の化合物 　　‖　｜ 　　O　R′	ケトン	R−C−R′ 構造の化合物 　　‖ 　　O
アミノ基	−NH_2　−N−R　−N−R′ 　　　　　｜　　　｜ 　　　　　H　　　R	シス	二重結合の位置関係 ＼＿／
アミン	−NH_2　R−N−R′　R−N−R″ 　　　　　｜　　　　｜ 　　　　　H　　　　R′ 構造の化合物	シンターゼ	合成酵素
		デ	取り除く
アルカリ	アルカリ性の	デヒドロゲナーゼ	水素を取り除く酵素，脱水素酵素
アルカロ	アルカリ性の	トランス	①移す，②二重結合の位置関係 ＿／＼＿
アルコール	R−OH 構造の化合物		
アルデヒド	R−C−H 構造の化合物 　　‖ 　　O	トランスフェラーゼ	転移酵素
アンチ	反対の	ビス	2個の
エキソ	外側の	ヒドロゲ	水素の
エステル	R−C−O−R′ 構造の化合物 　　‖ 　　O	ヒドロキシ基	-OH 水酸基
エチル基	CH_3CH_2−	フェニル基	C_6H_5− （ベンゼンから水素原子を1個除いたもの）
エンが語尾	二重結合を持つ化合物	プレ	前の，〜の前
エンド	内側の	プロ	前へ，〜を前へ
オイドが語尾	のようなもの，同じ化合物の仲間	プロテ	たんぱく質の
オールが語尾	-OH 化合物（アルコール）	ホスファターゼ	脱リン酸化酵素
オキサ	酸素の	ホスホ	リン酸の
オキシ	酸素の	ホスホリラーゼ	分解してリン酸を付加する酵素
オキシダーゼ	酸化酵素	メチル基	CH_3-
オン（トン・ノン）が語尾	R−C−R′ 化合物（ケトン） 　　‖ 　　O	リラーゼ	分解酵素
		レダクターゼ	還元酵素
カルボキシ基 カルボキシル基	−C−OH 　‖ 　O	−ゼが語尾	酵　素